小さいけれど強い味方の
ポケットエコー

編著 竹中 克　日本大学板橋病院循環器内科
　　　　　　　東京大学医学部附属病院検査部

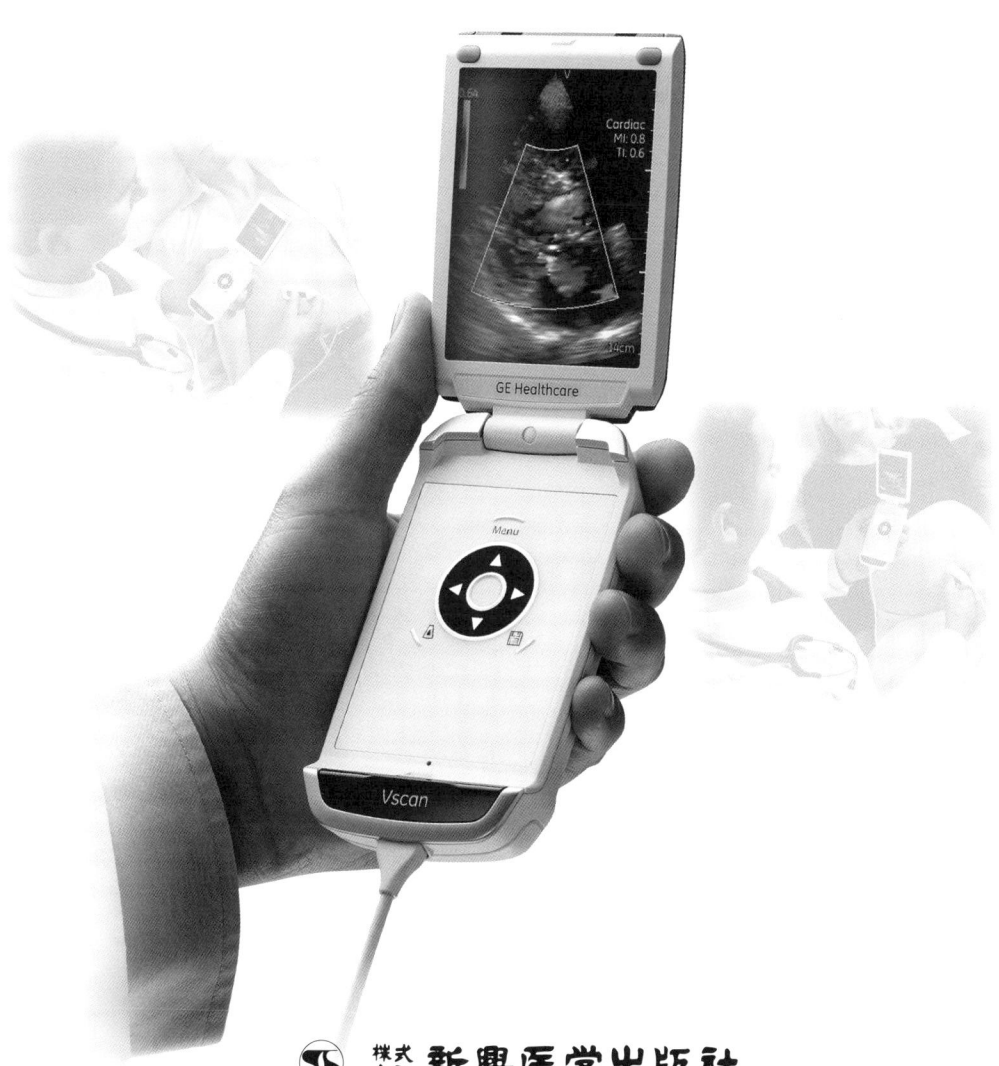

株式会社 新興医学出版社

Pocket-size Echo

compiled work
Katsu Takenaka

© First edition, 2013 published by
SHINKOH IGAKU SHUPPAN CO., LTD TOKYO.
Printed & bound in Japan

目 次

1　ポケットエコー装置 Vscan とはどんな装置？ ……………… 1
2　ポケットエコー装置 Vscan：買う？　借りる？ ……………… 8
3　ポケット心エコー：まずはたった 3 つの基本断面 ……………… 13
4　ポケット心エコー：カラードプラと圧推定 ……………… 43
5　ポケット心エコー：胸痛 ……………… 62
6　ポケット心エコー：息切れ ……………… 72
7　ポケット心エコー：ショック ……………… 80
8　急性腹症の超音波検査 ……………… 91
9　診察室で駆使するポケットエコー ……………… 103
10　産婦人科でのポケットエコー ……………… 112
11　在宅医療でのポケットエコー ……………… 119
12　東日本大震災での携帯型超音波装置の使用経験 ……………… 128
13　ポケットエコーと教育 ……………… 135
14　病院検査体制の変化 ……………… 144

索引 ……………… 151

本書で紹介している Vscan に関するお問い合わせは，下記にお願いいたします．

●製品に関するお問い合わせ

GE ヘルスケア・ジャパン株式会社

〒 191-8503　東京都日野市旭が丘 4-7-127

超音波本部プライマリケア部

カスタマーコールセンター　0120-202-021（平日 9：00〜17：00）

E-mail　VscanHotline@ge.com

URL　http://www.gehealthcare.co.jp/vscan

●レンタルに関するお問い合わせ

オリックス・レンテック株式会社

〒 105-0014　東京都港区芝 2-28-8　芝 2 丁目ビル

医療・分析事業部

TEL　03-6435-3169（平日 9：00〜17：00）

URL　http://med.orix.co.jp

執筆者一覧

■ 編集

竹中　克　　日本大学板橋病院 循環器内科，東京大学医学部附属病院 検査部

■ 分担執筆者 (五十音順)

池原　孝	東邦大学医療センター大森病院 消化器内科
石田　秀明	秋田赤十字病院 消化器科
市塚　清健	昭和大学医学部 産婦人科学教室
伊藤　浩	岡山大学大学院医歯薬学総合研究科 循環器内科学
岩倉　克臣	特定医療法人 渡辺医学会 桜橋渡辺病院 循環器内科
大山　葉子	秋田組合総合病院 臨床検査科
小川　眞広	日本大学医学部 内科学系消化器肝臓内科学分野，駿河台日本大学病院 超音波室
木原　康樹	広島大学大学院医歯薬保健学研究科 循環器内科学
篠原　正夫	東邦大学医療センター大森病院 消化器内科
住友　和弘	旭川医科大学 循環呼吸医療再生フロンティア講座
住野　泰清	東邦大学医療センター大森病院 消化器内科
瀬尾　由広	筑波大学 医学医療系 循環器内科学
高山　竜司	東邦大学医療センター大森病院 消化器内科
竹中　克	日本大学板橋病院 循環器内科，東京大学医学部附属病院 検査部
杜　徳尚	岡山大学大学院医歯薬学総合研究科 循環器内科学
長沼　裕子	市立横手病院 消化器科
長谷部直幸	旭川医科大学 内科学講座 循環呼吸神経病態内科学分野
日髙　貴之	広島大学大学院医歯薬保健学研究科 循環器内科学
松清　靖	東邦大学医療センター大森病院 消化器内科
丸山　憲一	東邦大学医療センター大森病院 超音波検査室
泰川　恵吾	医療法人 鳥伝白川会
李　秀英	オリックス・レンテック株式会社 医療・分析事業部

GE ヘルスケア・ジャパン株式会社 超音波本部 プライマリーケア部

序　文

　多くの病院では、まず外来診察室で主治医が「問診」し、「身体所見」を取得し、"必要な場合には"検査室での「超音波検査」をオーダーします。検査室に設置されている超音波診断装置は、200 kgの重量級で、かつ価格も2,000万円くらいのものが少なくありません。なるほど、このようなハイエンド超音波診断装置の診断能力はとても高く、その有用性は言うまでもありません。

　以前からポータブル超音波装置はたくさんありましたが、多くは1～6 kgの重量があり、残念ながら真に「ポータブル（持ち運び可能）」ではありませんでした。2011年、本当に手持ちで携帯可能な390 gのVscanが登場しました。ポケットに入れることが可能な大きさで、価格も100万円以下です。

　このVscanの出現で超音波検査の様子が変わりつつあります。

①心臓や腹部領域では、外来などで医師が取得する身体所見を補強し、「第2の聴診器」ともよばれるようになりました。

②その気になれば、各医師が常に携帯し、いつでもどこでも超音波検査を施行できます。

③いつでもどこでも、つまり在宅医療、救急現場、災害現場、教育現場など、使用可能な場所は無限です。

　注意すべき点は、このVscanは「割り切った携帯型装置」であることです。画質や機能において、検査室にあるハイエンド装置には劣る点が多々あります。これは、手持ちで携帯できるようにするために「割り切った」結果です。したがって、このVscanのみで常に超音波検査が完結することはなく、"必要ならば"ハイエンド装置で精密検査をする体制が必要です。

　しかし、このような限界を十分に理解して使用するならば、今までは考えられなかった場所や状況でも、超音波検査の高い診断能力を駆使することができます。百聞は一見に如かず、まずは手にとって使ってみることが大切です（短期間レンタルも可能）。その際の一助として、各領域の専門家の先生にこのVscanの使い方を解説していただいたのが本書です。超音波検査がまったく初めての方、あるいはこれから自分の専門領域以外にも挑戦してみようという方のお役に立てれば幸いです。

竹中　克

ポケットエコー装置 Vscan とは どんな装置？

GE ヘルスケア・ジャパン株式会社 超音波本部 プライマリーケア部

Point
- ポケットに入る小型超音波診断装置．
- 連続動作 1.5 時間．
- 4D プローブ技術の応用による小型化．
- 片手で操作ができる静電容量式タッチセンサーの採用．
- 心臓・腹部・産婦人科 3 つのプリセット．

小型超音波装置 Vscan 開発の経緯

　近年半導体やコンピューターの技術の進歩はめざましく，携帯電話，オーディオ機器，デジタルカメラなど，あらゆる電子機器はより小さく，より高性能に進化している．

　超音波診断装置も例外ではなく，直近の 20 年間を振り返ってもその形態を大きく進化させている．1990 年ごろまでは超音波診断装置は約 250 kg 前後もある大型機種が中心であったが，2003 年ごろになると，重さも 1/50 以下のノートパソコン型の超音波診断装置が出現した．「より小型で持ち歩けるサイズの超音波診断装置があれば」という現場の要望は昔からあった．しかし，小さくても正確な診断ができない画質と機能であれば，臨床的役割は果たせないため，実際のプロジェクトの開始には，基盤となる電子技術の発展を待たねばならなかった．

　そして近年 GE Healthcare は，現存する技術を応用することで臨床のニーズに応えられる性能・品質を実現できると判断し，携帯型の超音波診断装置の開発に踏み切った．そして，医師をサポートし，患者へのケアの質を高めるために開発されたのが，汎用超音波画像診断装置 Vscan（医療機器認証番号：221ABBZX00252000 号）である（図 1，2）．

Vscan の基本機能

　Vscan は断層画像および血流情報をリアルタイムに提供する手のひらサイズの画期的な超音波診断装置である．小型ながらこのサイズのなかに，高精細 3.5 インチディスプレイ，カラードプライメージング機能を搭載し，超音波診断装置として医師の診断を助ける基本機能を備えている．表 1 に概要を示す．

小さいけれど強い味方のポケットエコー

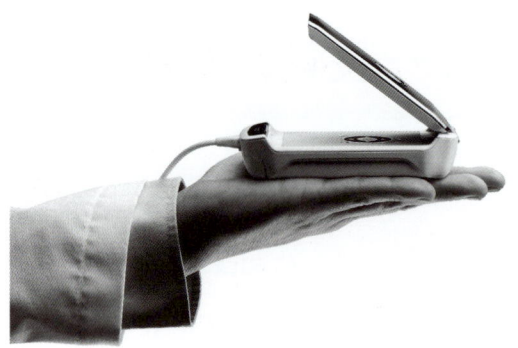

図1 Vscan の外観
白衣のポケットに入れて持ち運び，片手の親指で操作するコンセプトで開発した．

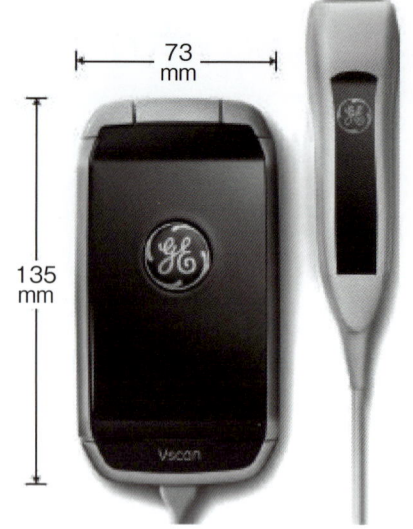

図2 Vscan のディスプレイを閉じた状態での外観

表1 Vscan の概要

システム	・ディスプレイ： 3.5 インチ液晶ディスプレイ ・サイズ：135（D）×73（W）×28（H）mm（折畳時） ・重量：390 g（本体，プローブ含む）
走査方式・操作モード	・電子セクタ走査 ・2D モード（B モード），カラードプラモード
プローブ	・周波数帯域：1.7～3.8 MHz
計測	・2 点間距離計測
データ保存	・保存データ 静止画，動画，音声メモの保存 本体での保存画像参照および削除が可能 ・保存媒体：microSD カードおよび microSDHC カード（最大 32 GB）
表示モード	・同時表示：2D モード（B モード）＋カラードプラモード ・表示画角：75 度 ・最大表示深度：24 cm ・画面表示パラメーター ID，日付，時間，プリセット，MI，TI，表示深度 ・画面表示アイコン バッテリ残量，microSD カード使用領域，プローブマーク
ドッキングステーション	・PC と USB 接続（USB2.0） ・Vscan の充電機能：90％充電まで 1 時間

（汎用 PC は非薬事品（非医療機器）である．PC で表示する検査データは参照用）

Vscanの特長と技術

　Vscanは大きさ，重さ，消費電力など多くの点で，これまでの超音波診断装置の使い方を大きく広げる可能性のある新しい製品である．重さはプローブを含めて390gと軽量，本体サイズが135（D）×73（W）×28（H）mmのまさにポケットサイズの超音波診断装置といえる．この小型化と軽量化の実現のため，プローブにも軽量化を施し，本体に接続するケーブルも細く柔軟性の高いものを採用した．この画期的なサイズを活かし，エコー診断が可能な場所を，病院内の回診から救急の現場や災害時，さらには在宅医療まで広げるため，バッテリー駆動専用とし，1時間のフル充電により1.5時間の連続検査を可能にしている．ここではVscanの特徴と，実現のカギとなった技術革新について紹介する．

1 超音波診断装置の小型化・省消費電力化について

　昨今の携帯電話と比較すると，超音波診断装置はもっと小さくできるのではないかとの率直な意見も聞かれる．たしかに多くのスマートフォンなどは，Vscanと同じ3.5インチ画面で重さは140g前後．しかし，電波を発する携帯電話と超音波を発する医療用診断装置では同じように小型化というわけにはいかない．

　超音波診断装置の開発の際は，チャンネル数，S/N比（信号対雑音比），消費電力，ケーブルの太さ，画面のサイズなど技術的要素を，さまざまなトレードオフ項目に関して，目的とする使用方法をもとにした検討が重要である．特に，フロントエンド（プローブと回路）の設計は超音波（アナログ）信号のダイナミックレンジ，ノイズレベル，など信号処理が消費電力に直結するので，独自のノウハウが必要である．

　また，小型化されたエコーの設計には，消費電力自体も動作時間の観点で重要であるが，手に持って使用するためにも安定動作のためにも，装置の体積×放熱密度で決まる総発熱量も重要な制限項目となる．多くの高周波数演算装置と同様，Vscanも通常動作に応じて熱を生じるが，万一，野外での高温環境下などにおいて通常値を超えて温度が上昇した場合は，異常が発生する前に演算速度（フレームレート）を自動的に低下させ，最終的には装置を終了させる安全機構を備えている．

①小型化の技術：4Dプローブ技術の応用

　Vscanの小型化を実現するにあたっては，最新の4Dプローブ用に開発された技術を従来製品の2Dプローブへ逆応用する発想が重要な役割を果たした．この信号処理の技術により，処理するデータ量やケーブル本数が大きく削減できる．Vscanでは，この手法と本体内のビームフォーマーとの最適な組み合わせを高度なレベルで融合させ，現在のポケットサイズと低消費電力化を実現した．

②小型化の技術：System on a Chip（SoC）

　小型化に必要な要素として，受信した画像データをリアルタイムで表示するための処理を行うデータ処理回路の小型化・低電力化がある．Vscanでは近年の携帯電話に代表され

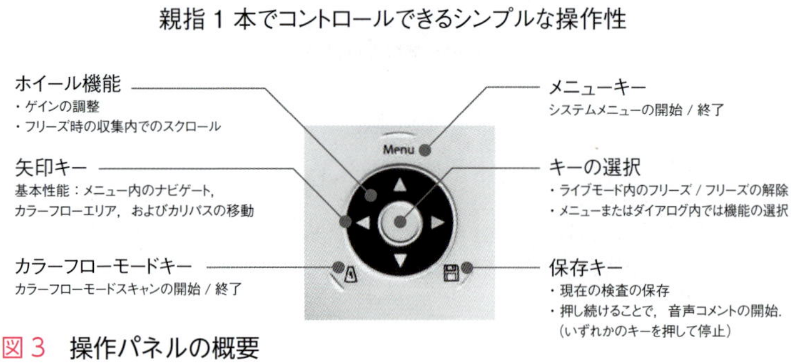

親指1本でコントロールできるシンプルな操作性

ホイール機能
・ゲインの調整
・フリーズ時の収集内でのスクロール

メニューキー
システムメニューの開始／終了

矢印キー
基本性能：メニュー内のナビゲート，
カラーフローエリア，およびカリパスの移動

キーの選択
・ライブモード内のフリーズ／フリーズの解除
・メニューまたはダイアログ内では機能の選択

カラーフローモードキー
カラーフローモードスキャンの開始／終了

保存キー
・現在の検査の保存
・押し続けることで，音声コメントの開始．
（いずれかのキーを押して停止）

図3　操作パネルの概要

る携帯機器のために開発された，最新の半導体製造技術であるSystem on a Chip（SoC）を採用している．SoCとは，以前は必要とされる一連のシステムを接続して作成していたものを，あらかじめ1つの半導体チップ上にまとめて作成する集積回路手法である．1チップにまとめる一般的なメリットとしては，微細化の進む半導体微細化技術を最大限に活用し，消費電力や高速性などのシステムの高性能化を図れる点，素子面積を最大限に縮小できる点などがある．

2　高い操作性を実現

Vscanのデザインにおいては，ディスプレイ開閉での素早いオン・オフや，ダイヤルキーの採用でプローブを持ちながら片手で扱える操作性を実現するなど，その小ささをより活用できる使い勝手にもこだわっている．また，Vscanはこれまで超音波診断装置をあまり使用されていない医師のために，親しみやすさを追求し，MP3プレーヤーや携帯電話といった日常的な製品のデザインを採用している．実際，従来の超音波検査で必要な機能やプロセスを厳選して簡素化し，スムーズな使用感を大切にしている．

①シンプルな操作性：静電容量式タッチセンサーを採用

通常コンソールタイプの超音波診断装置にはキーボードと多数のボタン，カーソルを動かすトラックボールなどを含む操作パネル一式が設置される．しかし，これらの操作パネルを組み込むことは，ポケットサイズを目標とした場合に大きく操作性を損ね，厚みを増加させてしまうため，大幅な設計変更が必要であった．そこで採用したのが静電容量式タッチセンサーである（図3）．

片手の親指で操作できるデザインを重視したこのようなインターフェースは，MP3プレーヤーや携帯電話，パソコンといった電子機器でも日常的であるので，これまで超音波診断装置をあまり使っていないユーザーの使いやすさに配慮したものとなっている．

静電容量式タッチセンサーは，人体の指との接触を微弱な静電容量の変化により位置を検出するインターフェースである．Vscanでは，タッチセンサーの表面をなぞった指の軌跡を，ゲインや映像のスクロール操作に結びつけている．静電容量式タッチセンサーは厚みを必要としないため，ディスプレイを閉じたときの厚さ方向を極限まで減らすことが可能となった（図4）．

1．ポケットエコー装置 Vscan とはどんな装置？

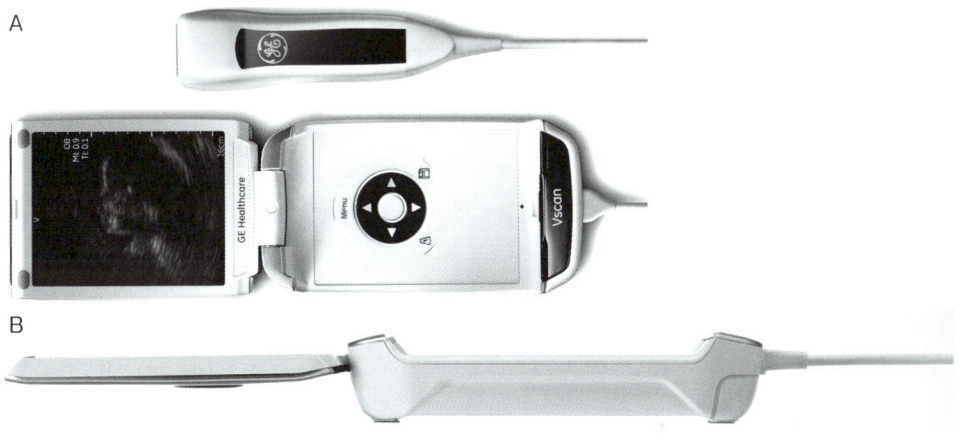

図4　Vscan の画面を開いた状態での全体図と Vscan の画面を開いた状態で横から見た図
A：矢印を含む円盤状の操作盤が，静電容量式タッチセンサー部．B：薄型の操作パネルの採用により，閉じたときの格納性が向上．

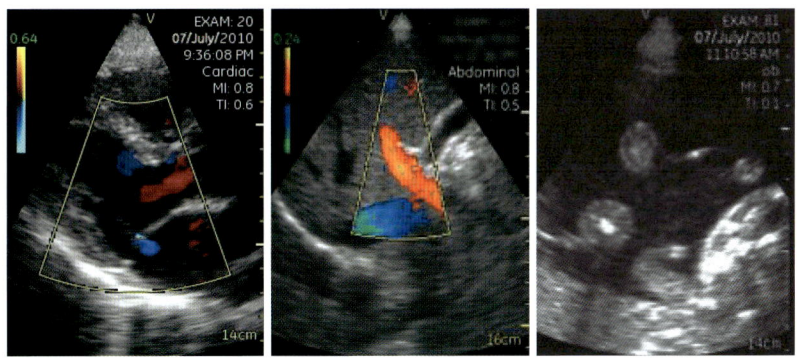

図5　プリセットを用いた画像のサンプル
心臓：僧帽弁閉鎖不全症（左），腹部：肝静脈血流（中），産婦人科：胎児画像（右）．

②シンプルな操作性：心臓・腹部・産婦人科のプリセット

　　たとえポケットに入る大きさであっても，装置の起動や画像設定に大型機と同じ程度の手間がかかってしまうとすれば，さまざまなシーンで気軽に超音波検査を行うことが難しくなってしまう．そこで Vscan のアプリケーションは，他製品のノウハウをもとに，必要な機能を厳選することでスムーズな操作性を提供している．

　　Vscan では，スキャンする部位に合わせて，心臓・腹部・産婦人科からプリセットを選択できるようになっている．フレームレートやダイナミックレンジ，フォーカスポイントなどはそれぞれのプリセットごとで推奨値の固定となっている一方，ゲインや深さ，カラードプラの ROI 位置などはリアルタイムで調節できるようになっており，より良質な画像が描出できるよう工夫している（図5）．

③シンプルな操作性：オートサイクル機能

　　Vscan は ECG インターフェースは備えていないが，心電ケーブルを使用しなくても，受信した超音波信号の周期性を分析して心周期を検出するオートサイクル（自動心拍認識）機能を有する．得られた心周期情報は，シネループを保存したりスムーズに再生するのに

表2 European Society of Cardiologyによる，現存する超音波診断装置のサイズと機能による分類

超音波装置の分類	能力と機能
固定式・高級システム機	標準的な超音波装置の様式，測定（MM，2D，PW，CW，カラー，TVI，TEE）および最新技法（3D，造影等）
可動式（台車上，小型の中級機）	標準的な超音波装置の様式，測定（MM，2D，PW，CW，カラー，TVI，TEE）
ポータブル（一人で持ち運べる小型機）	標準的な超音波装置の様式，測定（MM，2D，PW，CW，カラー）
ハンドヘルドもしくはポケットサイズの画像装置	限定的された機能（2D，カラー）と測定

(Sicari R, et al.: Eur J Echocardiogr. published online 7 January 2011, doi：10.1093/ejechocard/jeq184[1]より引用)

使用している．このオートサイクル機能での動画保存は，通常46〜100心拍分の心拍数を検出することができるが，検出した心拍数がこの範囲を超えている場合，画像から周期が読み取れない場合は，代わりにデフォルトの2秒のループが使用される．

④シンプルな操作性：microSDへのデータ保存

検査データは，本体内に挿入されたmicroSDに画像を保存できる．装置を起動するごとに新しいフォルダが作成され，連続して撮影した画像は同じフォルダに保存される．患者名や患者番号を入力することはできないが，Vscan本体の録音機能を活用することにより，所見などのコメントとともに音声を記録することができる．

検査データの静止画，動画，音声メモは汎用性のある形式で保存されるため，特別なソフトウェアを必要とせず，付属のドッキングステーションを経由してパソコンに取り込み，必要な画像管理が可能となっている．

携帯超音波の臨床における位置づけ

これほど小型で機能が厳選されたポケットエコーを，日常診療の場にどう取り入れ，どのように活用するか，現在も世界中で検証中である．

たとえば，開発拠点であるノルウェーを含むヨーロッパでは，日本より半年ほど先行して発売が開始された．その後European Society of Cardiologyによる見解が発表され，ポケットエコーは第4の新しいカテゴリーとして位置づけされている（表2）．臨床応用に関しては，冠動脈分野とICU（集中治療室）における身体所見の補完，緊急的な状況での迅速な初期検査，医療施設外での循環器領域でのカウンセリング，救急車内での心機能の一次評価[注]，学校，企業，地域活動におけるスクリーニングプログラム，心エコー検査による重症度判定検査，血管外肺水腫の半定量化，そして教育的機器としての使用などが提案

注：救急車内での充電は通常利用の範囲外である．

されている[1].

　日本においても発売以降，携帯性と簡便化された操作性を活かし，循環器，腹部，産婦人科，救急，災害，および往診や訪問診療での有用性が報告され始めている[2〜8]．また，2011年度に開催された超音波医学会においても，5月30日に都内で開かれた第84回日本超音波医学会学術集会の特別演題企画「携帯超音波と向き合う！」では，その臨床上の使い勝手が検証された．携帯超音波の臨床面での位置づけと将来的展望が議論され，Vscanは携帯型であっても十分な機能を有し，循環器，消化器，産科の各領域で有効に活用できることが示された．装置の特性を理解した利用が一層重要となってきている点も指摘されている[9]が，今後も従来の超音波診断装置を超えた医療現場での活用が期待される．

まとめ

　2009年5月，GE Healthcareは新しい戦略「Healthymagination」と称する新たな戦略を掲げた．これは医療提供者が高品質で低価格なサービスを世界中のより多くの人々へ届けるためのイノベーションを目標とした開発投資の方針である．Vscanは，この戦略の一環として医師がいつでもどこでも携帯し，患者に提供する医療の質を高める機器として発売された．

　この小型化を実現するにあたっては，4D用に開発された信号処理技術や，高性能かつ小型化されたSystem on a Chip（SoC），静電容量式タッチセンサーの採用，操作性を重視し厳選したアプリケーションなど，大型機で培った最先端テクノロジーが重要な役割を果たした．GE Healthcareでは，今後も医療現場における超音波診断装置の新しい可能性に取り組んでいきたい．

文献

1) Sicari R, Galderisi M, Voigt J-U, et al.: The use of pocket size imaging devices : a position statement of the European Association of Echocardiography. Eur J Echocardiogr. published online 7 January 2011, doi : 10.1093/ejechocard/jeq184
2) 石田秀明：携帯超音波と向きあおう！ Jpn J Med Ultrasonics 38（2）: 93-95, 2011
3) 石田秀明, 大山葉子：注目の機器・注目の試薬 ポケットサイズの携帯超音波―「Vscan」は第二の聴診器. Medical Technology 39（6）: 589-591, 2011
4) 専門医に聞く 携帯超音波検査機器「日常診療における診断の手順を大きく変える可能性を秘める」(榊原記念病院循環器内科部長/心エコー室長渡辺弘之氏). 日経メディカル臨時増刊. pp100-101, 2010.11
5) 千田彰一, 舛形 尚：2011年現在―工学的視点からみた超音波診断装置の技術的到達点と課題. 新医療 5: 72-76, 2011
6) 本村友一：超小型超音波装置での検査が救命救急医療に果たす役割 GE製「Vscan」の利用効果を実証する. 新医療 5: 92-95, 2011
7) 竹内正明：心エコーで一見正常に見えるときに注意すべきポイント―場合に応じて考えて欲しいこと 往診時の場合. 新エコー 12（7）: 680-686, 2011
8) 田口真帆：超音波の小型化を可能にした技術〜いつでも，どこでも，すぐに使えるポケットエコーを目指して〜. 超音波検査技術 36（5）: 472-478, 2011
9) 井田恭子（＝日経メディカル）：第84回日本超音波医学会学術集会から「手のひらサイズ」の携帯超音波装置の実力は？ 循環器，消化器，産科領域での有用性を評価. 日経メディカル. 2011.6.22

ポケットエコー装置Vscan：
買う？ 借りる？

オリックス・レンテック株式会社　李　秀英

Point

- レンタルは，「必要なときに，必要な期間だけ，借りて使用する」ことができる，新しい医療機器の調達方法である．
- レンタル会社の高品質なサービスと運用ノウハウを活用した，日本初の試みである．
- 短期導入，製品評価用以外にも，研究費や院内流動費などの現場予算や勤務医の個人負担による新品導入にも貢献している．
- 修理費用はレンタル会社が負担するだけでなく，すみやかに代替交換される．
- 購入・リースに続く第三の導入オプションとして，日本のプライマリケアへの貢献を目指している．

「医療機器のレンタル」という新しいビジネスモデルの展開へ

　重さわずか390g．超小型化を実現した新しいタイプの超音波画像診断装置Vscanは，「いつでも，どこでも」リアルタイムの検査を可能にする製品である．診察室やベッドサイドはもちろん，在宅や災害地での診療まで，時間・場所を選ばず医療の可能性を広げることを目指している．

　ところがVscanを使う日本国内の医療機関や医師の側はというと，最新の医療機器が必ずしも医療現場で「いつでも，どこでも」すぐに導入できるとはいいづらい．特に官公立系，大学系列の病院では，購入予算の申請から承認，執行を待たないと医療機器が導入できない．また昨今の病院・診療所の経営状況は大変厳しく，医療機器の購入予算も縮小傾向にある．使用頻度が少ない場合に，たとえ医師が必要と感じても，現場で確実に導入できるとはいえないのが実情である．

　また，メーカー側でも，Vscanの販売価格をこれまでの超音波画像診断装置と比べて抑え，またインターネットからの購入予約システムを整えたことで，「いつでも，どこでも」Vscanを購入できる体制はあるものの，日本全国の医師から寄せられる試用依頼に応えるには，運用面でも，費用面でもなお限界があった．

　上記のような問題を解決し，Vscanの多用な運用モデルを可能にしたのが，GEヘルスケア・ジャパンとオリックス・レンテックの提携による「1週間単位のレンタルサービス」という，日本初の試みである．ここでは，医師がVscanの利用を開始するにあたり選択できる導入オプションについて紹介する．なお，ここに掲載の情報は2012年11月時点での

2. ポケットエコー装置 Vscan：買う？　借りる？

表　一般的な購入・リースの・レンタルの比較

項目	購入	リース	レンタル
支払	一括	分割	分割
利用期間	使える限り	法定耐用年数による	自由．延長や解約が可能
解約	一度購入したら返品は不可	残高を一括返済	自由 ※複数年契約では，残高の一部を返済
会計処理	資産と負債を計上	資産と負債を計上 （例外規定あり）	費用として経費処理* （レンタル会社資産）
修理費用	全額負担	全額負担 ※動産総合保険を付保	レンタル会社が負担 ※動産総合保険を付保 ※代替交換付

*あくまで一般論であり，詳細は個々の契約内容や施設ごとの会計基準により異なる．

情報なので，必要なときは最新情報についてご確認いただきたい．

レンタルサービスとは？（表）

1　従来の導入方法：購入とリース

　一般的に，医療機器を調達する手段といえば，購入かリースである．購入に対してリースが採用される主な理由としては，分割払いで経費処理が可能な賃貸借契約であったことが挙げられる．しかし，現在ではリース会計基準や病院会計準則の変更により，リースも購入と同様に資産として会計処理される見解が主流である．またリースは「借りる」契約として認識されるが，解約する際はリース料の残額を一括返済する契約であり，実質的には契約時点で総支払金額が確定する固定費であることから，リースを原則禁止とする病院も増えてきている．

2　第三の選択肢：レンタルとは？

　一方で，Vscan の拡販に向けて企画したレンタルは，1週間単位で延長や解約が自由な賃貸借契約である．レンタル会社は Vscan を自社の資産として管理し，常に貸出先から返却される前提で運用していることから，解約が可能なサービスとして提供することができる．

レンタルのメリット

　レンタルのメリットを一言でいえば，「必要なときに，必要な期間だけ，借りて使用する」という新しい医療機器の調達方法を提供することであるが，実際のサービス利用者の

事例も含め，レンタルのメリットを紹介する．

1　大手レンタル会社の高品質なサービスと運用ノウハウ

　今回，レンタルサービスを提供するオリックス・レンテックは，もともとは測定器や情報機器などを 1976 年より扱っている業界最大手であり，その管理運用ノウハウを Vscan のレンタルにも随所に織り込んでいる．

　レンタル品として届けられるのは Vscan 本体だけでなく，添付文書や取扱説明書などの書面一式や，AC アダプター，USB ケーブル，ドッキングステーション，microSD，バッテリーパック，本体収納ケースといったアクセサリー類も同梱されている．オリックス・レンテックでは，これらすべてを個別に管理し，写真付のアクセサリー明細書をレンタル品と一緒に届けている．またレンタル品はすべて技術センターへ返却され，そこではアクセサリー類の欠品を確認するだけでなく，清掃，消毒，SD カードのデータ消去，動作確認，初期化，充電といった一連の手順をマニュアルどおりに必ず実施するなど，常に一定の品質を保つように運用されている．その後，レンタル品として改めて出荷される際は，精密機器に適した梱包を施して提供している．貸出先で万が一の不具合が生じた際は，すみやかに代替の Vscan を無償で届け，不具合品と交換する．

　オリックス・レンテックの運用システムは，薬事法で求められるトレーサビリティ（履歴管理）にも対応している．レンタル品は資産ごとに固有の ID を登録し，各々に QR コードで管理されている．資産に何らかの手を施すたびに，バーコードリーダーなどを利用したステータス登録が遵守されることで，「いつ，誰が，どの資産に，何を実施して，どういった結果となり，今どういった状態か」という資産ごとの動態管理が基幹システム側でリアルタイムに情報処理され，その履歴が保存されている．こうした運用によって Vscan は常に同じ品質で届けられており，出荷直後の不具合報告は確認されていない．

　ほかに特筆すべき点としては，すべての契約者がレンタル契約を遵守し，レンタル期間に応じたレンタル料を支払っているということも挙げられる．一般的に，メーカーによる製品評価用の貸し出しは，さまざまな事情により長期化する傾向にある．その点，レンタルサービスでは，あらかじめ約束された引取日に機器が回収されることを医師が事前に承諾していることから，資産効率も格段に向上し，その分 Vscan を必要とされるより多くの医療現場へ確実に届けることができている（図 1）．

2　必要なときだけの短期導入が可能

　医療施設ではすでに超音波診断装置を所有している場合が多いが，特殊な事情によって短期的に追加の携帯エコーが必要な場合に，レンタルサービスの活用は有効である．

　たとえば，在宅医療で特定の疾患患者を引き受け，短期的に持ち歩けるエコーが必要な場合などである．対象患者が回復するまでの期間が短い場合，この患者のためだけに追加のエコーを導入すると，その後の活用次第では採算が合わない可能性があり，このような場合に期間設定が自由なレンタルは有効といえる．

　病院では，新学期などの繁忙期に対応するための短期的な追加導入や，年末年始で検査

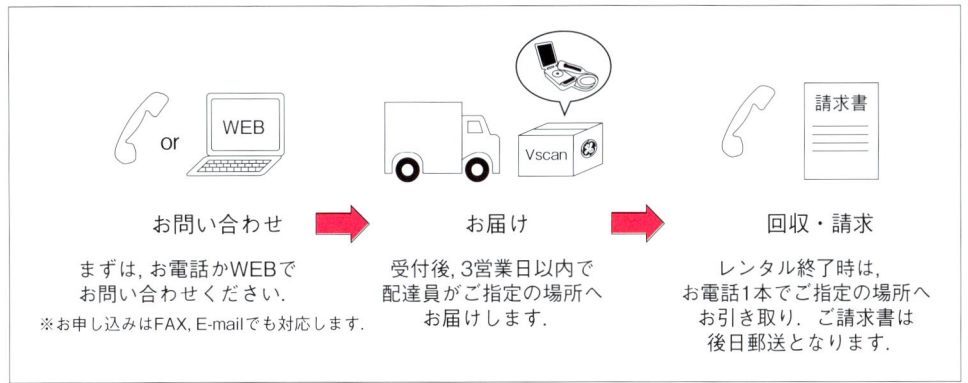

図1　レンタル申し込みの流れ
午前中に申し込みが完了すれば，最短では翌日の午前便でVscanが届けられる．

室の稼働が限定的であることを見越しての補助的な導入，僻地へ医療チームが派遣される場合の携帯用としての導入などさまざまな活用事例がある．救命救急医がアルバイトのたびに借りて利用するなど，レンタルリピーターも多数存在している．

3 製品評価用としても利用可能

　Vscanの販売金額は，これまでの超音波診断装置と比べて桁違いに安い．ただ，エコーになじみのない医師からすれば，使いこなせるかどうか不安を抱えた状態で普通車一台分の出費を決断するには，多少ハードルがあることも否めない．これまでの販売手法では，無償試用による製品評価が主流であるが，「医師一人ひとりが聴診器のように持ち歩ける医療機器」というコンセプトを持った製品であることからわかるように，日本全国の医師へ試用していただく営業網をメーカーが新たに構築することは非常に難しい．そこで，たとえ製品評価用であれども「1週間1万円（税別・送料別）」の有償レンタルを案内することとし，メーカーのカスタマーコールセンターでもそのように運用されている．
　より多くの医師へ安価に提供できるように企画されたレンタルサービスだが，無償のデモンストレーションに慣れた医師からの評判は，やはりメーカーとレンタル会社にとってもっとも気になる点であった．だが「レンタル料を支払うことで，Vscanを確実に希望日から利用できる」という「サービスとしての価値」を評価する声も多く，サービスリリースから1年経過してもなお，レンタルの問い合わせは毎日のように寄せられている．

4 購入予算に縛られない調達

　レンタルであれば，前述のように購入予算の都合がつかないタイミングでも，研究費や院内流動費などの現場予算，果ては勤務医の個人負担により，Vscanをレンタルで導入できる（図2）．実際に，大病院から診療所まで幅広い導入実績があり，レンタルで新品を導入できるプランも提供している．

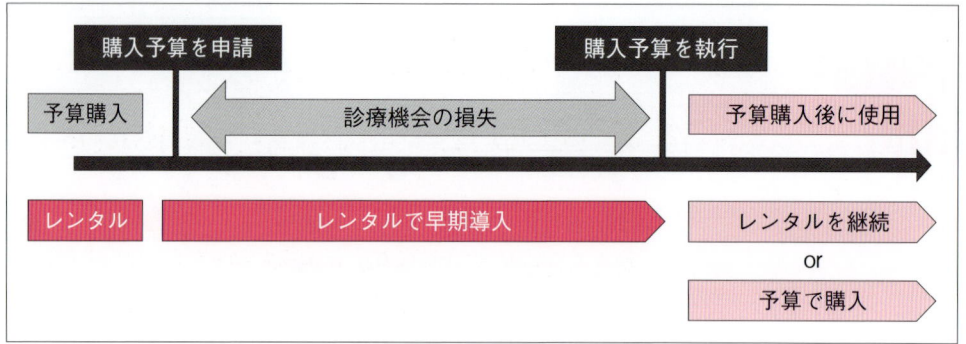

図2 従来の予算購入とレンタルによる導入との比較

5 多種多用な支払プランが設定可能

「1週間1万円（税別・送料別）」のレンタルサービスだけでなく，長期契約で月額レンタル料を抑える設計も可能である．先に述べたように，新品を長期にわたりレンタルで利用することも可能だ．厳しい予算事情を抱える病院では，たとえレンタル契約であっても単年度契約の1年更新対応でないと採用できないこともあるが，オリックス・レンテックではこうした場合も柔軟に対応し，早期導入を支援している．このように，短期利用目的と思われがちなレンタルサービスだが，不具合発生時の代替交換対応や柔軟な契約設計を評価して，長期利用目的でレンタルサービスを採用する医師も多く存在している．製品評価，短期利用，予算に合わせた柔軟な設計，代替保守付の長期利用など，購入やリースでは提供できなかった新しいソリューションを多数用意することで，Vscan は多くの医師に利用されている．

まとめ

超小型化の超音波画像診断装置 Vscan は，「いつでも，どこでも」を実現する新しいタイプの医療機器である．「必要なときに，必要な期間だけ，使用する」を医療機関で実現するために構築したのが，購入・リースに続く第三の導入オプションとしてのレンタルサービスである．大手レンタル会社であるオリックス・レンテックの高品質なサービスにより，多様なサービスラインナップで Vscan を拡販し，日本のプライマリケアへの貢献を目指したい．

ポケット心エコー：まずはたった3つの基本断面

日本大学板橋病院 循環器内科，東京大学医学部附属病院 検査部　竹中　克

Point

- 心エコーの基本断面は，①胸骨左縁左室長軸断面，②胸骨左縁左室短軸断面，③心尖部四腔断面で，まずはこれらを習得すればよい．
- 左室長軸は，体軸に対して45度くらい傾いていて，痩せた若者では長軸はもっと立っていき，太った中年の人では長軸は寝てくる．
- 日本人成人の心エコーの正常値を頭に入れて，目測しながら画像を評価する．
- 検者が被検者の左側に座り，ともにモニター画面を見る方法も試してみる価値がある．
- 胸壁から心エコーが記録しがたい場合には，肺により心臓が押し下げられているので，心窩部からアプローチしてみる．
- 心エコーの記録と判読ができるようになれば，あとは心臓病の勉強である．

　心エコー検査は難しく，とっつきにくい，とお考えの方が多いかも知れない．その理由は心臓の構造と機能の複雑さ，および検査で描出すべき断面の多さであろう．心エコー検査は，心臓を「断面（2次元平面）」でスライスして評価する検査法で，3次元エコーが普及してきた今でもこの基本は変わらない（図1）．心エコーで学ぶべき基本断面はたくさんあり，たしかにすべて重要であるが，なかでももっとも重要な断面として3断面だけを挙げることができる．言い換えると，この3つの最重要断面（白黒動画像）を描出できるよ

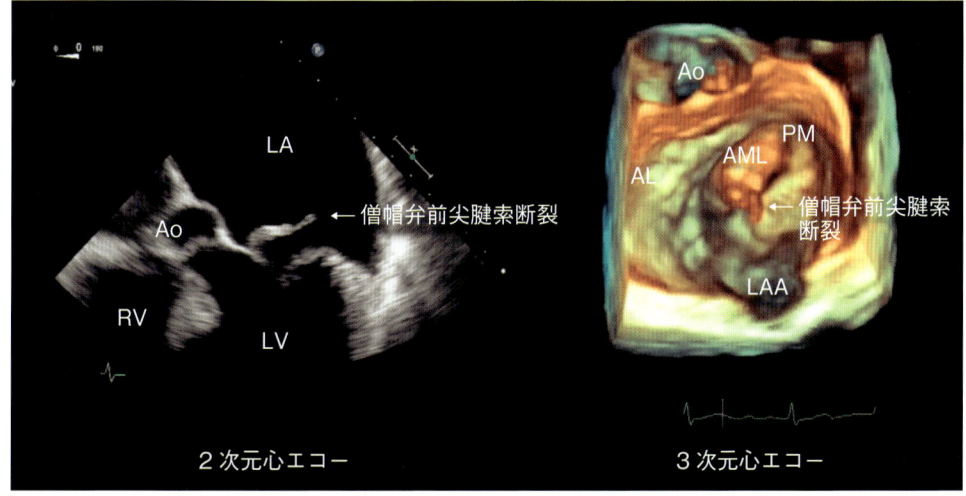

図1　3次元エコーの時代でも大切なのは2次元断面

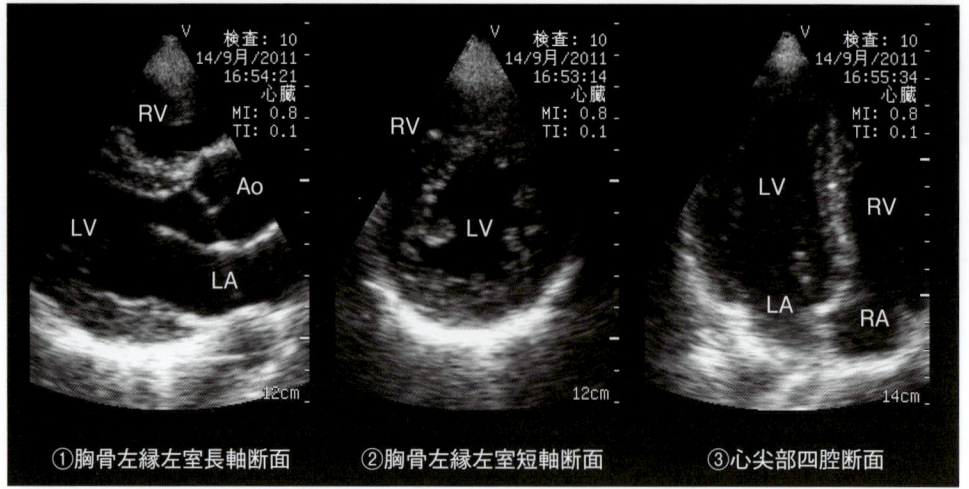

図2 Vscanで記録した正常例の基本3断面

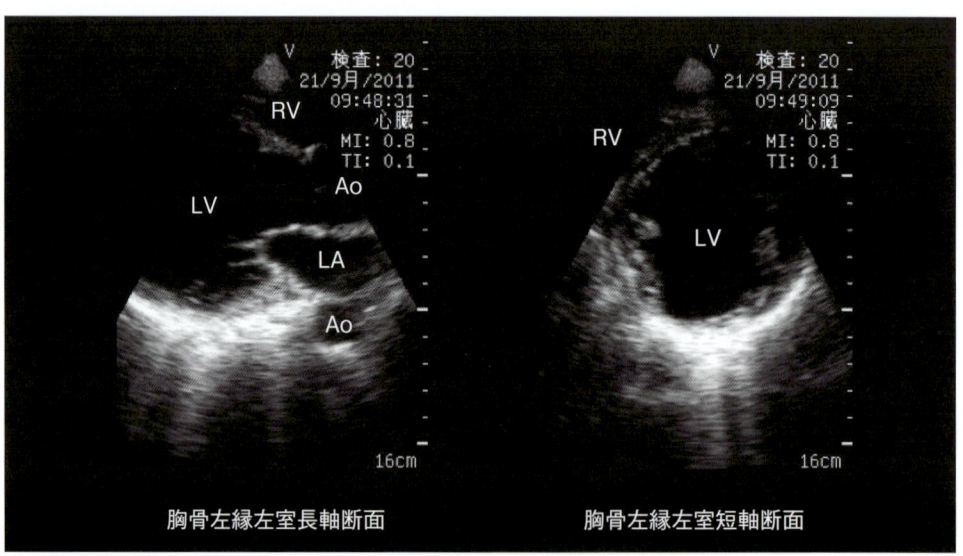

図3 心電図のⅡ，Ⅲ，aVFでq波がある症例

うになるだけで，とても多くの疾患や病態が診断可能となる．千里の道も一歩からである．

心エコーの3つの基本断面

図2に，Vscanで記録したその3つの基本断面（健常例）を示す．①胸骨左縁に探触子を置いて撮った左室長軸断面，②同じ場所で撮った左室短軸断面，③心尖部に探触子を置いて撮った四腔断面，この3つである．この3つを出す技術を習得するのは簡単なので，これにまず挑戦してほしい．基本断面が有用な一例を挙げる．日常臨床で，心電図のⅡ，Ⅲ，aVFでq波があるが，心電図だけでは，下壁に心筋梗塞があるかどうかが不明な症例は多い（図3）．基本断面の①と②を使えば，左室下壁が，壁厚が薄く，輝度が高くなって

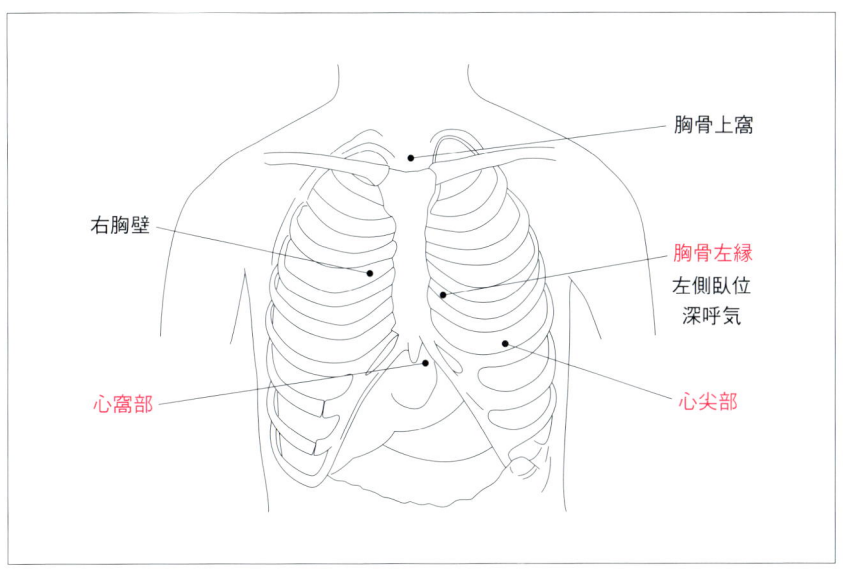

図4 探触子はどこに置く？

おり（陳旧性のための線維化），動画では壁運動が低下していることから，即座に陳旧性心筋梗塞（下壁）の確定診断が下せる．

基本断面①：胸骨左縁左室長軸断面

　基本断面①の出し方を説明する．図4に超音波探触子（プローブ）を置く位置を示す．探触子は直接皮膚に当てるのではなく，空気を排除するためにエコーゼリーを塗ってから当てる．心エコー検査では，肋骨と肺が超音波の伝播の邪魔をするので，探触子を置く位置（音響窓）は限られており，胸骨左縁と心尖部の2ヵ所が最重要である．断面の名前は，探触子を置く位置と得られる断面の名前で構成されている．したがって，基本断面①は胸骨左縁に探触子を置く．第4肋間あたりに置いて，画像が出なければ上か下の肋間にずらしてみる．大事なことは，右心系を胸骨の裏から胸骨左縁に引き出すために，患者の背中に大きめの枕（布団を丸めたもの）を当てて左側臥位にする．また，肺を小さくするために，あまり大きな呼吸をしないようにしてもらうか，それでも不十分なら呼気でしばらく呼吸を止めてもらう．左側臥位と深呼気止めがきれいな画像を出すためにとても重要である．

　心エコー検査では，探触子から超音波が出て扇型の断面を切り取り，モニター画面に表示される（セクタースキャン）．扇型断面の右側に一致する部分には探触子に印がつけてある．その印を被検者の右肩の方向に合わせ，探触子を胸骨左縁に置くことが第一歩である．左室はラグビーボールのような形（回転楕円体）をしているので長軸と短軸があり，その長軸を含んだ断面が左室長軸断面である．この長軸は図5に示すように，体軸に対して45度くらい傾いている．痩せた若者ではこの長軸はもっと立ってくる．一方，太った中年の人では長軸は寝てくる（横位心）ので，正しい断面が出るように傾ける角度を微調整する．

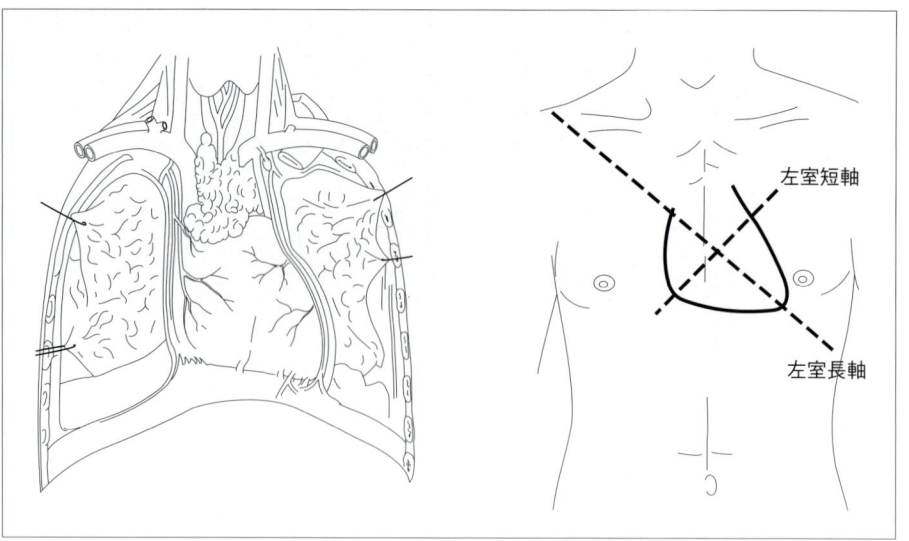

図5　左室の長軸は傾いている

　これで，第1の基本断面「胸骨左縁左室長軸断面」が描出できるはずである．正常の断面（図6）をよく覚え，それに近い断面を出すように探触子を操作して努力してほしい．その際に，検者が気づかぬうちに探触子が胸壁を滑り落ちて胸骨左縁から離れていくことがあるので，たとえば小指を胸壁に当ててアンカーしておくとよいだろう．

　この断面でまず目につく大きな部屋が左室（LV）である．ここで大きさの目安を述べるが，どんな心エコー装置でも必ず画面のどこかに（Vscanでは向かって右側に）スケールがついていて，最小目盛りが10 mmになっている．左室内腔は，短軸径で拡張末期に55 mm以下が正常である（日本人の成人：表）．左室壁（心室中隔と左室後壁）の厚みは，拡張末期で12 mm以下が正常である．左室の右側心基部には，上から右室（RV），上行大動脈（Ao），左房（LA）が並んでおり（昔はRALと読んでいた），大きさはだいたい1：1：1の関係が正常である．絶対値では，大動脈は拡張末期で32 mm以下，左房は収縮末期で40 mm以下が正常である．右室は，右でなく左にあることもよくあるので，むしろ左室より前にある部屋＝前室と覚えておくほうがよいだろう．複雑心奇形においても，右室は左室より通常前方に位置している（例外はあるが）．左房の後ろで下行大動脈（Ao）が丸く描出されているが，これを必ず画面に入れておいてほしい．後述するが，下行大動脈とその周辺にも有用な情報がたくさんある．

被検者と検者の位置関係

　検者は，被検者の右に位置するか，左に位置するか，2つの方法がある（図7）．患者を診察する際には，患者の右側に位置することが普通である．心エコー検査でもこれが多くの施設でとられている位置関係である．明快な理由があるのではなく，最初に心エコーを始めた際に教えられた位置関係をそのまま続けていることが多いようだ．被検者の右に位置すると，検者は普通ベッドに腰掛けて，右腕は被検者をまたいで抱きかかえる形になる．

3. ポケット心エコー：まずはたった3つの基本断面

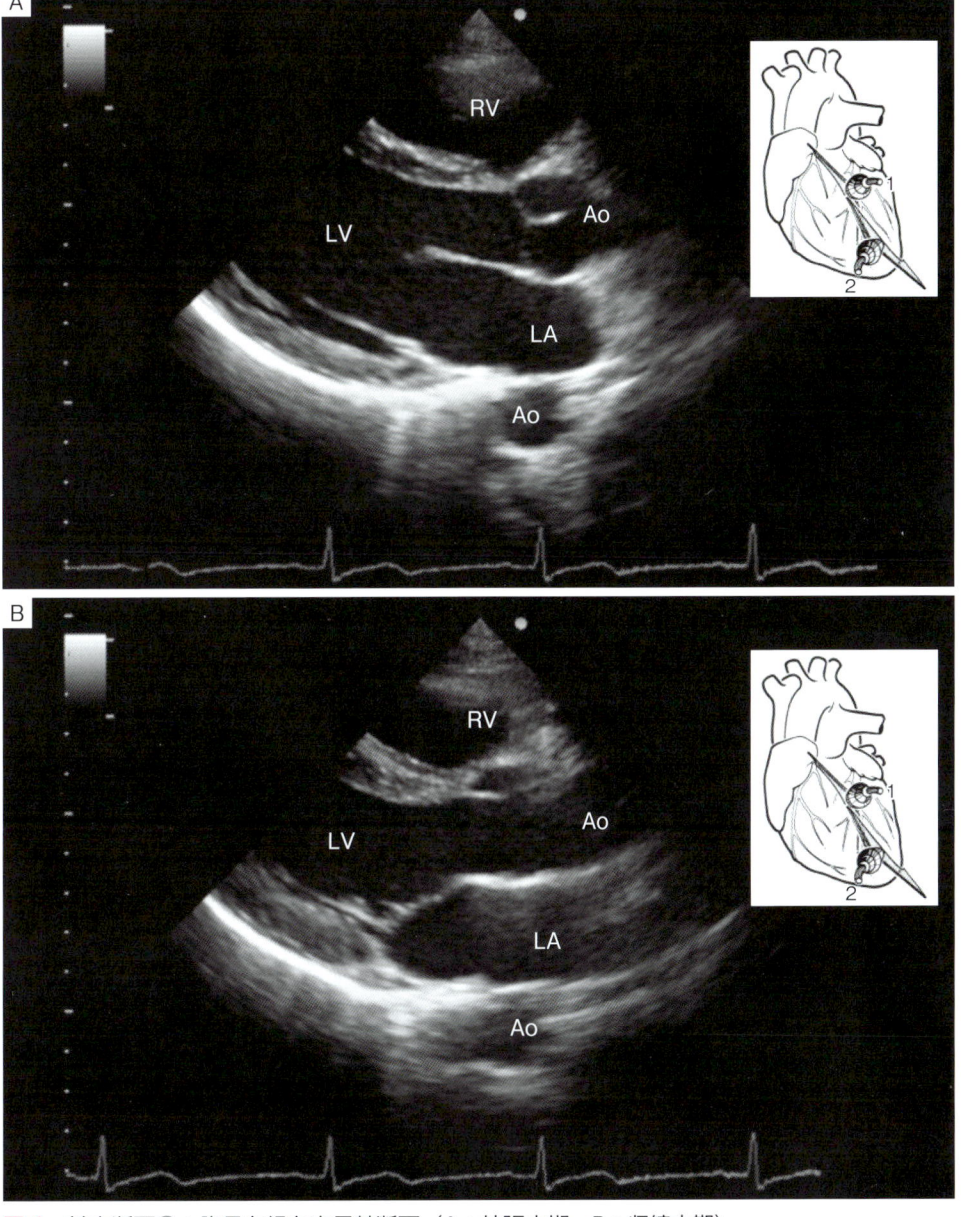

図6　基本断面①：胸骨左縁左室長軸断面（A：拡張末期，B：収縮末期）

被検者の左側臥位の程度を検者は自分の腰で調節できるという長所もあるが，何よりも検査中検者の体は不自然に曲がっていることが問題である．このため，「検査技師の腰痛について」というセッションがときどき学会で企画されるくらいである．また，右腕と被検者が密に接することも問題である．これに対して，東京大学で行っている方法は，被検者の左に位置し椅子に座る方法である．上記の問題点がないばかりでなく，一番の利点は被検者も検者もモニターに映る心エコー画像を見ているという点である．筆者自身は，自分の患者の検査を行う場合には，患者に画像を示しながら病気の説明をする．動画像を使った説明ほど説得力のあるものはなく，これにより患者との信頼関係が深くなる．被検者の右

			表 日本人成人の心エコー正常値
左室拡張末期径	LVDd	≦55 mm	
右室：左室（四腔断面）		<2：3	
％左室内径短縮率	%FS	≧30%	
左室駆出分画	LVEF	≧55%	
左室壁厚	IVSth, LVPWth	≦12 mm	
左房径	LAD	≦40 mm	%FS＝100×(LVDd−LVds)/LVDd
大動脈径	AoD	≦32 mm	

に位置する方法では，被検者は検査中検査室の壁や天井，あるいは検者の顔しか見ることができない．これから心エコーを始めてみようという方には，患者の左に位置する方法を勧める．

基本断面②：胸骨左縁左室短軸断面

第1の基本断面が描出されたら，探触子をその位置で時計方向に90度回転させるだけで，第2の基本断面「胸骨左縁左室短軸断面」が描出できる（図8）．実は探触子を上下にあおることにより，大動脈弁レベル，心基部レベル左室，乳頭筋レベル左室，心尖部レベル左室などいろいろな短軸断面を描出できるのだが，最初は「乳頭筋レベルの胸骨左縁左室短軸断面」だけに集中してほしい．左室が右下方に大きく丸く出る．右室は，向かって左側に出すのが決まりである．右室と左室の境界は心室中隔で，それ以外の左室壁はまとめて「自由壁（free wall）」とよばれ，前壁，側壁，後壁，下壁で構成される．時計座標で，3時と8時くらいの方向に，それぞれ前乳頭筋と後乳頭筋が丸く出る（後乳頭筋は心室中隔ではなく自由壁である下壁についている）．後で説明するが，しっかりとこの断面を出すと，左室の前壁中隔梗塞や下壁梗塞などの診断が壁運動を評価することで可能となる．また，右室が拡大すると左室は大きくなった右室に圧排されて正円ではなくなる（これも後述する）．

基本断面③：心尖部四腔断面

第3の基本断面は探触子を「心尖部」に置き，探触子の印は患者の右のほうに向ける（図9）．心尖部は，正常の男子被検者なら，左乳頭の左下にあるが，心臓が拡大してくると心尖部は左側方に移動する（右胸心ではこの限りではない）．拍動している心尖部を探して探触子をそこに置くのではなく，まず通常の心尖部位置に置いてみて，まったく画像が出なければ，少しずつ胸骨左縁の方向に戻っていく．逆に，探触子の真下（扇型画面のかなめ）に右室がある場合には，もっと左下方に探触子をずらして左室がかなめに来るように調整する．つまり，4つの部屋が描出される正しい四腔断面像を頭に入れておき，それを出すように探触子を動かしていくという方法である．

一般的な方法	東京大学の方法
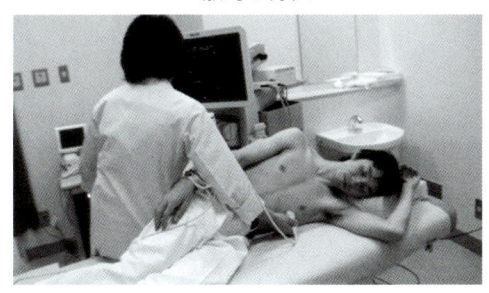	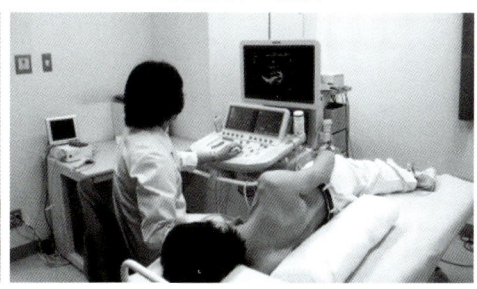

図7　検者と被検者の位置関係
検者の腕は患者をまたがない．検者が腰痛にならない．患者は検者の顔ではなくモニターを見る．

　表示方法であるが，ほとんどの施設では向かって左に右室を出すが，図9に示すように筆者の施設やMayo Clinicでは向かって左に左室を出している．どちらの方法でもかまわないが，描出された画像を見て，どちらが左室でどちらが右室かを判定できるようになっておいてほしい．それには，僧帽弁と三尖弁を明瞭に描出することである．通常，両弁の中隔への付着位置は段違いになっており，三尖弁の中隔付着位置は僧帽弁のそれよりも1〜1.5 cmほど心尖部寄りにある．これにより，三尖弁を同定したら，三尖弁があるほうの心室は必ず右室となる（三尖弁側の心房は通常右房であるが，左房の場合もある）．なお，特殊な心奇形で両弁が同じ高さである場合にはこの方法は使えない（後述）．

3つの基本断面の相互関係

　描出される3つの基本断面は，おおまかに見て，xyzとお互いに直交する関係にあり，それゆえにこの3断面で心臓全体をおおまかに見渡すことが可能なわけである（図10）．病院での心エコー検査も，この3断面を基本として，あとを補う形で他の断面を付け加えていく方法でなされている．

心エコー断面がまったく出ない場合

　患者の胸壁に探触子を置いても，まったく心臓が出せない場合がある．左側臥位をきつくしたり，深呼気で呼吸を止めてもらったりしても描出されない場合には，焦らずに探触子を心窩部に置いて，上向き（胸郭向き）にして，少し強く腹壁に押さえつけてみてほしい．図11のように，肝臓越しに明瞭に心臓がとらえられるだろう．胸壁から心臓が描出されないのは，高齢者に多く，肺の過膨張（肺気腫）が原因で，心臓は過膨張した肺により押し下げられ横隔膜に押しつけられている状態なので，心窩部アプローチが有効なわけである．

小さいけれど強い味方のポケットエコー

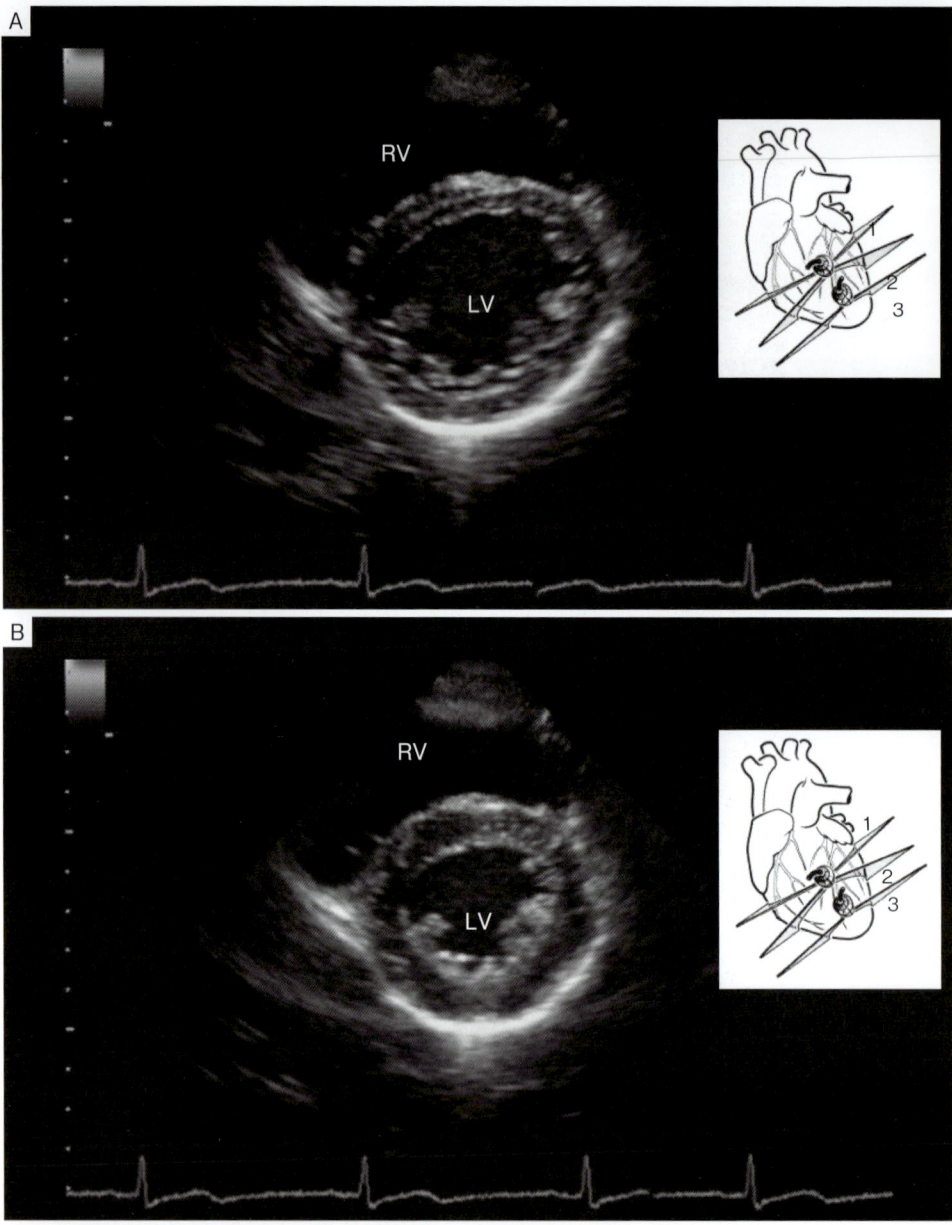

図8 基本断面②：胸骨左縁左室短軸断面（A：拡張末期，B：収縮末期）
まずは，乳頭筋レベルのみを描出してほしい．

覚えておくべき正常値

　日本人成人の正常値の目安として表（18ページ）の値を覚えておいてほしい．なお，%FSとEFは，いずれも左室の収縮の度合いを示すものであるが，%FSは短軸径の縮み具合，EFは左室容積の縮み具合を示している．数値で出すことも可能であるが，ポケットエコーの場合には，正常例の左室の収縮の度合いを目で覚えておき，異常を判定すること

3. ポケット心エコー：まずはたった3つの基本断面

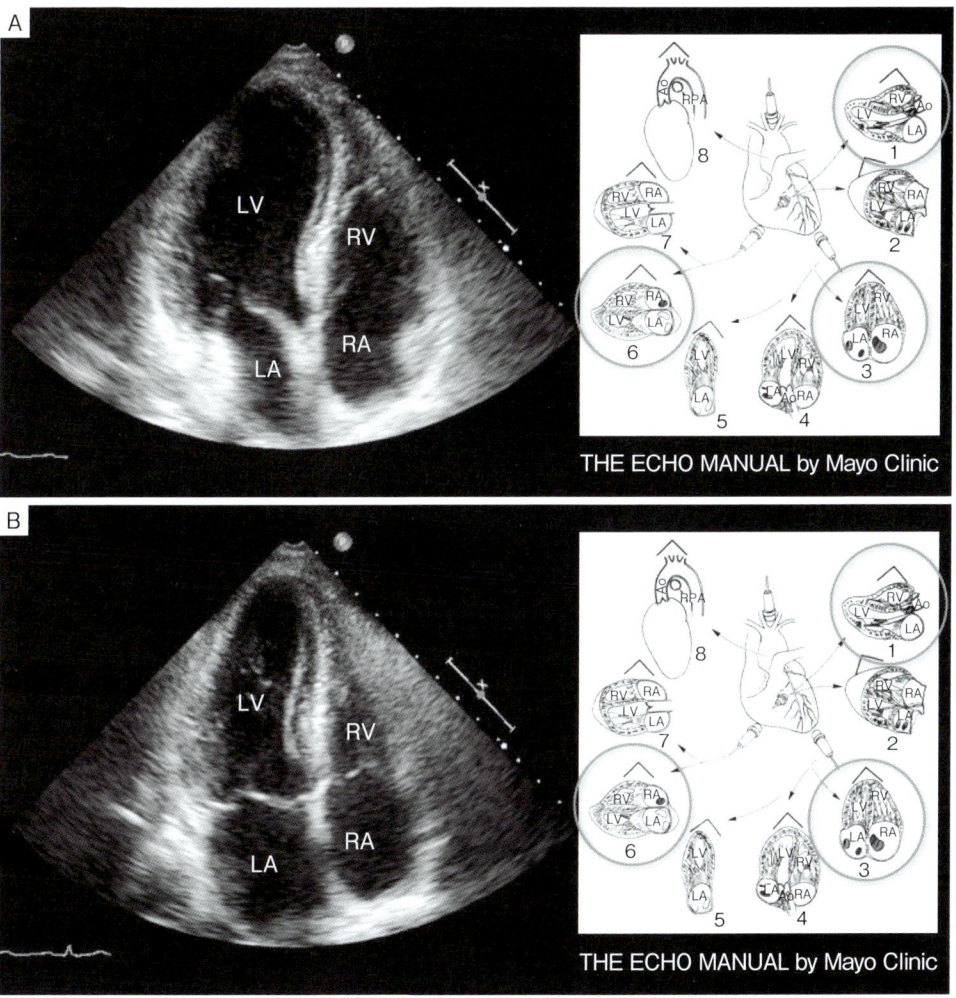

図9 基本断面③：心尖部四腔断面（A：拡張末期，B：収縮末期）

が便利だろう（英語で eye-balling という）．

3断面だけで診断可能な疾患の症例呈示

　ここから先は症例を呈示する．もちろん，基本3断面しか使わない．書籍では動画で示すことができないので，拡張末期と収縮末期の静止画を並べて掲載する．また，より明瞭に病態を理解していただくために，Vscan ではなくハイエンドの心エコー装置で記録した画像を使用する．タイトルに診断を書いてしまうが，まず画像だけを眺めてどこが正常と違っているかを考えていただければ幸いである．

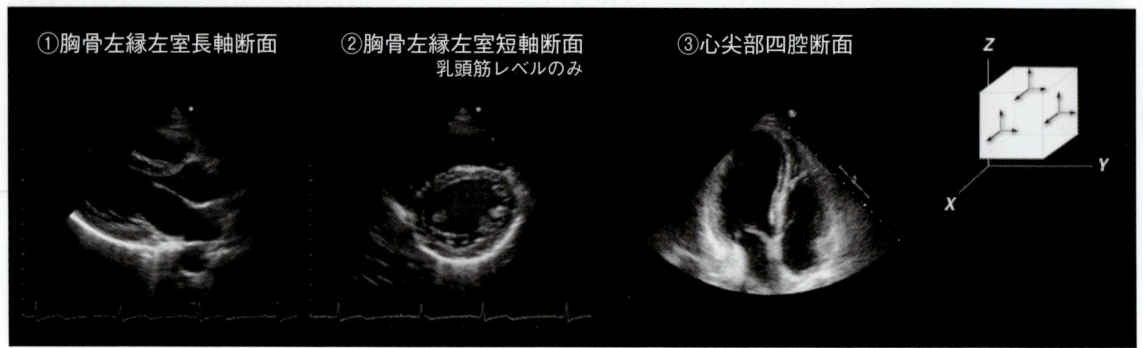

図10 ３つの基本断面は互いに直交している

1 拡張型心筋症

　労作時息切れの患者である．基本断面①の左室長軸断面（図12A）を見ると，左室短軸径は拡張末期に 90 mm くらいある．収縮末期（図12B）になってもわずかしか収縮していない．左室短軸断面（図13）を見ても同じ所見である．つまり，左室内腔が大きくて動きが極端に悪い症例で，（広い意味での）拡張型心筋症（dilated cardiomyopathy）と診断できる．

2 重症大動脈弁逆流による左室容積負荷

　やはり，労作時息切れの若い男性である．左室長軸断面（図14）では左室がとても大きく，また右室，大動脈，左房の関係も１：１：１ではなく，大動脈が拡大している．大動脈径としては 80 mm くらいあり，大動脈が拡大しすぎたために，拡張期にも大動脈弁はうまく閉じていないように見える．収縮末期の像を見ると左室内腔は収縮している．すなわち，上行大動脈が著明に拡大し，大動脈弁逆流がありそうで（これは後述するカラードプラで確認できる），左室は拡大しているが，収縮は良さそうという所見である．診断は，マルファン症候群，大動脈拡大（annulo-aortic ectasia），重症大動脈弁逆流による左室の容積負荷となる．拡張型心筋症では，左室心筋が傷害されたために代償性に左室が拡大するが，重症大動脈弁逆流症例では，左室心筋は傷害されておらず，逆流による容積負荷をまかなうために，左室が拡大し収縮している状態である．このように，同じ左室拡大でも，左室収縮が正常か低下しているかで解釈が異なる．

3 大動脈弁狭窄

　87歳女性で，息切れと労作時の胸痛を訴えている（図15）．一番の所見は大動脈弁の輝度が亢進し弁開放が十分に認められないことである．副所見として，左房拡大と少量の心嚢水貯留（心臓周囲の心膜腔内の液貯留）を認める．動脈硬化による大動脈弁狭窄である．リウマチ性の弁膜症が減少した現在，重要な弁膜症はこの大動脈弁狭窄と僧帽弁逸脱を基礎とする僧帽弁逆流である．大動脈弁狭窄の存在はほぼ確実であるが，その重症度は不明

3. ポケット心エコー：まずはたった 3 つの基本断面

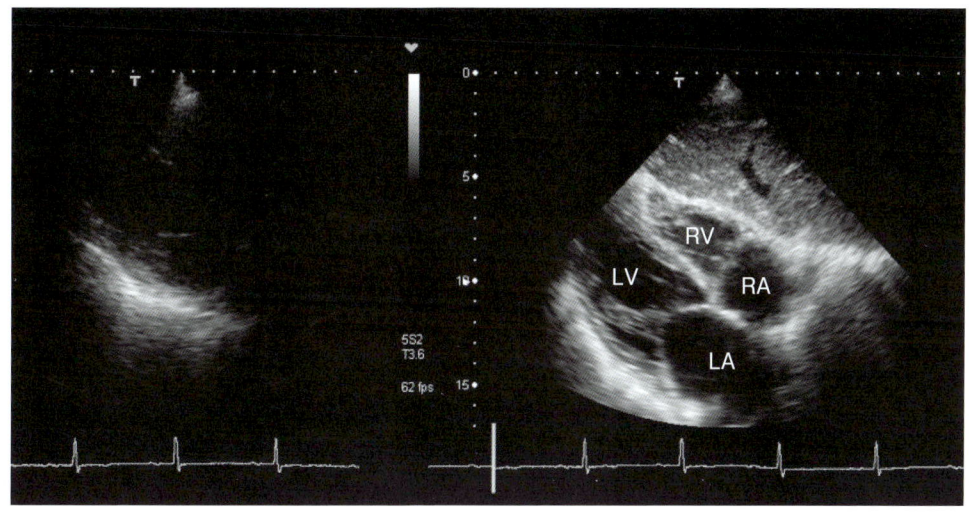

図 11　胸壁から心臓が見えないときには？

（石灰化による弁の輝度亢進で弁口面積を計測することは難しい）で，連続波ドプラ法を搭載しない Vscan では，大動脈弁前後の圧較差の推定もできないので，重症度評価はハイエンド心エコー装置に任せるしかない．

4　高血圧による左室肥大

　心電図上 ST-T 変化を伴う左室肥大所見を呈する重症高血圧症例（図 16）．左室壁が拡張末期で 20 mm くらいに肥厚している．左室の収縮は良好で，左室内腔の拡大もない．心嚢水の軽度貯留を認める．なお，心電図で高電位差が見られても ST-T 変化を伴わない場合には，心エコーで本例のように実際に壁肥厚を認めることはまれである．圧負荷（高血圧）による左室肥大である．

5　心アミロイドーシス

　主訴は労作時息切れ（図 17）．左室壁が拡張末期で 20〜15 mm くらいに肥厚している．左室拡大はないが，左室収縮はやや低下している．大動脈弁の開放は良好で大動脈弁狭窄はなく，臨床上高血圧もない．圧負荷によらない左室肥大で，臨床所見を加味して下された診断は心アミロイドーシスである．

　左室壁は，心内膜＋心筋＋心外膜により構成されるが，心内膜と心外膜は薄い膜構造である．壁厚のほとんどを占める心筋層の肥大が起きる原因は 3 つに大別され，①圧負荷（高血圧や大動脈弁狭窄）による心筋肥大，②遺伝的素因による心筋肥大（肥大型心筋症：後述），③異物の沈着による壁肥厚（溜まり病）である．本例は③の溜まり病で，溜まっているのはアミロイドという物質で，心筋そのものは肥大していない．アミロイドーシス以外にも，ムコ多糖体（遺伝性の酵素欠損），鉄（過剰輸血），白血病細胞浸潤など，種々の異物が心室壁に溜まる．アミロイドーシスでも心臓にアミロイドが沈着しない例があるが，

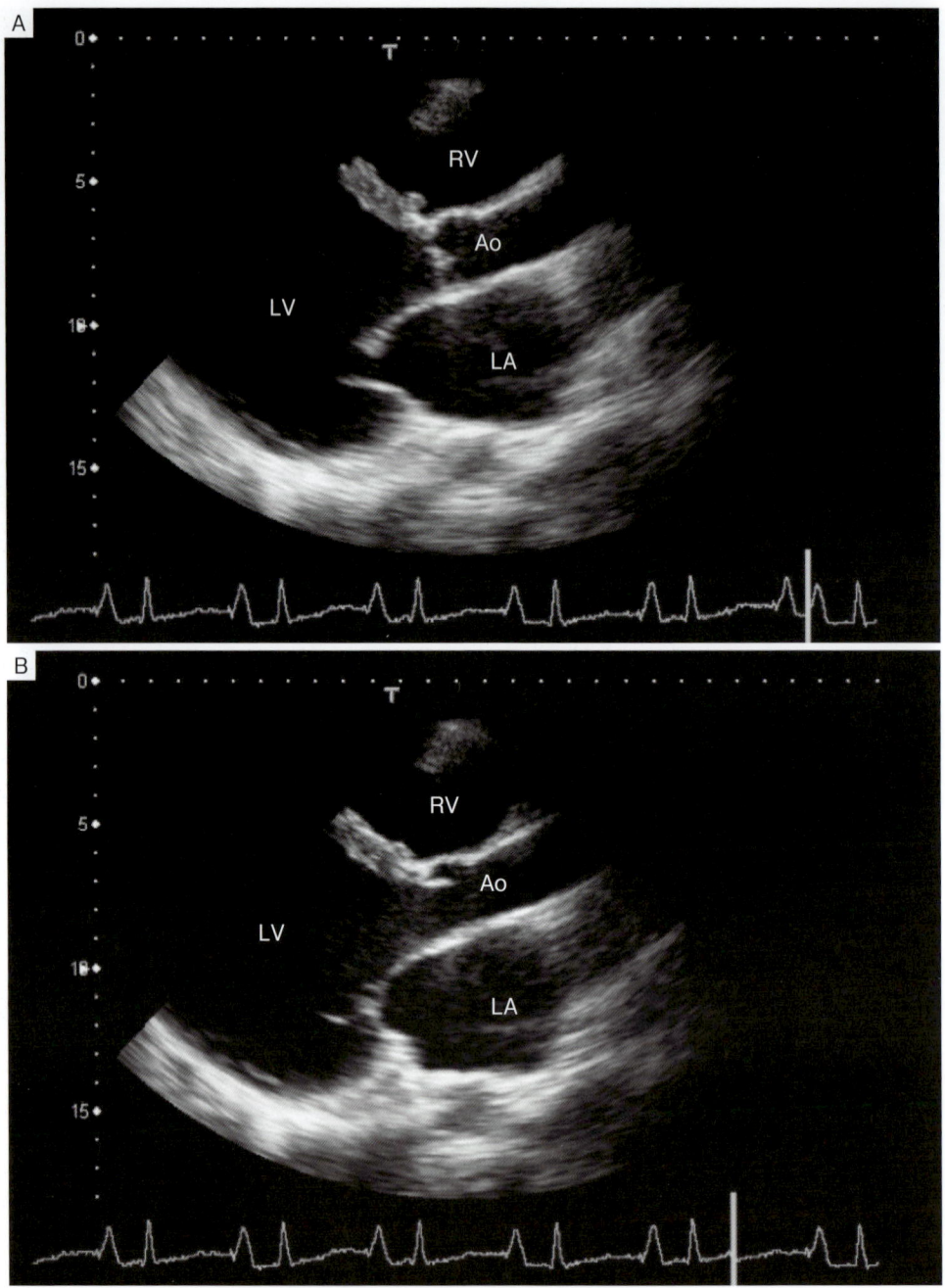

図12 拡張型心筋症（左室長軸断面）（A：拡張期，B：収縮期）

心臓に沈着した場合には症例の予後を不良とする．

6 下行大動脈瘤

　高血圧＋高脂血症例（図18）．上行大動脈が40 mmと拡大しているが，それ以上に目立つ所見は心臓の背方（後縦隔）に認める直径70 mm程度の構造物である．あまりに大き

3. ポケット心エコー：まずはたった3つの基本断面

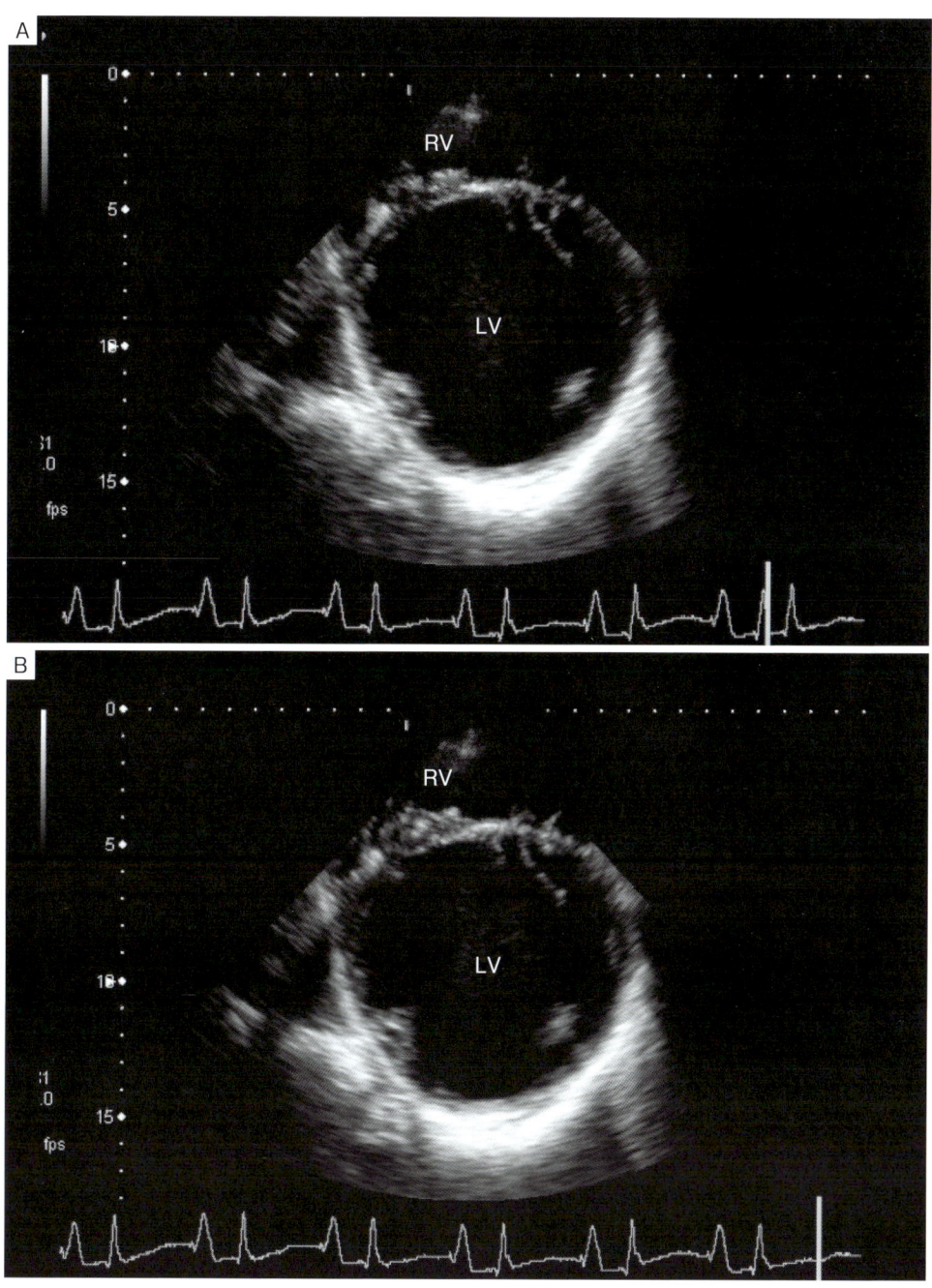

図13　拡張型心筋症（左室短軸断面）（A：拡張期，B：収縮期）

いために左房と房室弁輪は後方から圧排されている下行大動脈瘤である．瘤内は血流うっ滞により壁在血栓が形成されている．

7　食道裂孔ヘルニア

胸やけ〜胸痛が主訴（図19）．左室壁がやや厚く見えるが，左室収縮は良好で，房室弁

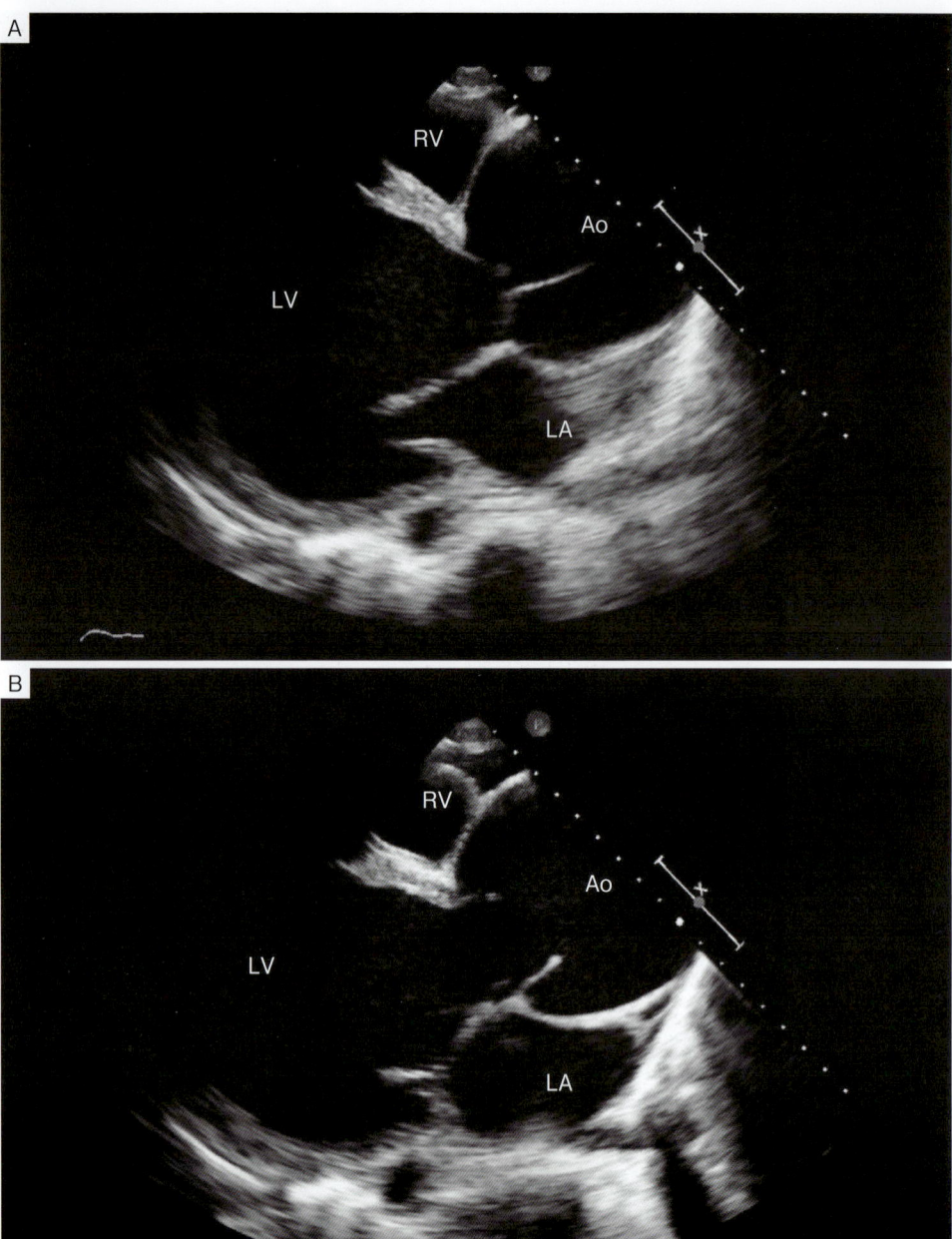

図14 マルファン症候群（A：拡張期，B：収縮期）

輪の後方に30×45mmくらいの腫瘤状エコーを認める．心臓の収縮により形が変わるが，内部は実質性で，注意して見ると下行大動脈はこの腫瘤状エコーの背方に認められる．診断は食道裂孔ヘルニアで，腫瘤に見えた構造物は胸腔に出てきた「胃」である．心エコー検査は左側臥位で行うので，ときおりこのような例に遭遇する．

3. ポケット心エコー：まずはたった3つの基本断面

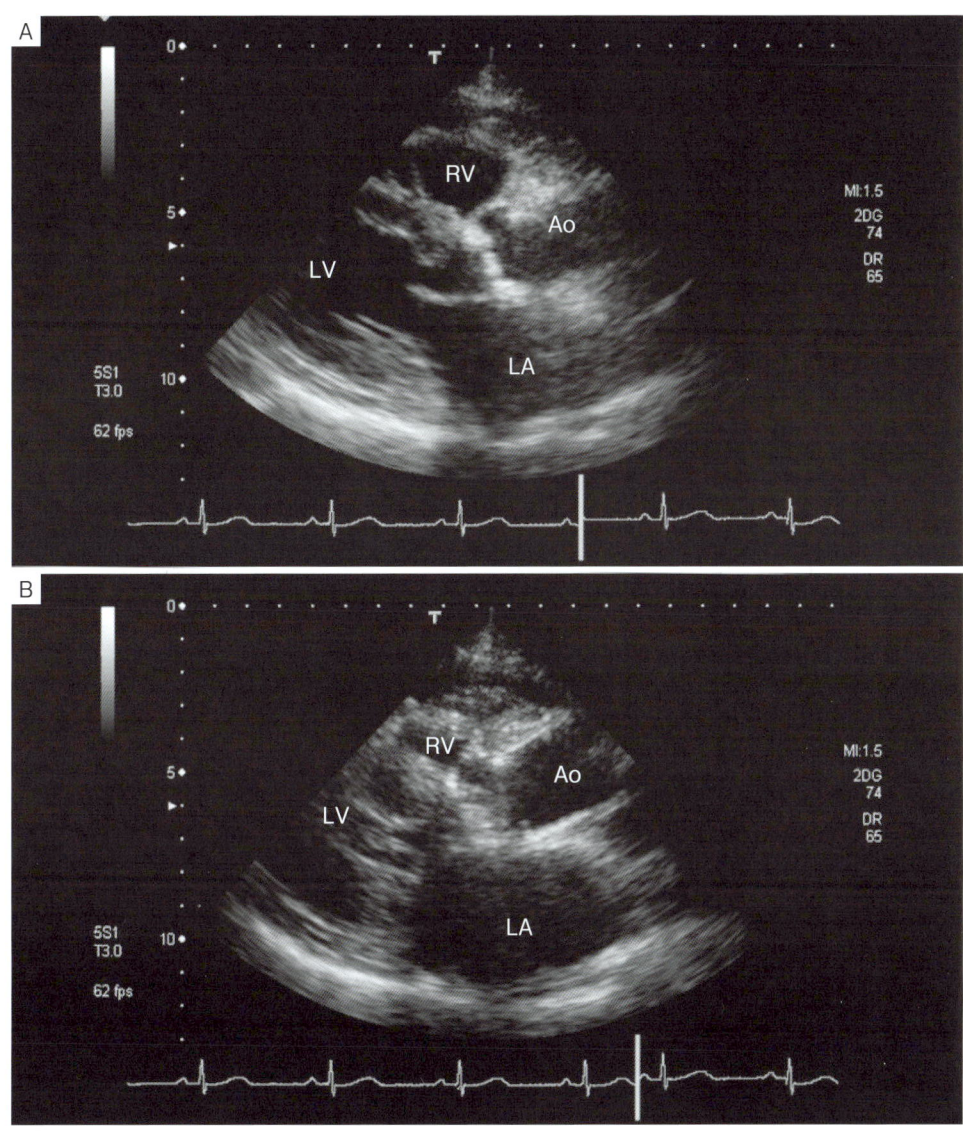

図15 大動脈弁狭窄（A：拡張期，B：収縮期）

8 心嚢水と左胸水

　心臓は心アミロイドーシスであるが，心臓の後方に注目してほしい（図20）．少量の心嚢水と大量の左胸水を認める．胸水のなかに見える構造物は虚脱した左肺である．本例のように，心嚢水と胸水が両方ある場合には問題ないが，いずれか片方の場合には鑑別を要する．鑑別の決め手は下行大動脈（Ao）で，下行大動脈から見て，心臓側にあるエコーフリースペースは心嚢水で，心臓から遠い反対側にあるのは左胸水と診断できる．

小さいけれど強い味方のポケットエコー

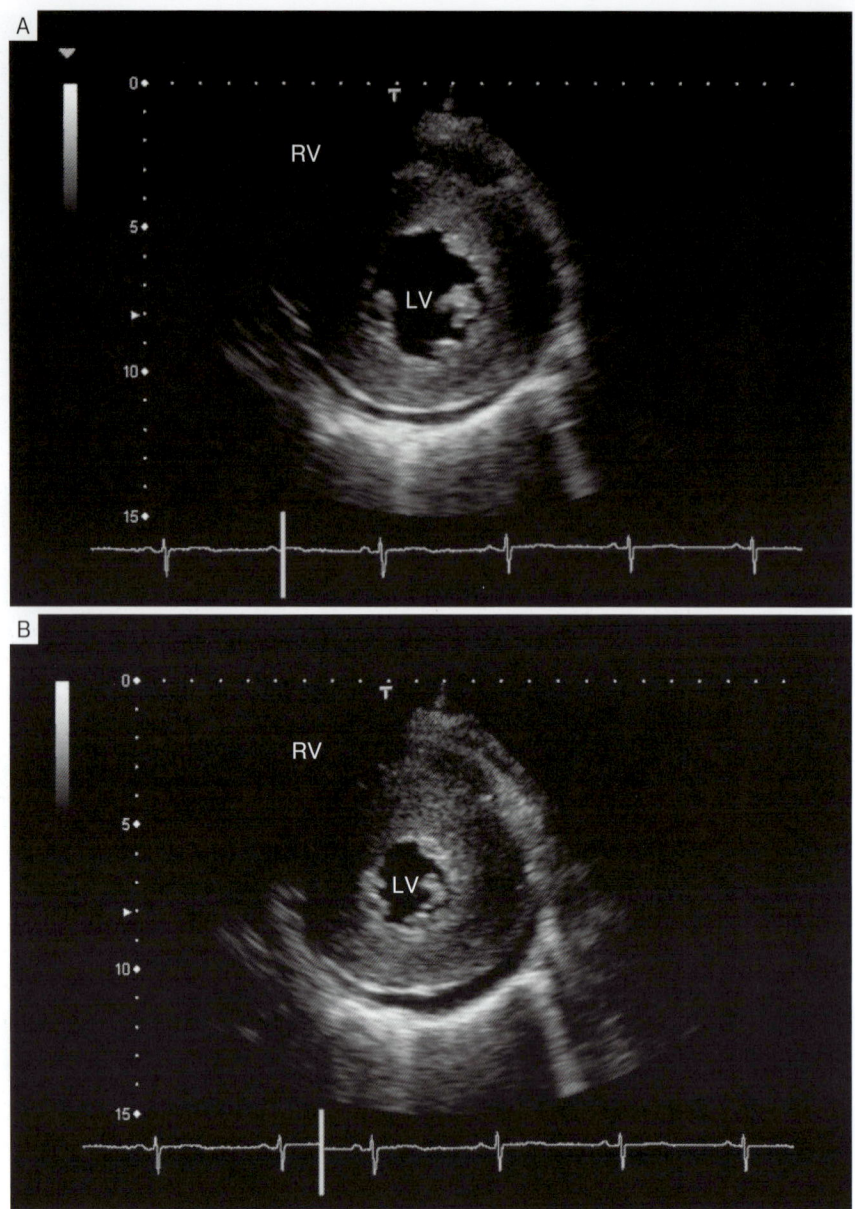

図16　高血圧による左室肥大（A：拡張期，B：収縮期）

9　感染性心内膜炎

　抜歯後に発熱が持続し，やがて息切れが出現．聴診では胸骨左縁に拡張期雑音を聴取する症例（図21）．左室内腔は大きく，収縮は良好．大動脈弁は，後方の弁尖が分厚く，拡張期に大きく左室側に落ち込み，弁接合が完全に破綻している（重症大動脈弁逆流）．感染性心内膜炎で，大動脈弁に疣贅（細菌と血栓のかたまり）がつき，その弁尖は破壊され，重度の大動脈弁逆流をきたしている状態である．抜歯＋発熱＋心雑音の組み合わせでは，感染性心内膜炎を疑って，注意深く疣贅や弁周囲膿瘍を探す努力をすることが重要である．

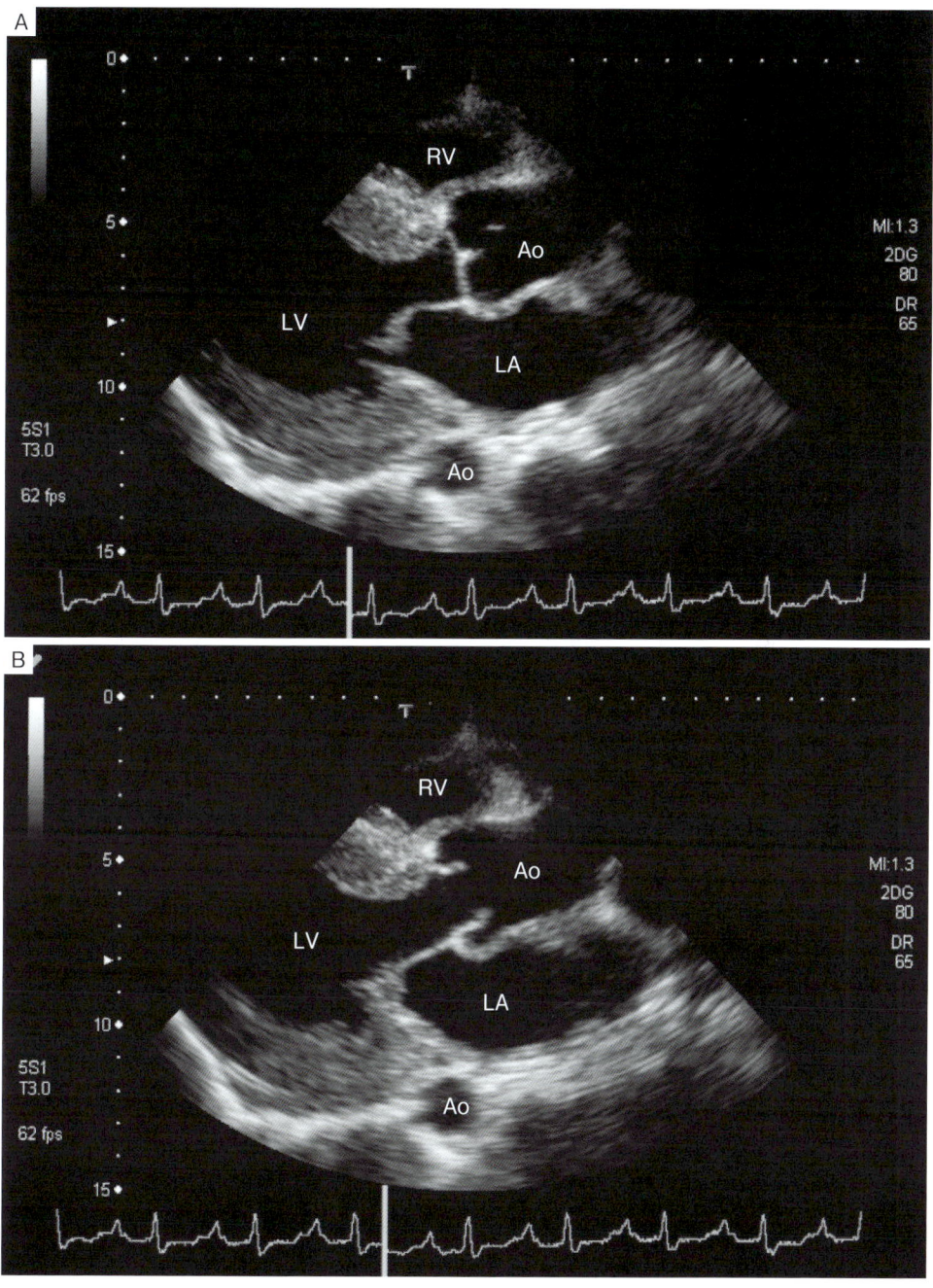

図17 心アミロイドーシス（A：拡張期，B：収縮期）

10 僧帽弁逸脱

　胸痛，動悸などの不定愁訴の若い女性で心電図ではST-T変化を認める（図22）．僧帽弁後尖が収縮期に左房側に風船状に飛び出して閉鎖する僧帽弁逸脱（mitral valve prolapse）である．しかし，僧帽弁前尖と後尖の接合はうまくいっており，（後述する）カラードプラで見てもあまり逆流は目立たない．このような病態は若い女性の2，3％で見られる

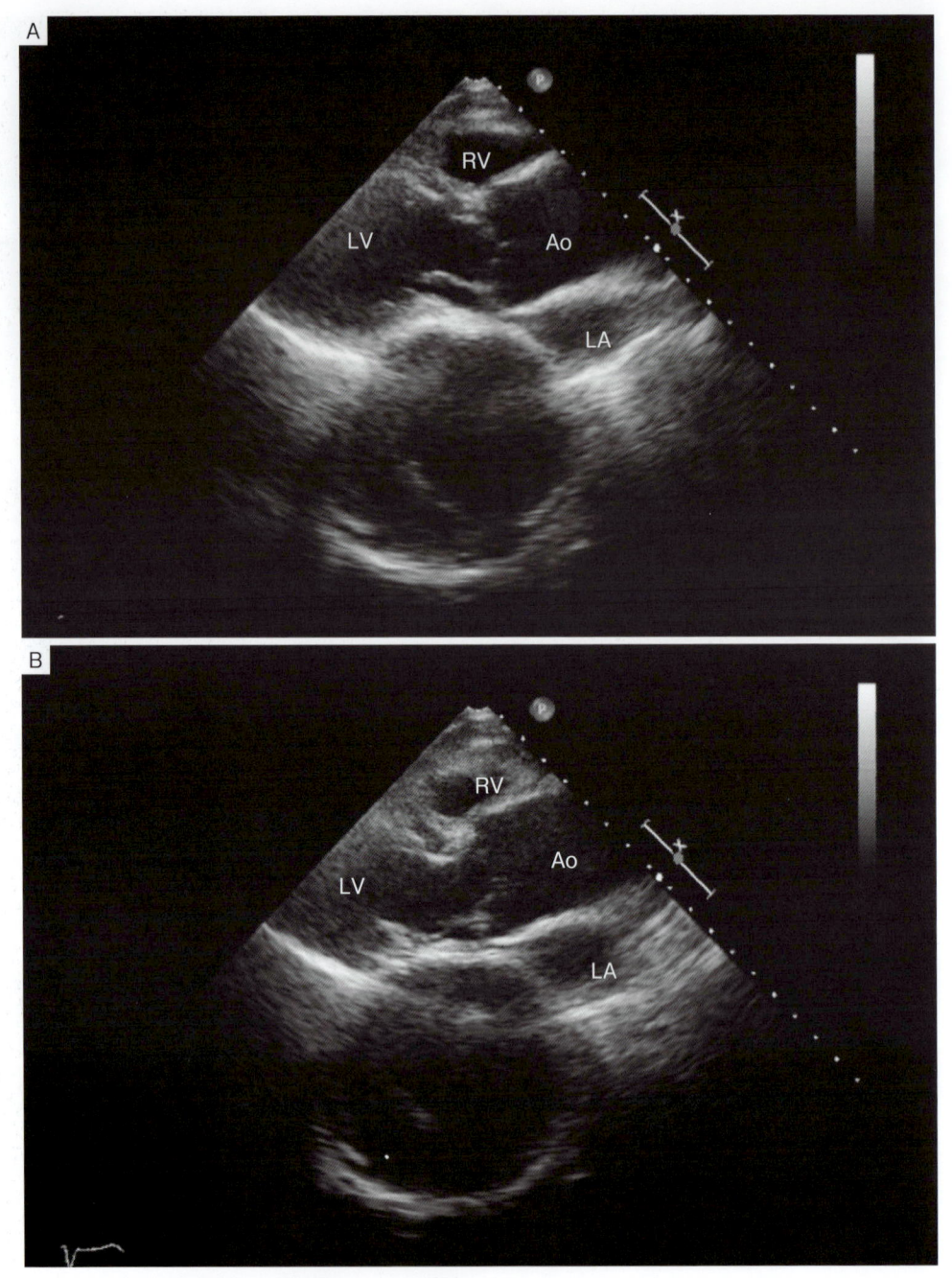

図18 下行大動脈瘤（A：拡張期，B：収縮期）

というが，予後はあまり問題がない．ごくまれに，次に呈示する腱索断裂を合併し，僧帽弁形成術の対象となる例がある．

11 腱索断裂

突然発症した息切れと心尖部収縮期雑音（図23）．ズーム拡大した胸骨左縁左室長軸断

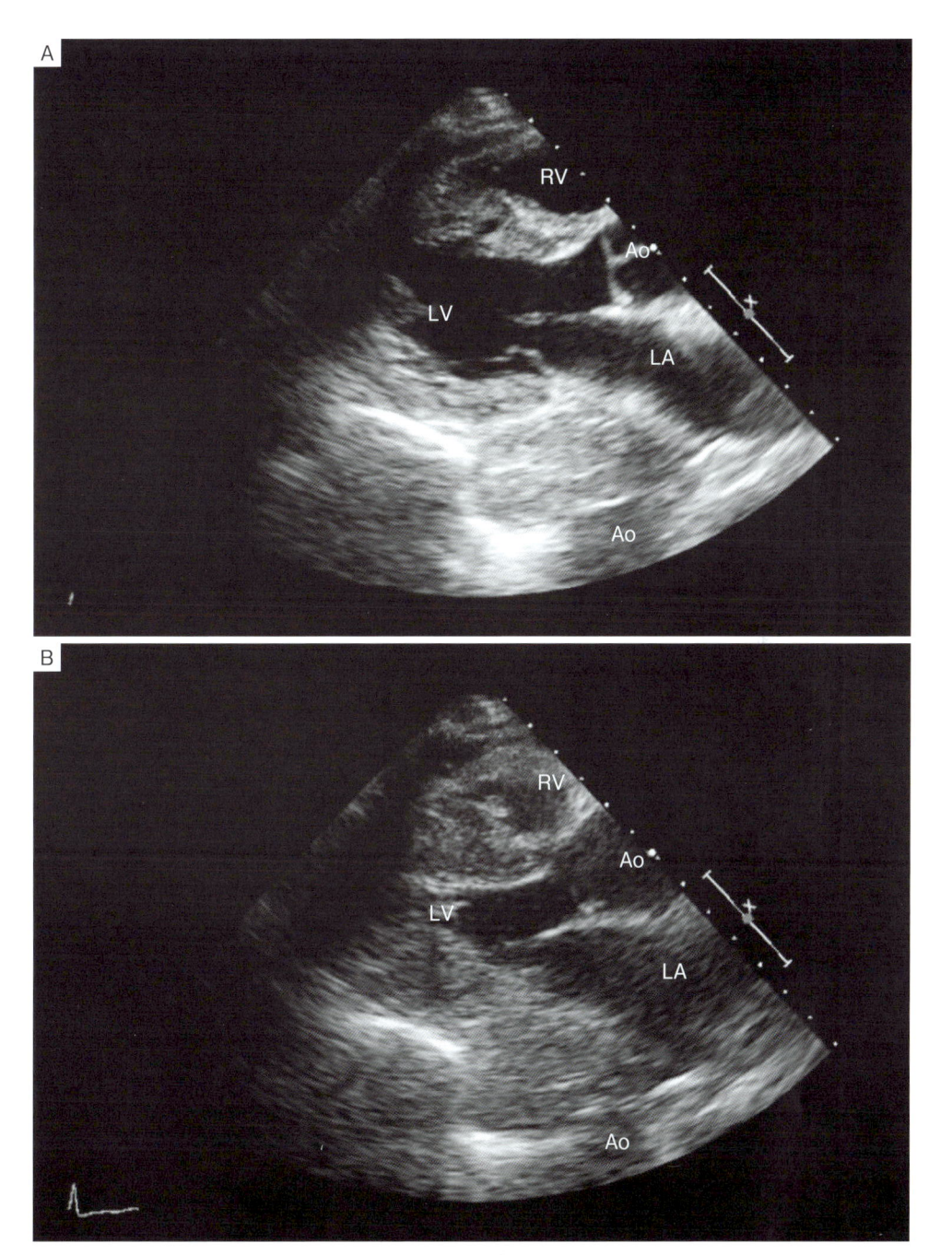

3. ポケット心エコー：まずはたった3つの基本断面

図19 食道裂孔ヘルニア（A：拡張期，B：収縮期）

面で，収縮期に断裂した後尖腱索が左房側に反転している（矢印）．この病態では，細い腱索断端を描出する必要があるので，ハイエンド装置でも難しいことが多く，経食道心エコー図により確定診断されることが多い．ただし，後述するカラードプラによれば僧帽弁逆流の診断は容易で，経過とともに左房拡大を認める．大動脈弁狭窄と並んで現在重要な弁膜症の一つである．

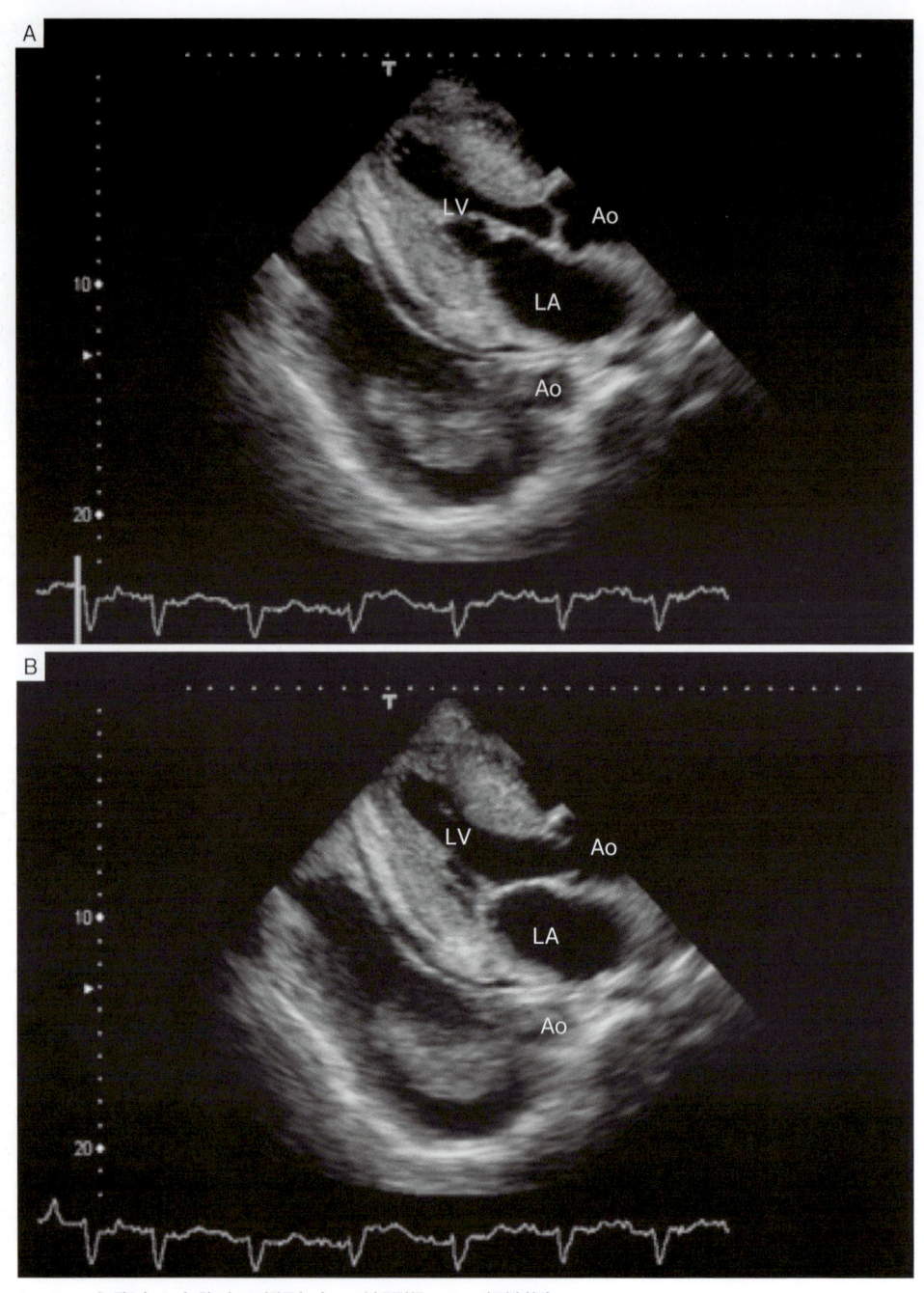

図20 心囊水と左胸水の鑑別（A：拡張期，B：収縮期）

12 左房粘液腫

　　たまたまオーダーされた心エコー（図24）．心尖部四腔断面で，左房に腫瘤を認める（矢印）．心臓には原発性の悪性腫瘍はまれで，良性腫瘍，なかでも粘液腫がもっとも多い心臓腫瘍である．左房の心房中隔から発生することが最多である．

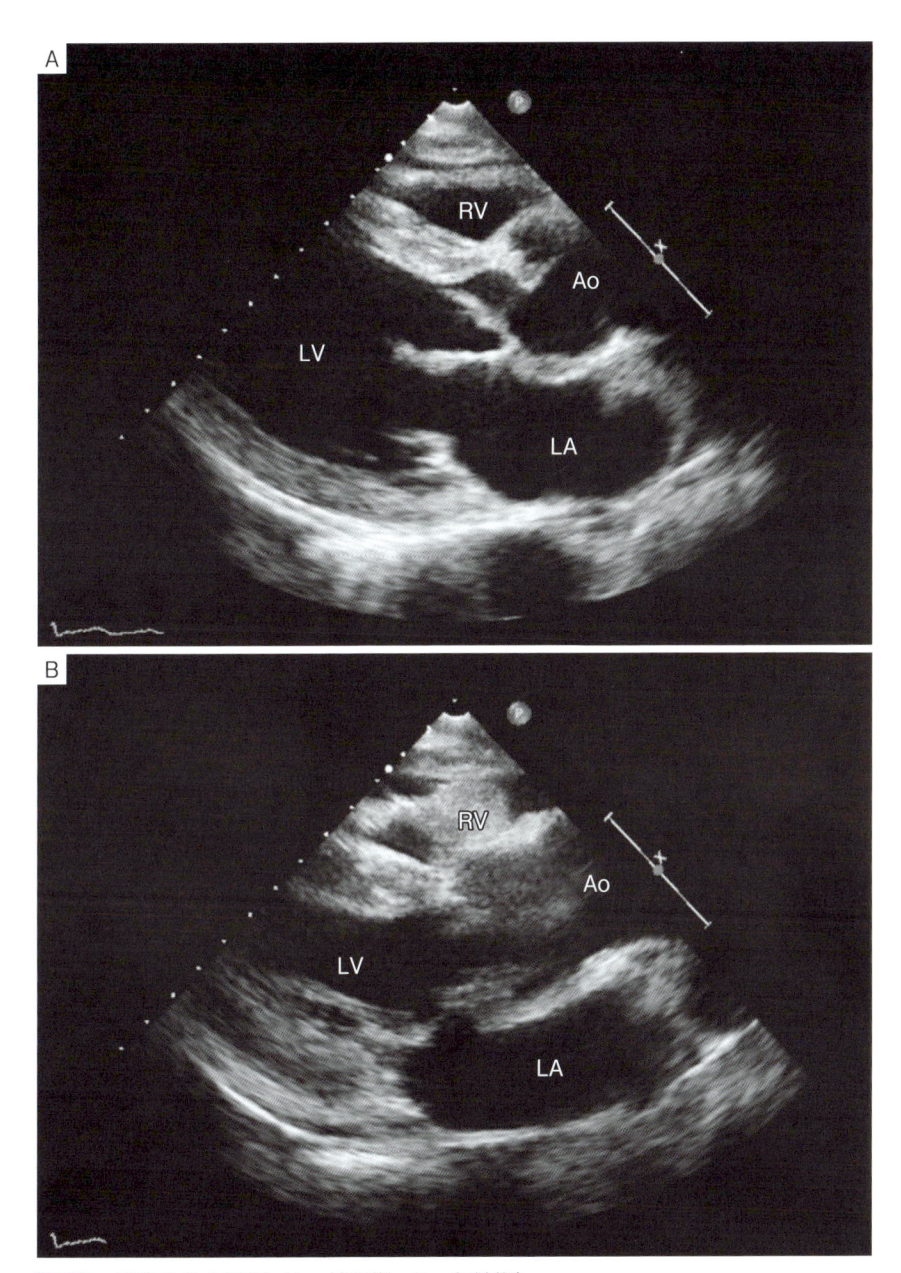

3．ポケット心エコー：まずはたった 3 つの基本断面

図 21　感染性心内膜炎（A：拡張期，B：収縮期）

13　肺高血圧による右室と右房の拡大

　　整形外科手術後，寝たきり状態が持続し，入院中に息切れと胸痛を訴える症例（図 25）．左室長軸断面では，右室が大きそうに見え，心室中隔の右室側に肉柱（調節帯）が目立つ．左室短軸断面にすると，拡張期にも収縮期にも拡大した右室により心室中隔が圧排され，左室断面が円形でなくなり扁平化している．この所見により右室拡大が確診できる．右室は，圧負荷（肺高血圧）でも容積負荷（心房中隔欠損，三尖弁逆流）でも拡大するが，容積負荷では収縮期には心室中隔の圧排が見られず，左室断面が円形を保つことが鑑別点と

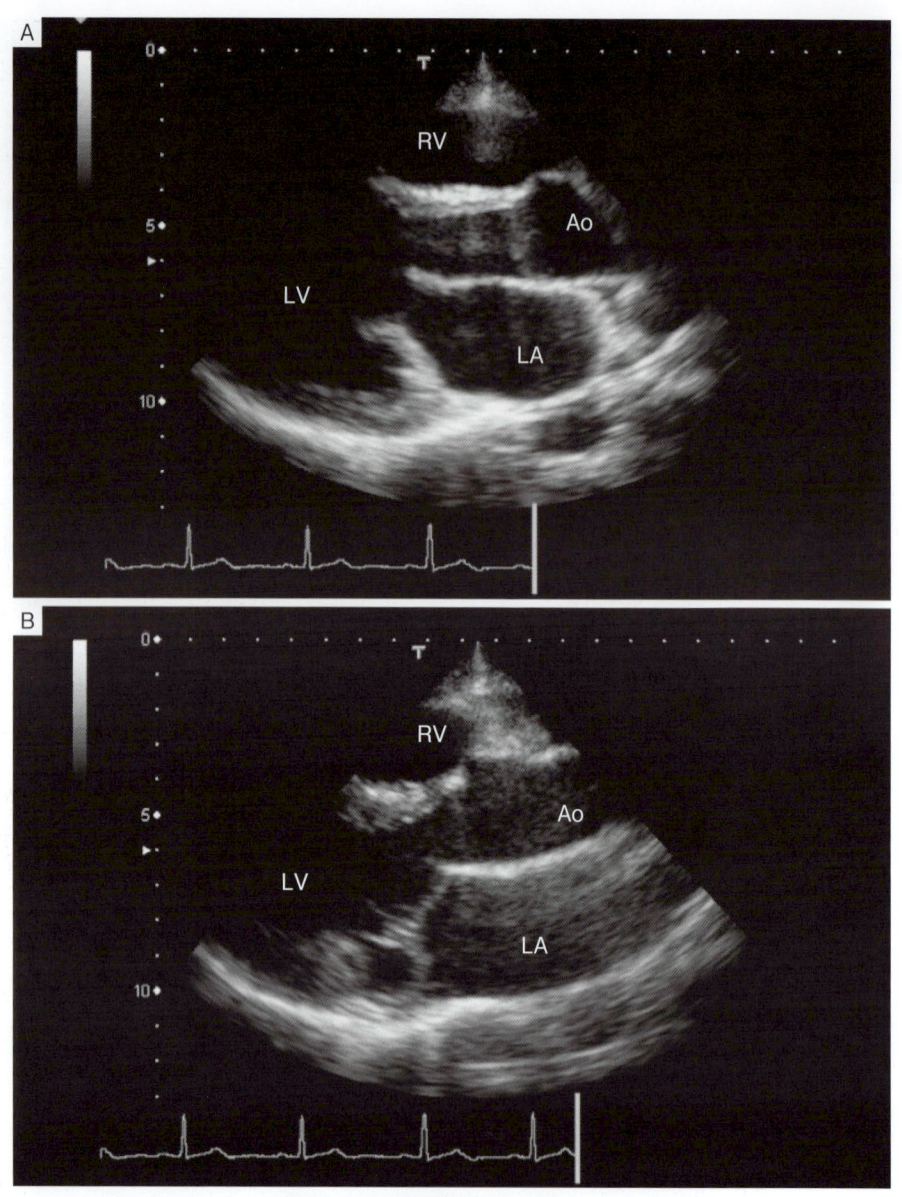

図22 僧帽弁逸脱（A：拡張期，B：収縮期）

なる．心尖部四腔断面では，表（18 ページ）に記したように，左室と右室の横幅の比は，目安として3：2までが正常だが，この例では2：3くらいに逆転しており，右室拡大と右房拡大は明白である．右室や右房の拡大を計測値で評価することは難しく，このように左室の扁平化（短軸断面）や左室径との比較（四腔断面）により判定するのがよいだろう．本例は，寝たきり状態で形成された下肢深部静脈血栓が肺に飛んで（肺塞栓），肺高血圧を引き起こし，右心系が圧負荷により拡大した症例である．

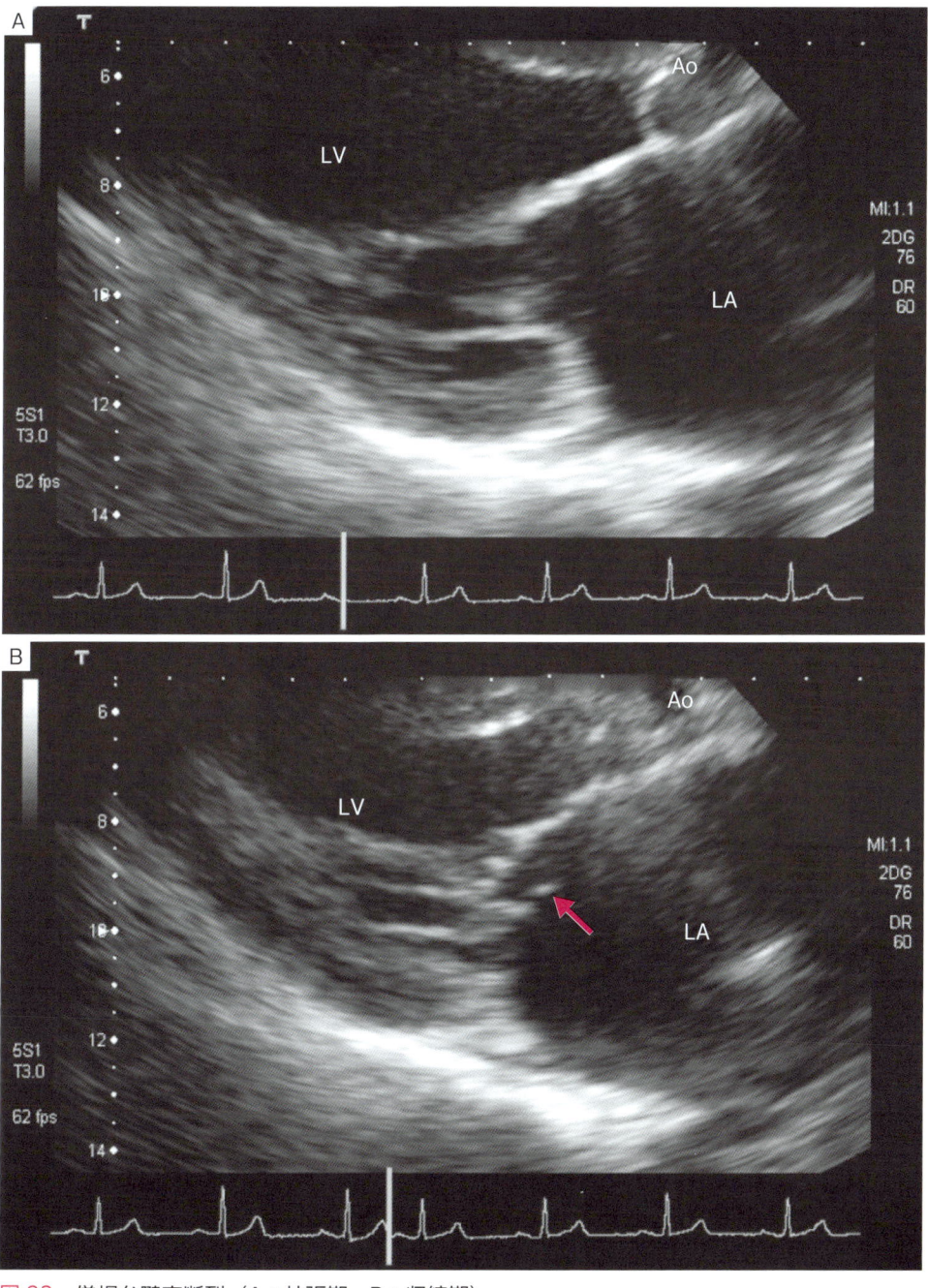

図 23 僧帽弁腱索断裂（A：拡張期，B：収縮期）

14 肥大型心筋症

　労作時息切れと心電図で左室肥大を呈する症例（図 26）．左室長軸断面でも短軸断面でも，心室中隔が 20～30 mm と著明に肥厚しているが，左室自由壁，特に後壁は肥厚がない．これは非対称性中隔肥大（asymmetric septal hypertrophy：ASH）とよばれ，肥大型心筋症でよく見られる所見である（高血圧や右心系の圧負荷疾患などでも見られる）．左室

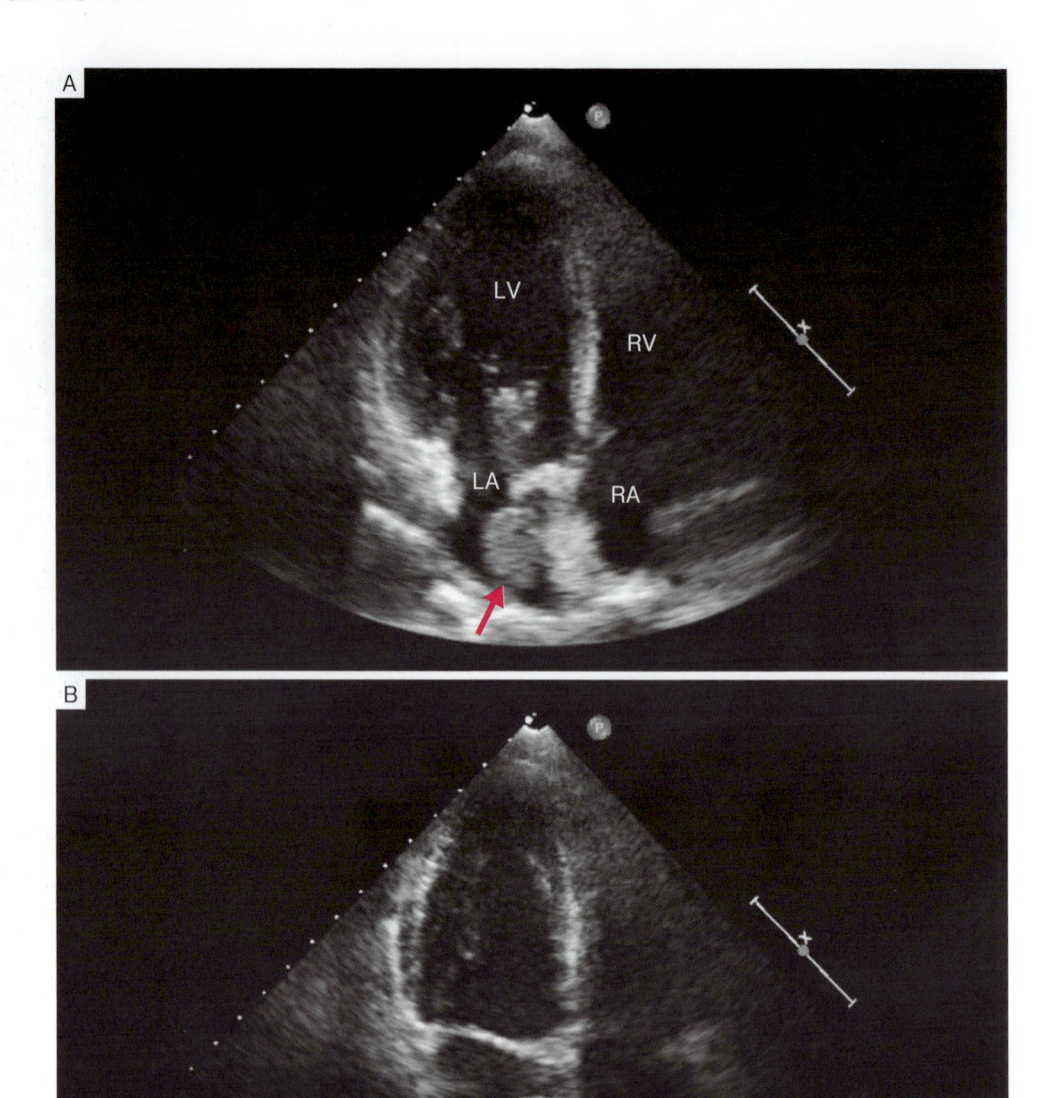

図24 左房粘液腫（A：拡張期，B：収縮期）

の収縮は良好であるが，肥厚した心室壁は「硬く」，拡張期に左房から血液が流入しにくいために，左房圧が上昇せざるを得なくなり，肺うっ血をきたし息切れを生じる．つまり，左室はよく収縮しているが，「心不全」であるといえる（diastolic heart failure）．

15 陳旧性心筋梗塞

心電図で，Ⅱ，Ⅲ，aVF で q 波を認める症例（図27）はよく遭遇するが，下壁に心筋梗塞があるかどうかの判断は心電図だけでは難しい場合が多い．胸骨左縁左室長軸断面

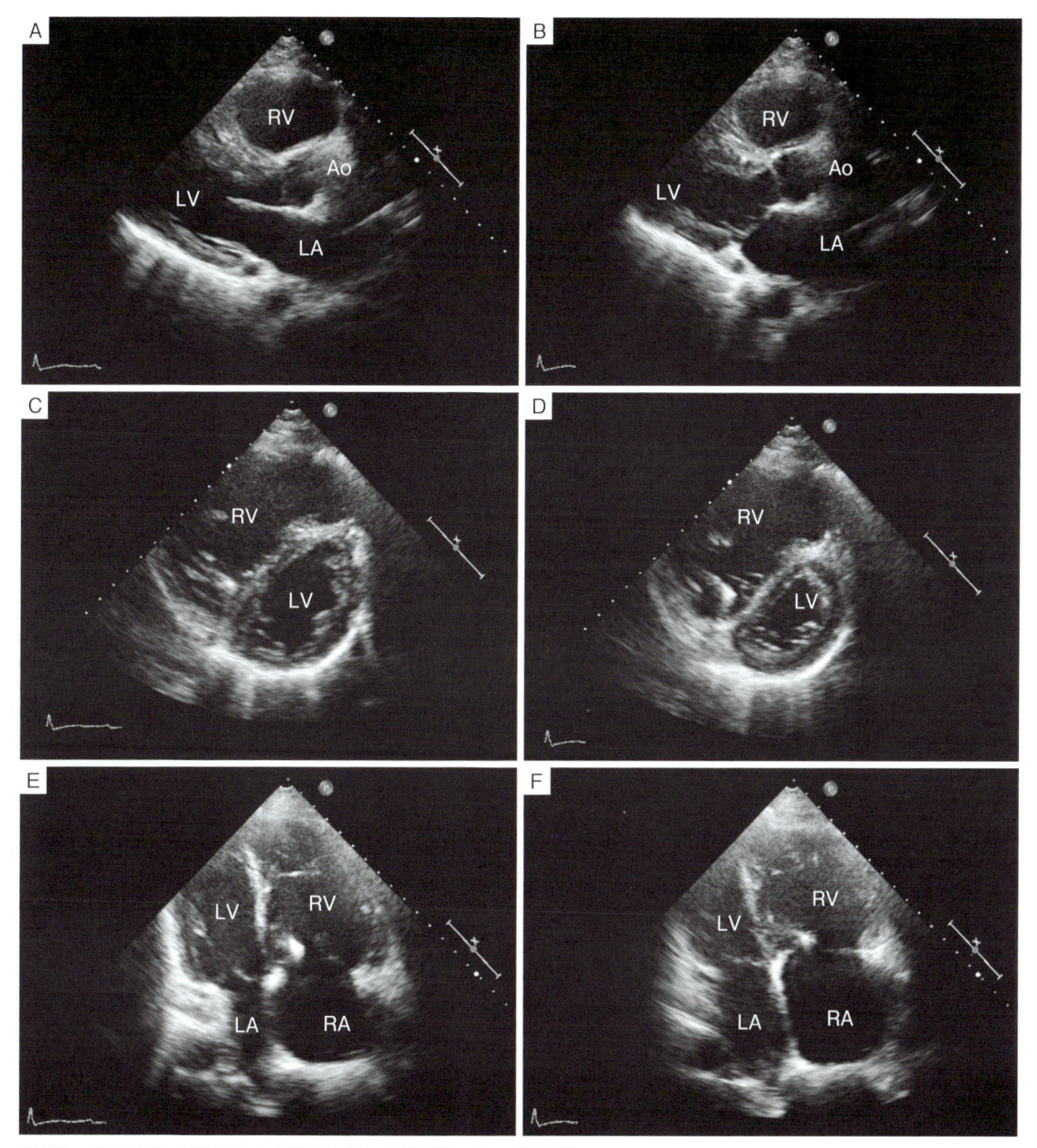

図 25 肺高血圧症例の基本 3 断面（左：拡張期，右：収縮期）

で，心室中隔も左室自由壁（中隔以外の左室壁）も，拡張末期の 12 mm 以下の壁厚から収縮期に 1.5 倍前後に壁厚増加する．心内膜の動きを見るのもよいが，収縮期に壁厚増加が見られるかどうかを評価する方法が推奨される．本例は，矢印で示した下壁が薄く（陳旧性で壊死心筋が脱落している），輝度も高く（陳旧性で線維化が起きている），収縮期にほとんど壁厚が増加していない．

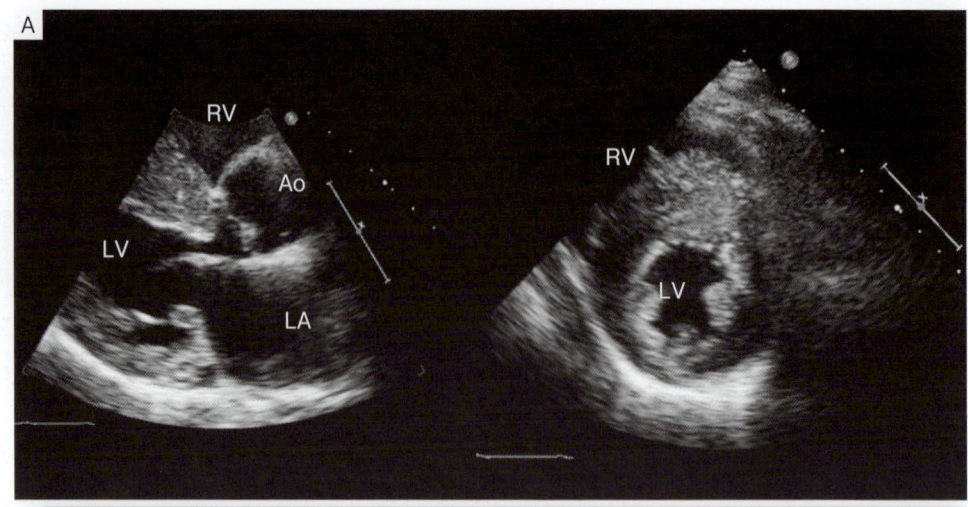

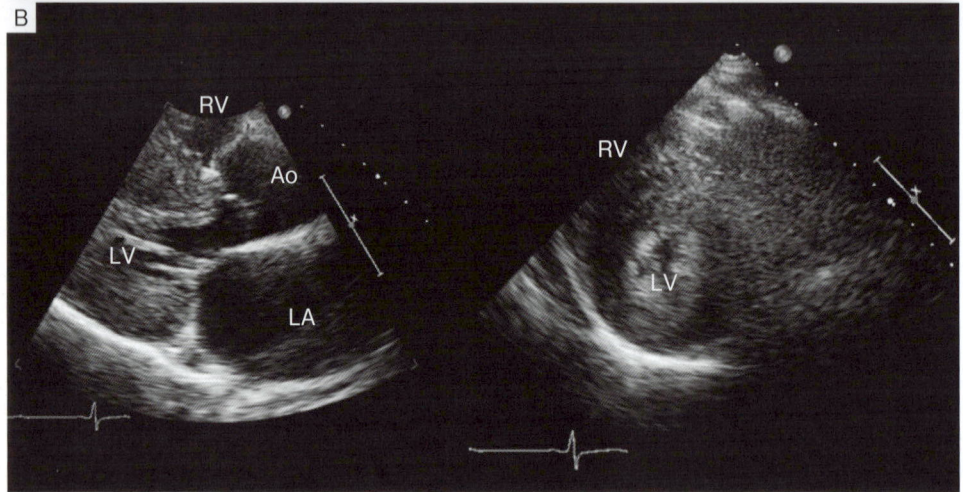

図26 肥大型心筋症（A：拡張期，B：収縮期）

16 急性心筋梗塞

　81歳男性で糖尿病症例．3日前から家で悪心，嘔吐を繰り返していた（図28）．心囊水が少しある．拡張期と収縮期の画像を比較し，壁厚増加を評価すると，時計方向で8〜9時にかけての壁厚増加がほかと比べて不良なことがわかる．陳旧性梗塞と違って，急性期には壁菲薄化や輝度亢進は見られず，ただ収縮低下のみが所見となる．斜め切りでない左室短軸断面を描出し，注意深く壁厚増加を見ていくことが重要である．本例は，下壁の急性心筋梗塞であるが，胸痛は訴えていない．糖尿病を有する高齢者で多い無痛性梗塞では悪心，嘔吐の症状が強く，重症感がある点を見逃さずに，心筋梗塞を疑い心電図と心エコーを検査することが大事である．

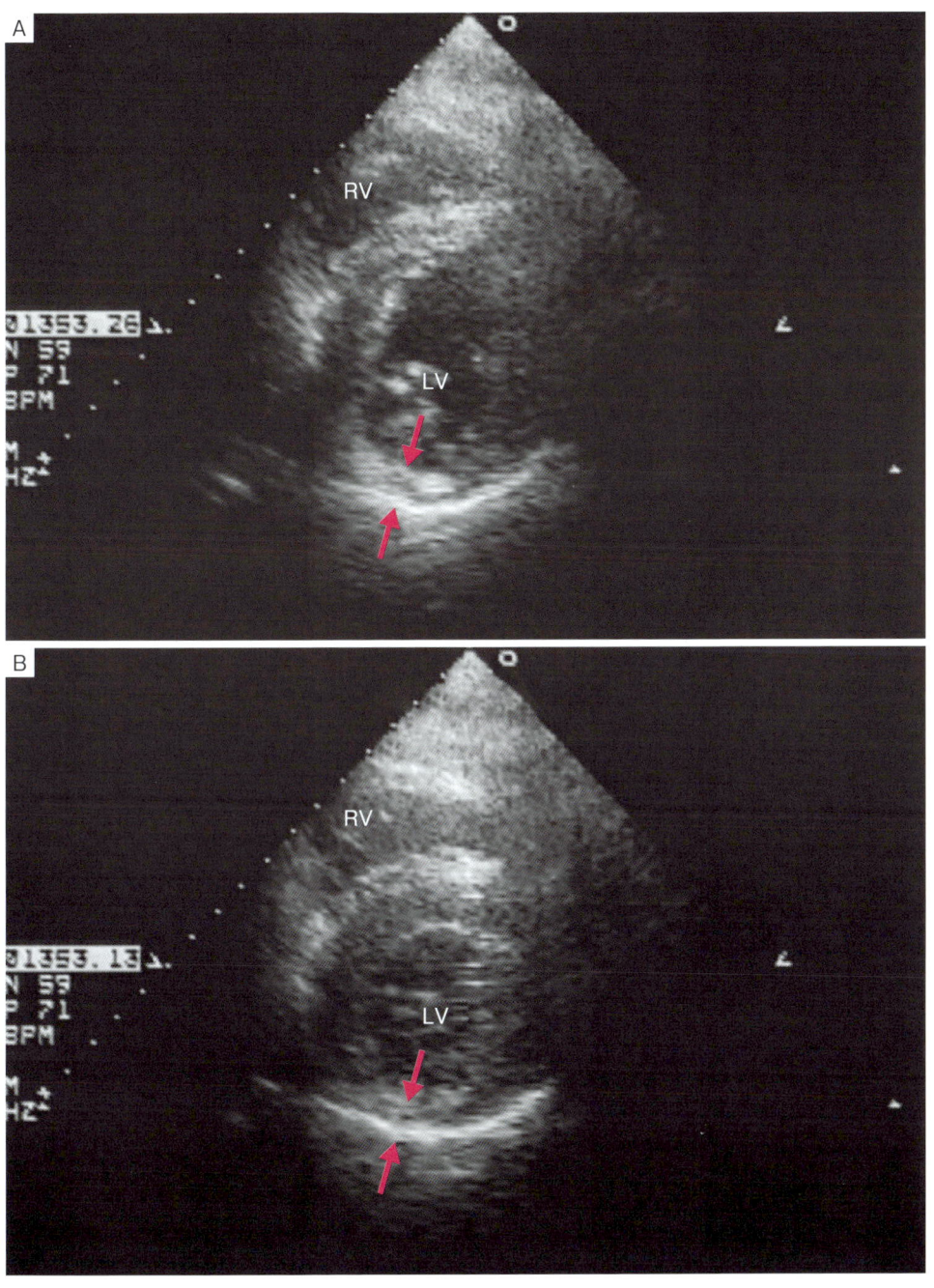

3. ポケット心エコー：まずはたった3つの基本断面

図27 陳旧性心筋梗塞（下壁）（A：拡張期，B：収縮期）

17 修正大血管転位

　小児科領域では診断が難しい先天心奇形が少なくない．なかには，小児期には診断されずに，成人になってから内科を受診する例もある．本例もそうであるが，複雑心奇形も，まずは心室，心房，大血管を正しく同定することが重要である．心尖部四腔断面での房室弁の「段違い」による左右心室の区別の仕方はすでに説明したが，ここではもう一つの区

39

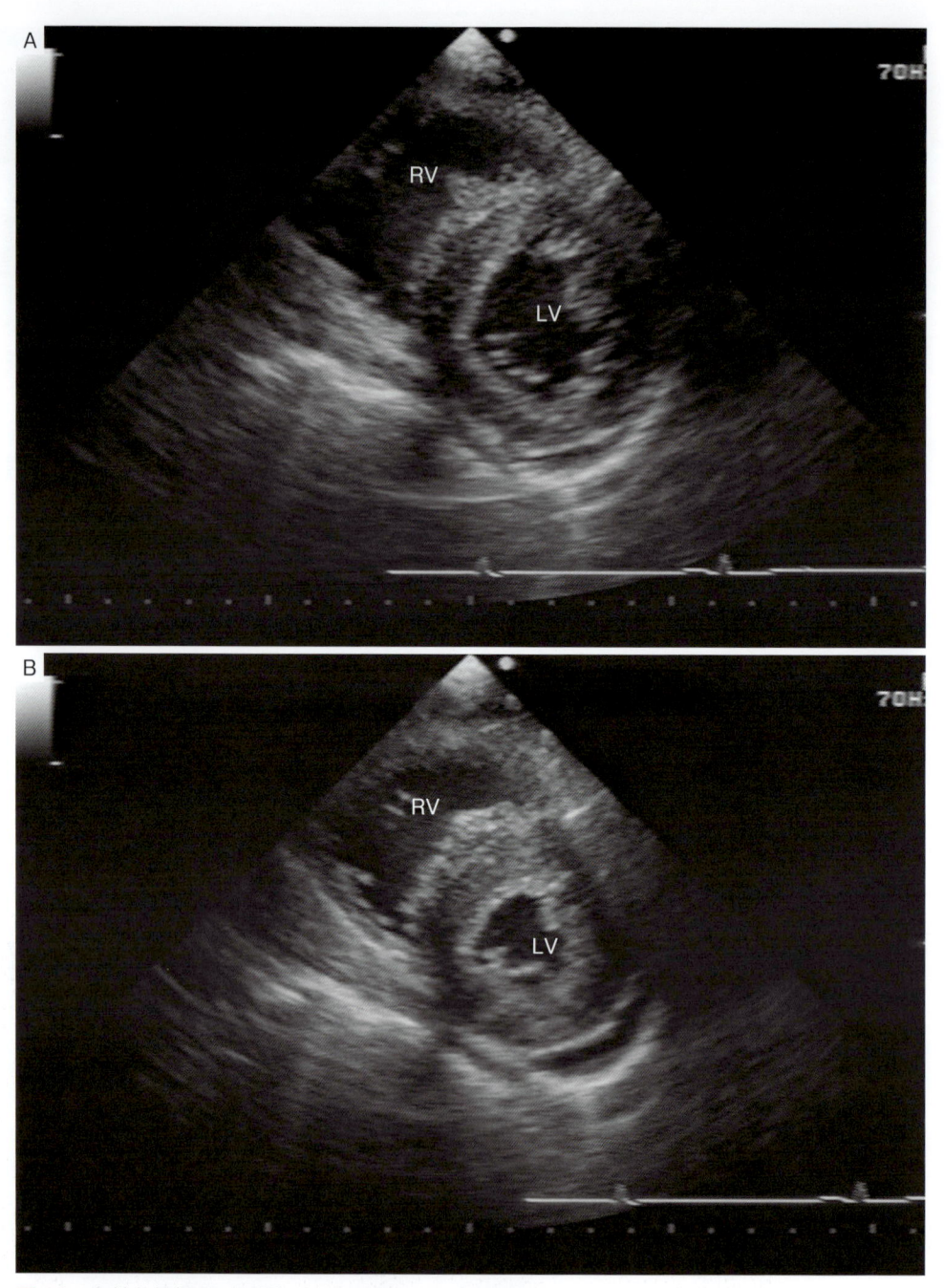

図28 急性心筋梗塞（下壁）（A：拡張期，B：収縮期）

別の方法を示す．胸骨左縁左室長軸断面において，半月弁（大動脈弁）と房室弁（僧帽弁）が素直にそのままつながっているのが左室である（半月弁房室弁連続性）．当たり前すぎる所見で戸惑うかも知れないが，右室はどうだろうか？　正常の右室を切り開いた図29に示すように，半月弁（肺動脈弁）と房室弁（三尖弁）は離れている（半月弁房室弁連続性がない）．これは，右室には逆円錐形をした動脈円錐（conus arteriosus）という構造物があるからである．「これから肺動脈を出しますよ！」というこの部屋は漏斗部，右室流出路

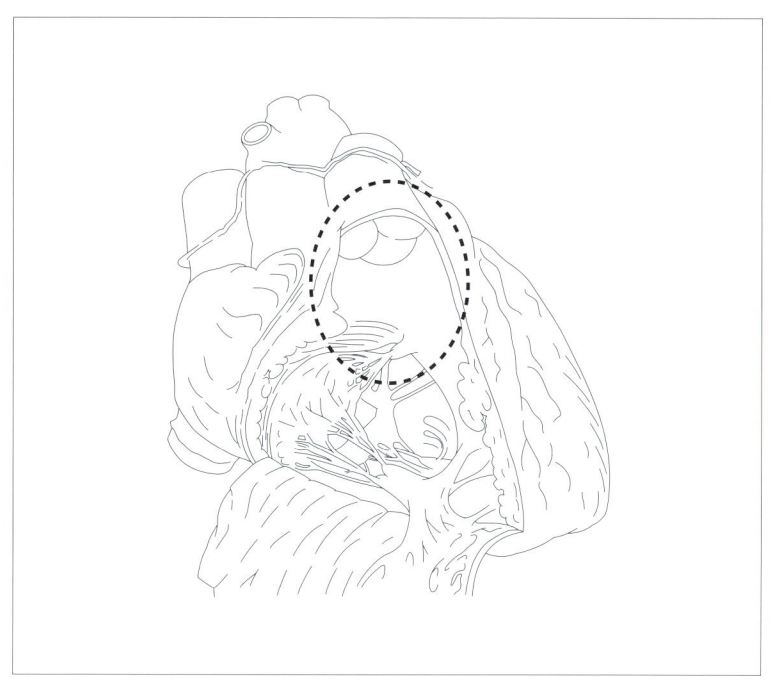

図29 右室の特徴は動脈円錐の存在
動脈円錐（conus arteriosus）．円錐状に突出した右室の左上方部分（左室では吸収され消失）．右室流出路＝漏斗部．

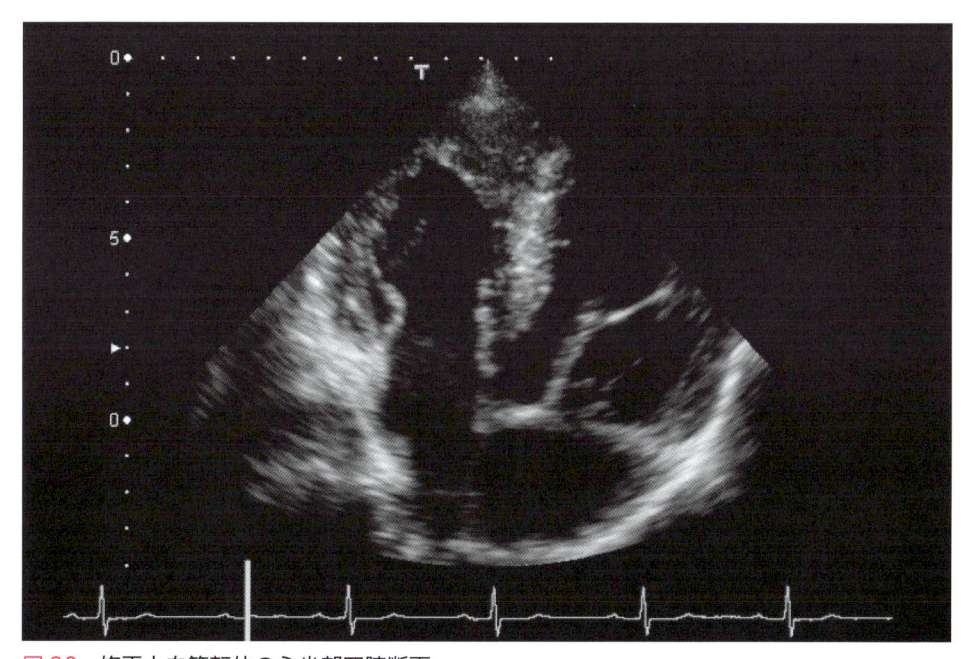

図30 修正大血管転位の心尖部四腔断面
46歳男性，手術の既往なし．

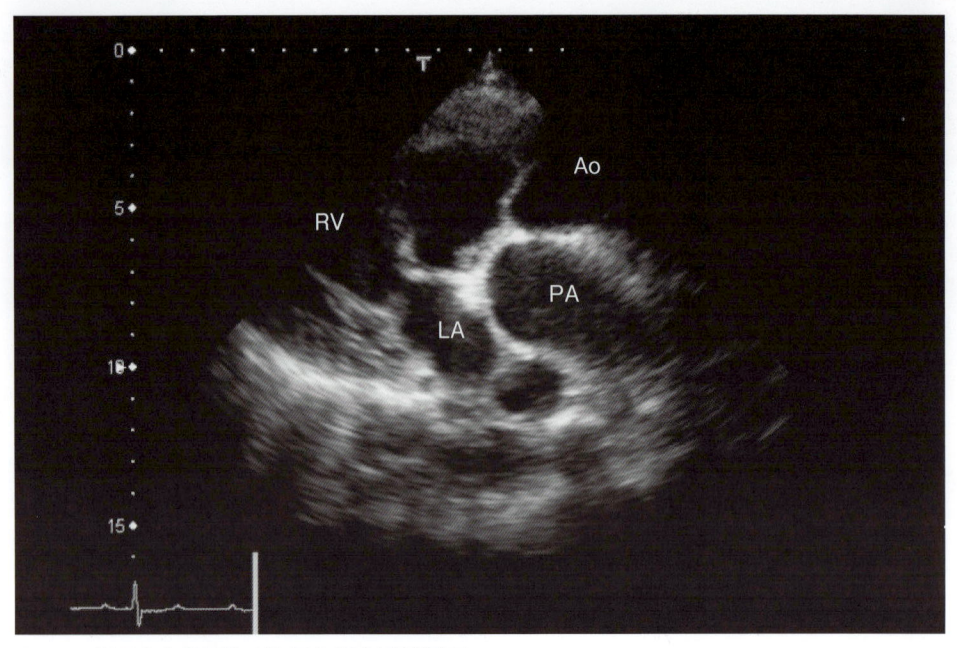

図31　修正大血管転位の胸骨左縁室長軸断面

ともよばれ，その壁は右室心筋である．
　手術歴のない成人例を示す（図30，31）．心尖部四腔断面（図30）では，心室中隔の心基部側が欠損しており，両房室弁は同じレベルにあるために「両房室弁の中隔への付着位置の違い」で左右心室を同定することができない．胸骨左縁からの通常ならば左室長軸断面に相当する断面を図31に示す．2本の大血管が平行に見えていることも異常である（AoとPAの鑑別はここでは無視してもらってかまわない）が，見えている心室の半月弁と房室弁が連続していない，すなわち円錐部心筋が介在しているので，この心室は動脈円錐を有し，右室と判定される．

まとめ

　基本3断面の白黒画像だけで，このように多くの疾患に迫ることが可能である．実は，胸骨左縁左室短軸断面では上下にあおる操作で，心尖部四腔断面では探触子を回転させる操作で，それぞれさらに多くの断面が描出できるが，まずはしっかりとこの基本3断面を征服して，それらをさらなる診断技術の発展の拠り所としていただきたい．また，断面が出せるようになると，次は心臓病の勉強であるが，これはendlessともいえる長い道のりである．

4 ポケット心エコー：カラードプラと圧推定

日本大学板橋病院 循環器内科，東京大学医学部附属病院 検査部　竹中　克

Point

- カラードプラのスイッチを押すと「血流情報（実は血流速度情報）」がカラー表示され，探触子に近づく血流は赤で，遠ざかる血流は青で示される．
- カラードプラは，逆流や短絡のような異常血流の診断に役立つ．
- ドプラ法の角度依存性のために，心尖部左室長軸断面のほうが胸骨左縁左室長軸断面よりもカラードプラ画像が明瞭となる．
- Vscanには連続波ドプラがないので簡易ベルヌーイ式を使った圧の推定はできない．
- 左心不全の診断と予後推定では，左房圧の推定（左房の大きさ）が重要な鍵となる．
- 下大静脈を必ず仰臥位自然呼吸下で記録しておき，右房圧（慢性心不全では右房圧と左房圧には粗い相関がある）の推定に役立てる．

心エコーの3つの基本断面に慣れていただいたら，次は少し上級編の「カラードプラと圧推定」である．白黒のエコーでは，心血管内腔の血液が流れているところは黒く表示されるだけで，そのままでは血流情報も圧情報もわからない．しかし，カラードプラのスイッチを押すと「血流情報（実は血流速度情報）」がカラーで表示される．これにより，白黒エコーではわからない血流の情報を得ることができる．

カラードプラと折り返し現象（aliasing）

図1に，大動脈弓のカラードプラ像を示す（基本断面ではないが，流れの方向を説明するために使用する）．左上のカラーバーを見てほしい．探触子に近づく血流速度は赤色で，探触子から遠ざかる血流速度は青色で表示され，乱流（いろいろな速度が混ざった血流）の場合には黄色や緑を加えてモザイクパターンになる．カラーバーの上下端にある値は，表示しうる速度の限界（nyquist limit あるいは折り返し速度）を示す．この場合の設定では，57.8 cm/秒となっている．

さて，この大動脈弓の収縮期カラードプラ像において，上行大動脈では探触子に近づく流れであるので赤色で，下行大動脈では探触子から遠ざかる流れであるので青色で，それぞれ流速が表示されている．しかし，上行大動脈にある青い島状の部分，下行大動脈にある赤い島状の部分はどう説明するのか？　実は，カラードプラでは，nyquist limit を超えた血流速度は反対側の色を使って表示されるというドプラ原理に基づく欠点がある．し

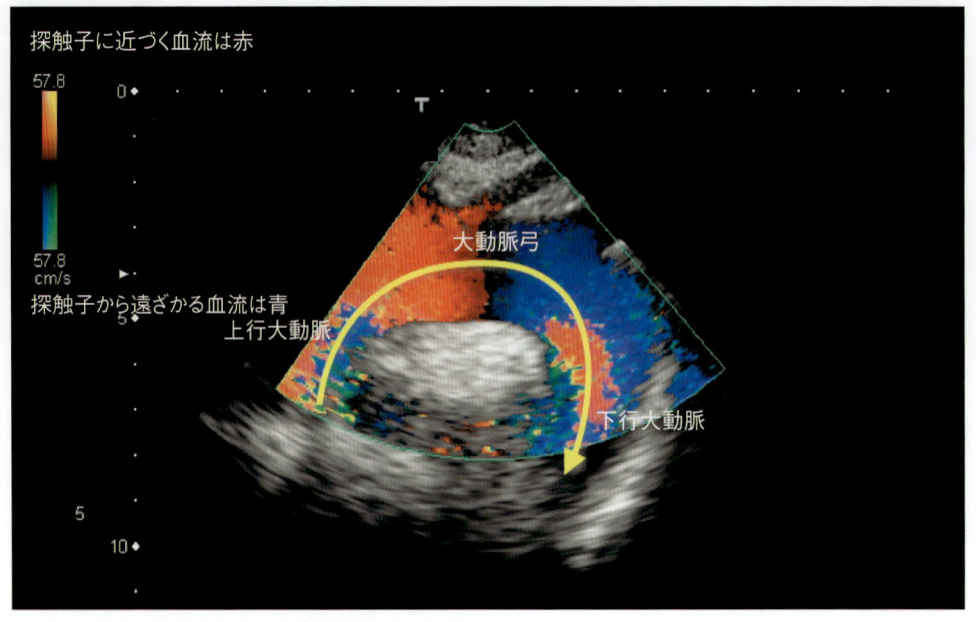

図1 カラードプラによる大動脈弓の血流情報

がって，それぞれの島状の部分は速度が表示限界以上に速いことを示しており，周囲と逆向きの流れがあるということではない．これを折り返し現象，英語ではaliasing（aliasとは異名）とよぶ．この現象を理解していないとカラードプラ画像の解釈を誤ることがあるので，覚えておいてほしい．

　以下に，このカラードプラが診断に役立つ実例を呈示する．

1　心室中隔欠損

　生下時より収縮期雑音を指摘されている成人の胸骨左縁左室長軸断面（収縮期）のカラードプラ像である（図2）．欠損孔が小さいために白黒画像では認識しがたい大動脈弁直下心室中隔欠損（先天性）を通過する左右短絡血流が描出されている．右室側では，狭い欠損孔を通ったために高速になり乱流化したジェットがモザイクパターンで表現されている．

2　心室中隔穿孔（前壁中隔心筋梗塞）

　急性心筋梗塞（前壁中隔）発症後に粗い収縮期雑音が聴取されるようになった症例の心尖部四腔断面のカラードプラ像（収縮期）である（図3）．梗塞部位である心尖部に近い心室中隔が穿孔し，左右短絡を生じている．

3　心房中隔欠損（二次孔）

　心電図でV1のrsr'パターン，聴診上収縮期雑音とII音の固定性分裂を認める若い女性の心尖部四腔断面のカラードプラ像（心房収縮期）である（図4）．白黒画像でも欠損孔を

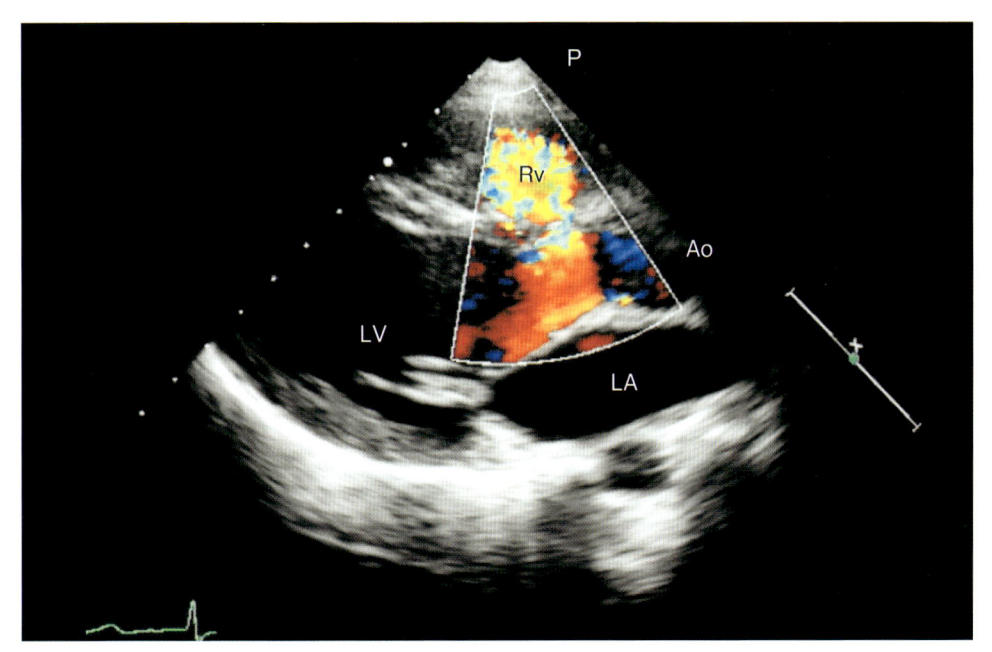

図2 カラードプラによる心室中隔欠損の診断

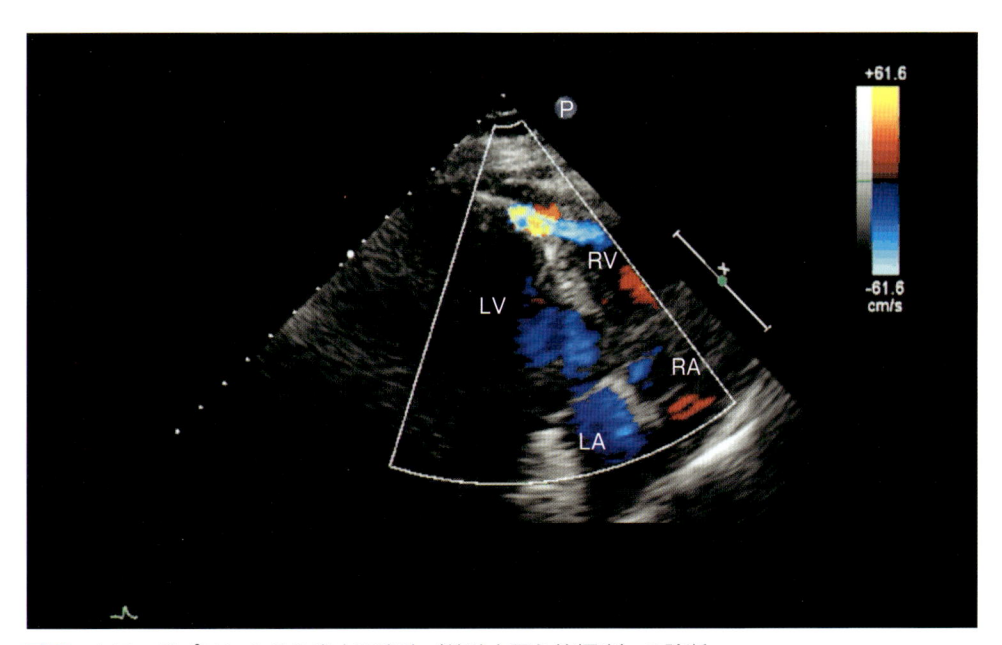

図3 カラードプラによる心室中隔穿孔（前壁中隔心筋梗塞）の診断

認識できるが，より説得力があるのは，カラードプラで描出された心房中隔欠損を通過する左右短絡血流である．欠損孔の大きさは，この断面で 15 mm 程度である．右房と右室は，容積負荷により拡大している．

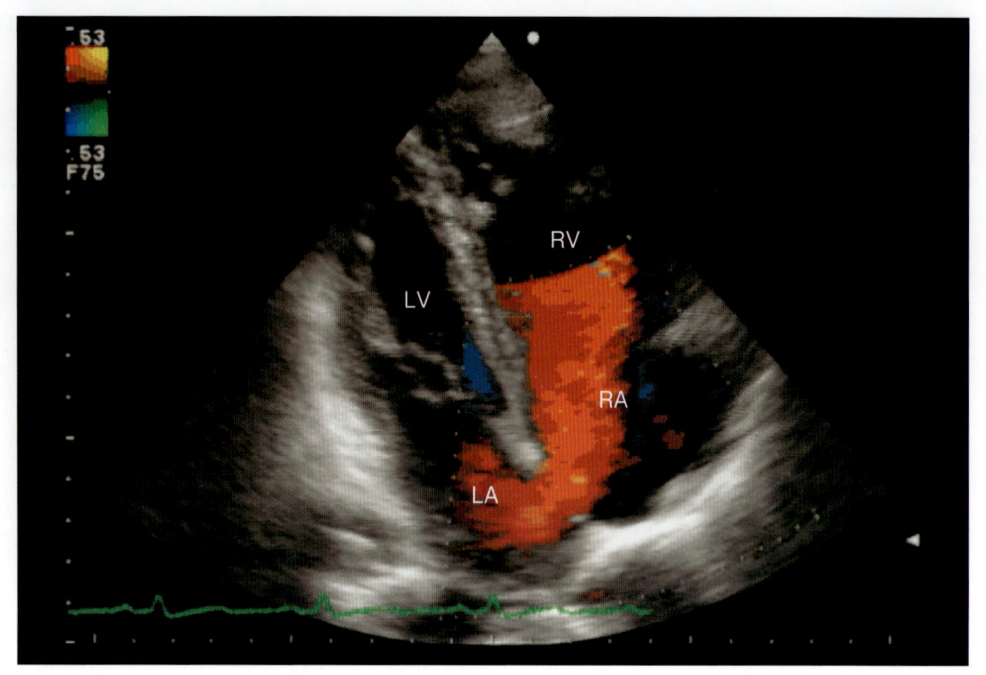

図4　カラードプラによる心房中隔欠損（二次孔）の診断

4 大動脈弁狭窄＋大動脈弁逆流

　収縮期雑音を認める高齢者の胸骨左縁左室長軸断面のカラードプラ像である（図5）．白黒画像では大動脈弁逆流の存在は不明だが，カラードプラをオンにすれば容易に拡張期の逆流が描出される．収縮期には大動脈内にモザイクパターンの乱流信号を認めるが，これだけでは大動脈弁狭窄の重症度は不明である．

5 大動脈弁逆流の重症度評価

　カラードプラで大動脈弁逆流ジェットを描出すれば，逆流の重症度もある程度わかる．目安であるが，逆流ジェットの幅と左室流出路の幅の比をみる方法がある（図6右）．この比が50％程度以下ならⅡ/4以下，50％以上ならⅢ/4以上というものである．図6左に示す大動脈弁逆流は，逆流ジェットが流出路の幅いっぱいに広がっているので，最重症のⅣ/4と判定する．なお，弁膜症の重症度評価全体を通じていえることだが，重症度評価は多くの情報を総合判断して決めるべきもので，ただ一つの指標で判断すると間違う可能性があり，なかなか難しいものである．

6 Vscanには連続波ドプラがない！：大動脈弁狭窄の重症度評価

　Vscanには搭載されていないが，高速血流でも流速を計測して数値で出すことができる連続波ドプラという機能がより多機能な心エコー装置にはついている．図7に示すように，大動脈弁を収縮期に通過する流速がわかれば，簡易ベルヌーイ式を使って，大動脈弁

4．ポケット心エコー：カラードプラと圧推定

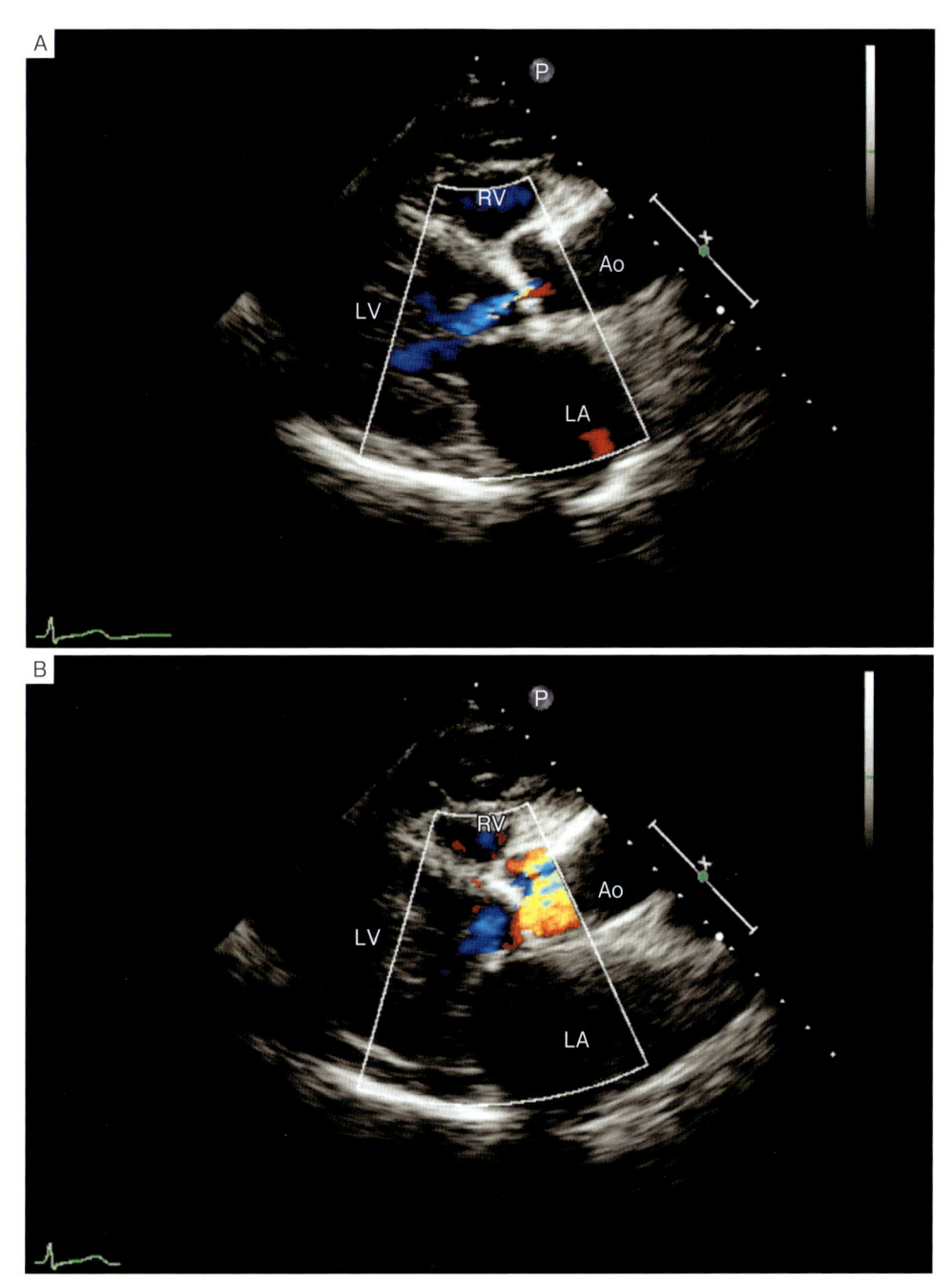

図5　カラードプラによる大動脈弁狭窄＋逆流の診断（A：拡張期，B：収縮期）

前後の圧較差が推定できる．この圧較差は，弁口面積（狭窄の程度）と流量に依存する．流量が正常であれば，ピーク圧較差が 80 mmHg の場合に重症の大動脈弁狭窄と判定可能である．連続波ドプラは，流速から圧の情報を得ることができるという意味でとても有用な機能であるが，残念ながら「割り切りの美学」の Vscan では省略された機能の一つである．

　カラードプラでも，カラーのスケール（赤み具合と青み具合）で流速は表示されている

図6 大動脈弁逆流の重症度評価

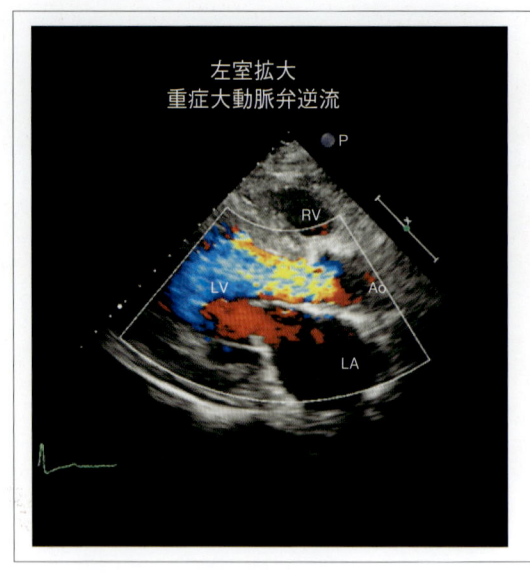

AR の重症度 ジェット幅／左室流出路幅	
1～24%	I/4
25～46%	II/4
47～64%	III/4
65～100%	IV/4

(Perry GJ, et al.：J Aw Coll Cardiol 9：952-959, 1987 より引用)

連続波ドプラで流速を測れば圧がわかる！

簡易ベルヌーイ式

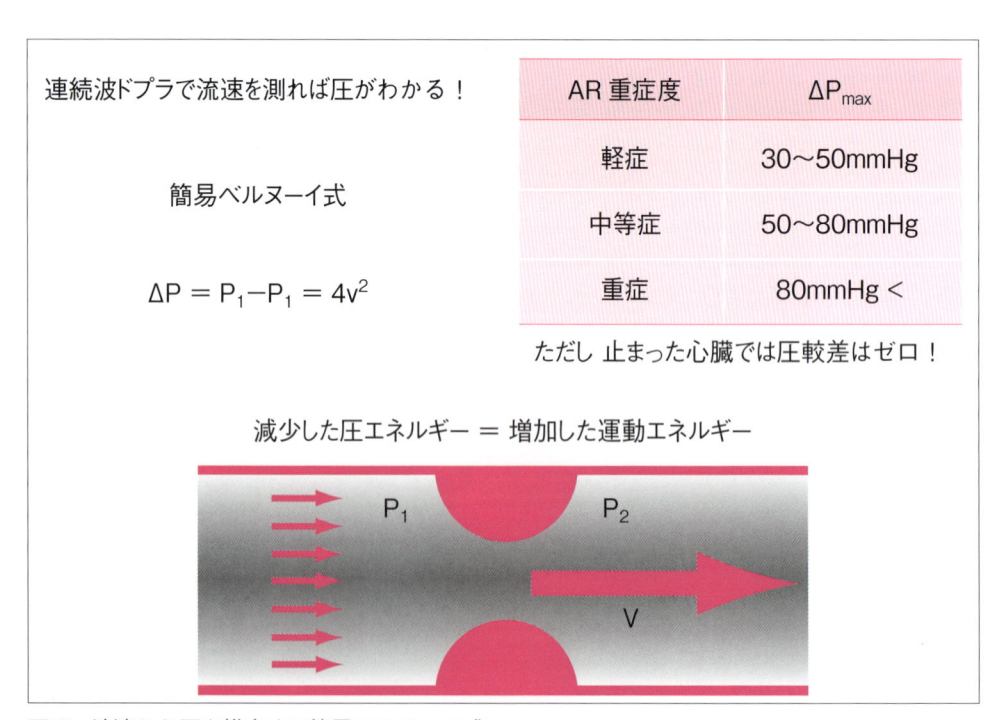

$$\Delta P = P_1 - P_1 = 4v^2$$

AR 重症度	ΔP_{max}
軽症	30～50mmHg
中等症	50～80mmHg
重症	80mmHg <

ただし 止まった心臓では圧較差はゼロ！

減少した圧エネルギー ＝ 増加した運動エネルギー

図7 流速から圧を推定する簡易ベルヌーイ式

が，高速血流（異常血流は多くが高速）では折り返し現象もあり，真の流速値は残念ながら不明である．それならば白黒エコーで大動脈弁口面積を計測して重症度を判定しようとも考えるが，硬化弁の周囲には石灰化などによりアーチファクトが多く，狭い弁口面積を計測することは難しい場合が多い．したがって，Vscan では大動脈弁狭窄の存在を疑うだけで，そこから先は多機能な心エコー装置に任せるということになる．この点では，収縮期雑音を指摘する聴診器と似た位置づけである．

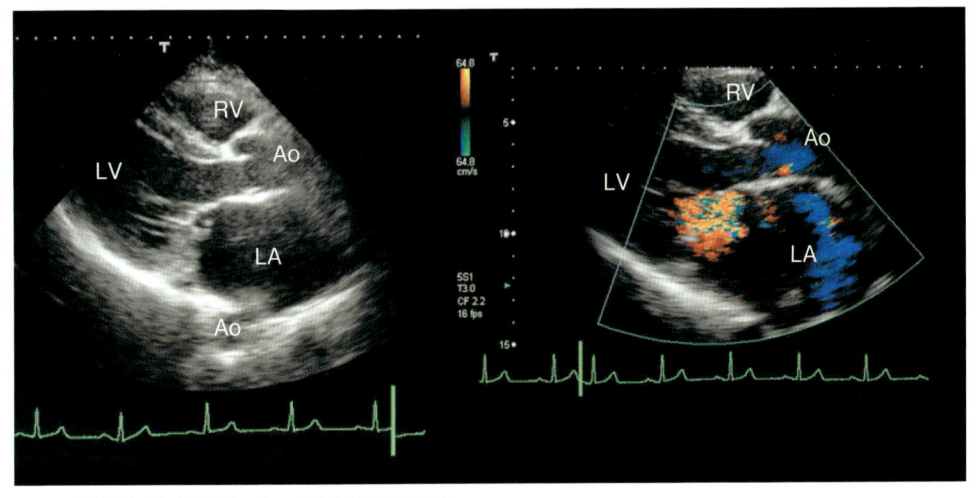

図8 僧帽弁腱索断裂による重症僧帽弁逆流

7 僧帽弁逆流

　突然息切れが出現し，全収縮期雑音を認める症例の胸骨左縁左室長軸断面の白黒画像とカラードプラ像（収縮期）である（図8）．白黒画像から，かろうじて後尖の腱索断裂が読みとれるが，より印象的なのはカラードプラでの僧帽弁逆流ジェット（モザイクパターン）である．腱索断裂による重症僧帽弁逆流で，左房も拡大している．

8 僧帽弁逆流の重症度評価

　心エコー検査で難しいことの一つに僧帽弁逆流の重症度評価がある．定性的，定量的ともにいろいろな方法が提唱されているが，ここでは要点のみを箇条書きで列挙しておく（図9）．図8の症例もそうだが，図9の症例も僧帽弁逆流が重症であるにもかかわらず，左房内の逆流から信号は思ったほど大きくない．この点が重要で，壁に衝突することなく左房内腔に向かうジェット（free jet）ではなく，偏位して左房壁に衝突する方向に吹く逆流ジェットは，（壁を振動させてエネルギーを奪われるためか）重症度に見合わない（小さめの）逆流信号面積を呈す．つまり，左房内逆流信号面積が小さくても重症逆流でありうるわけである．逆に，左房を埋めつくすような広範な逆流信号はまず間違いなく重症な僧帽弁逆流であるといえる．（図8の症例では，断面外のために見えていないが）僧帽弁の左室側の加速血流＝吸い込み血流の有無も参考になる．これは，強い逆流では左室側で血流がどんどん加速して折り返し現象を起こすという所見で，図9の症例では，特に右の拡大像でわかるように，左室内を僧帽弁に向かって青い血流が出ているが，僧帽弁のすぐ近くでは速度の加速により折り返して赤い色になっているのがわかる．通常のカラードプラの設定で，この赤い「半球（proximal isovelocity surface area：PISA）」が明らかに認められる（ほど大きい）場合には，その逆流は中等度ないし重症であるといえる（半球の半径から逆流量を計測する方法もあるが，連続波ドプラの計測値も必要とするので，ここでは省略する）．

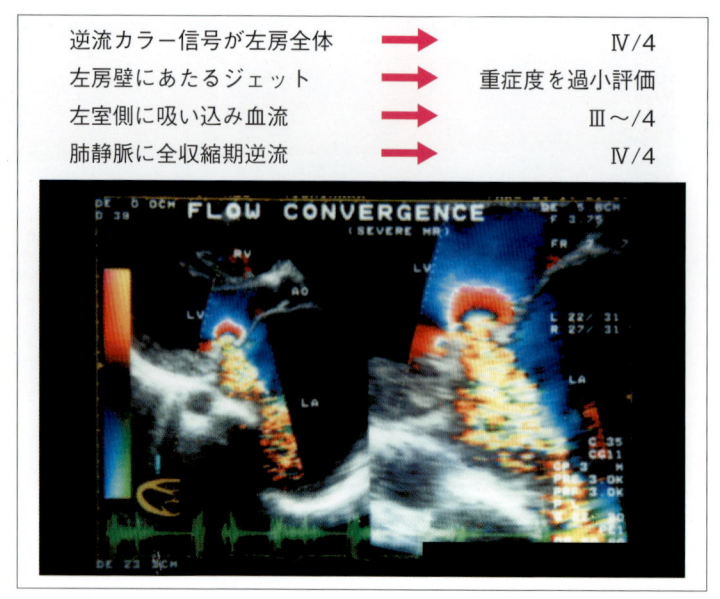

逆流カラー信号が左房全体	→	Ⅳ/4
左房壁にあたるジェット	→	重症度を過小評価
左室側に吸い込み血流	→	Ⅲ～/4
肺静脈に全収縮期逆流	→	Ⅳ/4

図9　僧帽弁逆流の重症度評価

心尖部左室長軸断面

1　ドプラ検査の角度依存性

　さて，基本3断面だけで多くの情報が得られることを書いてきたが，ここで2断面を追加させていただく．

　まず，心尖部左室長軸断面である．これは，心尖部四腔断面を描出した状態で探触子の向きを変えずに，軸回転して描出する断面である（図10）．図10左は，Vscanで記録した「胸骨左縁」左室長軸断面であるが，右は同じ左室長軸断面を心尖部から見た「心尖部」左室長軸断面である．見ている断面は同じだが，視点＝見る方向が違う．この症例は，拡張期にⅡ/4程度の大動脈弁逆流を認めるが，心尖部からのほうが逆流血流が鮮明に描出されていることに気づかれただろうか？　ドプラ検査は，「こちらに向かってくる汽車の汽笛は高い音に聞こえる」という例のドプラ原理を使って流速を計る検査であるので，超音波を入射する方向に依存して結果が違ってくる（ドプラ検査の角度依存性）．すなわち，血流の方向と同じ方向に超音波を入射する心尖部左室長軸断面のほうが，血流の方向とほぼ直交する方向に超音波を入射する胸骨左縁左室長軸断面よりも，計測される速度が真の値に近く出る．血流方向と文字通り直交して超音波を入れるとドプラで計測される流速は0となってしまう．このため，（カラードプラでも連続波ドプラでも）ドプラ検査では，血流方向と超音波の方向がほぼ一致する心尖部アプローチのほうが好ましいわけである．したがって，左室内血流，僧帽弁血流，大動脈血流などを見る場合には，この心尖部左室長軸断面が重要である．

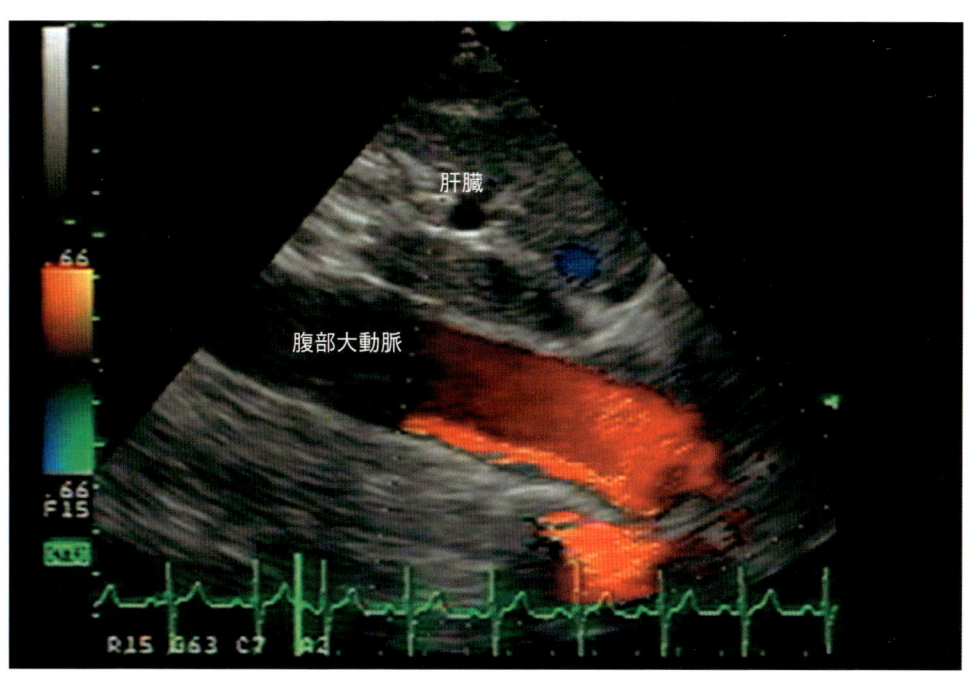

図15 心窩部から描出する腹部大動脈（大動脈解離例）

DCM）の胸骨左縁左室長軸断面を示すが，いずれも「息切れ」を訴える症例で，左心不全症例である．拡張型心筋症は，EF（駆出分画）で表される左室の収縮が不良で，左室も拡大し，誰がみても心不全である（Heart Failure with reduced EF：HFrEF）．一方，肥大型心筋症のほうは，左室内腔の拡大もEFの低下もない．しかし，心不全により息切れが出現している．これは，左室壁が肥厚していて，左室が硬く伸展しにくいために拡張期に左房から血液が流入しにくくなっているところを，左房圧が上昇し無理やり血液を左室に押し込む形で代償している状態である．代償されているので，左室のEFや心拍出量は正常であるが，「代償のつけ＝左房圧上昇」により肺静脈圧が上昇し，肺うっ血をきたし，息切れが出ているのである（Heart Failure with preserved EF：HFpEF）．つまり，このような心不全では，左室収縮のみを見ているだけでは診断できず，左房圧を推定する必要がある．実は，拡張型心筋症のようなHFrEFでも左房圧は上昇しているので，左心不全の本質とはEFの低下ではなく，「左房圧＝左室充満圧の上昇」であるといえる．図17上段に示すように，Braunwaldの教科書にある心不全の定義をみても，心拍出量が低下してしまっている心不全と左室充満圧の上昇により心拍出量は正常に保たれている心不全の2種類があることがわかる．

1 左室EFの良い悪いで心不全の予後は違うか？

　Mayo Clinicの研究グループから1998年に出された心不全の予後研究結果を図17下段に引用する．心不全症例をEFが50％以上と50％未満との群にわけて6年追跡したところ，両群に予後の有意差はないという結果である．本当にここまでEFの影響が小さいか

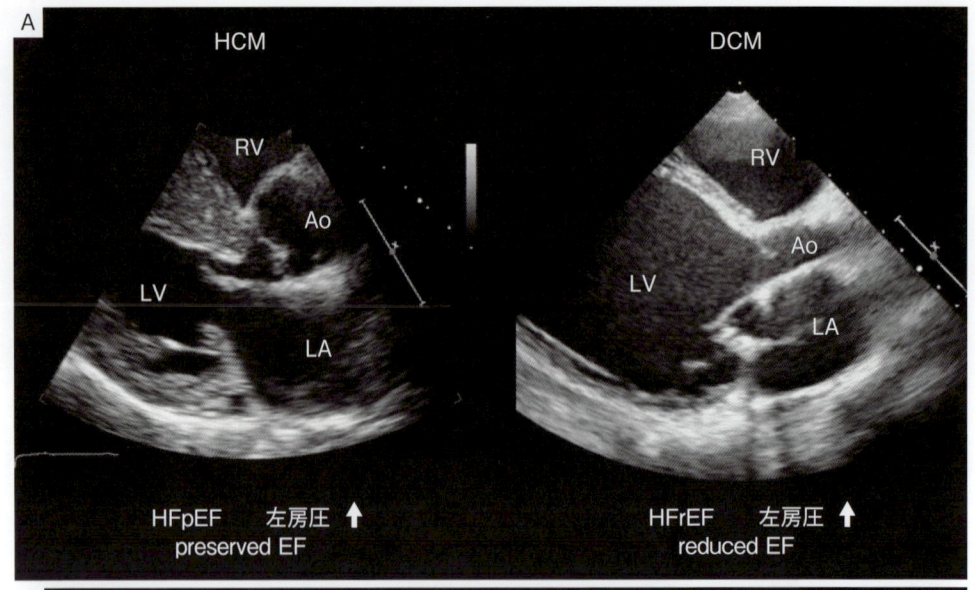

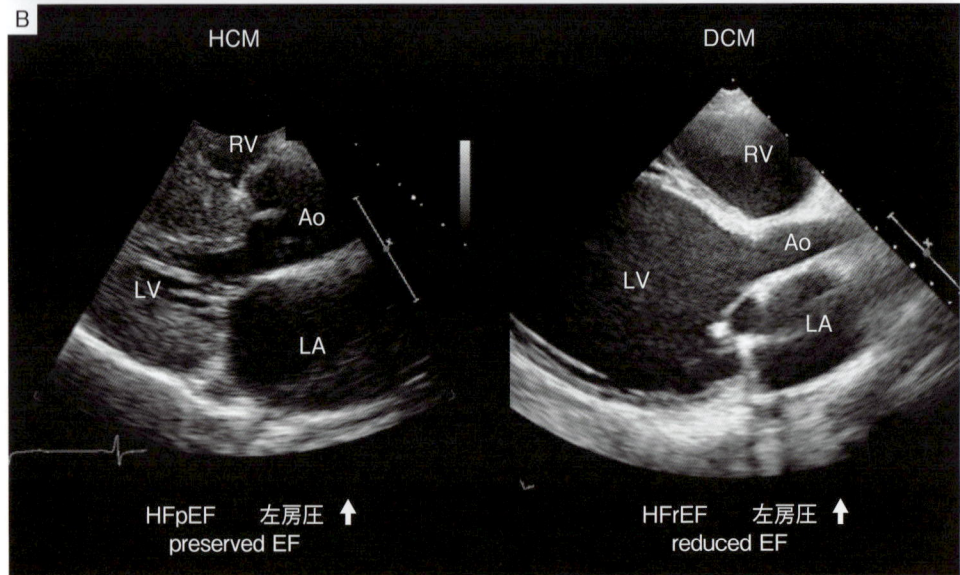

図16 肥大型心筋症と拡張型心筋症（A：拡張期，B：収縮期）

どうかの疑問は残るが，心不全における左室充満圧＝左房圧の重要性を認識させる重要なデータである．

2 左房圧の推定

　左房圧推定には，①カテーテルで肺動脈楔入圧を求めて推測する，②パルスドプラ法によりE/E'を求めて推測する，③採血をしてBNPから推測する，などの方法があるが，パルスドプラを搭載しないVscanでは，④左房の大きさを計測し推定する．左房径が最大になる収縮期に，胸骨左縁左室長軸断面で左房径を計測する，あるいは左室容積を計測する

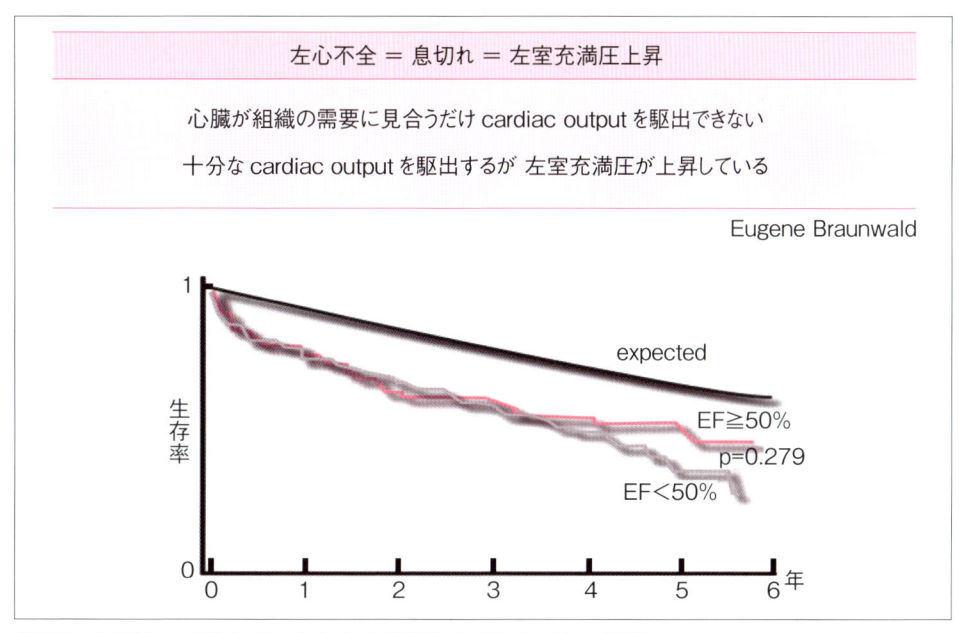

図17 心不全の定義と心不全の生命予後曲線（左室 EF の影響）
(下図：Sennl M, et al：Circulation 98：2282-2289, 1998 より引用)

のと同じ方法で，心尖部四腔断面で左房容積を推定する．そうすると，たとえば同じような左室拡大と EF 低下がみられる拡張型心筋症例であっても，左房が大きいほうが予後不良であると判定することができることになる（心房細動例は除く）．

3 左心不全例での肺高血圧

　左心不全症例で，左房圧が上昇し肺うっ血がきた場合に，人体は上流の肺動脈を締める（収縮する）ことにより肺うっ血を軽減しようとする．これにより，たしかに肺うっ血は軽減するが，一方で肺高血圧を招来してしまう．肺高血圧は，さらに右室拡大，右房圧上昇，右房拡大，下大静脈拡大，肝うっ血，下腿浮腫，といった悪影響を引き起こす．整理すると，「左房圧上昇（左心不全の本質）→肺高血圧→右房圧上昇という連鎖」が慢性心不全では特徴的である．

4 肺高血圧の評価

　連続波ドプラがあれば三尖弁逆流血流速度に簡易ベルヌーイ式を適用し，肺動脈圧を推定できるのだが，連続波ドプラを搭載しない Vscan では，胸骨左縁左室短軸断面を使って肺動脈圧上昇の程度を類推する（図18）．
　Eisenmenger 症候群や先天性肺動脈弁狭窄のような先天性の右室高血圧では，右室は求心性肥大を呈するが，後天的な肺高血圧（右室高血圧）では右室は拡大し，拡大した右室が心室中隔を圧排し，左室は D 字型になる（図19）．この心室中隔の圧排の程度により，ある程度肺高血圧の程度を推定できるが，注意すべき点は圧排の程度は右室圧で決まるの

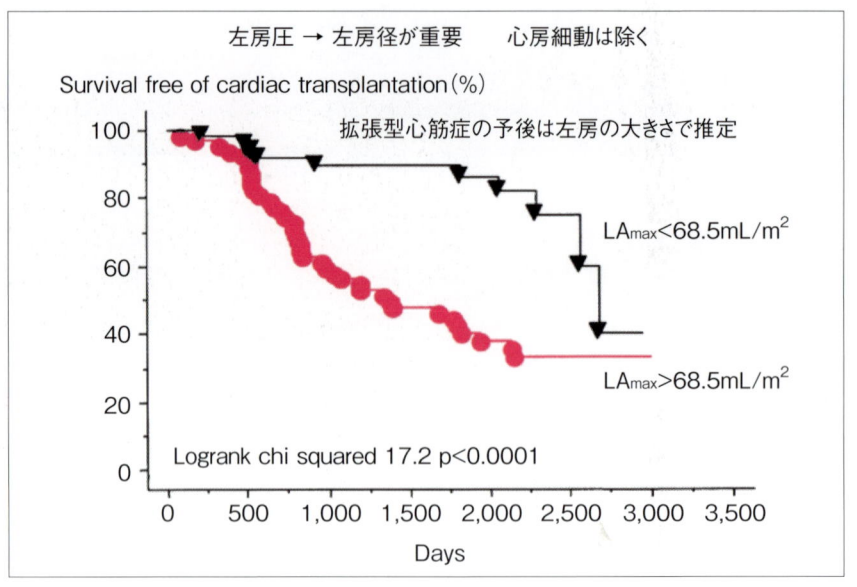

図18 拡張型心筋症の生命予後曲線（左房の大きさの影響）
(Rossi A, et al：JACC 40：1425-1430, 2002 より引用)

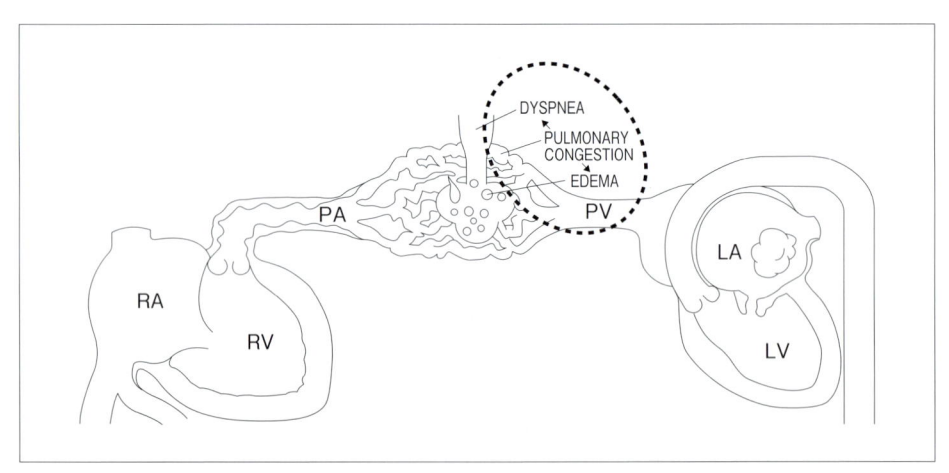

図19 慢性心不全における左房圧上昇→肺高血圧→右房圧上昇という連鎖の考え方
肺がうっ血すると肺動脈は収縮し血流を少なくする．その結果肺うっ血は軽減するが肺高血圧と右室拡大．

ではなく右室圧と左室圧の差で決まるということである．さらに，圧負荷でなく容積負荷（心房中隔欠損や三尖弁逆流）でも右室は拡大するが，この場合には，図20に示すように，収縮期には左室は円形を保つ．一方，圧負荷（肺高血圧や肺動脈弁狭窄）では，収縮期も拡張期も左室はD字型となる点が異なる．

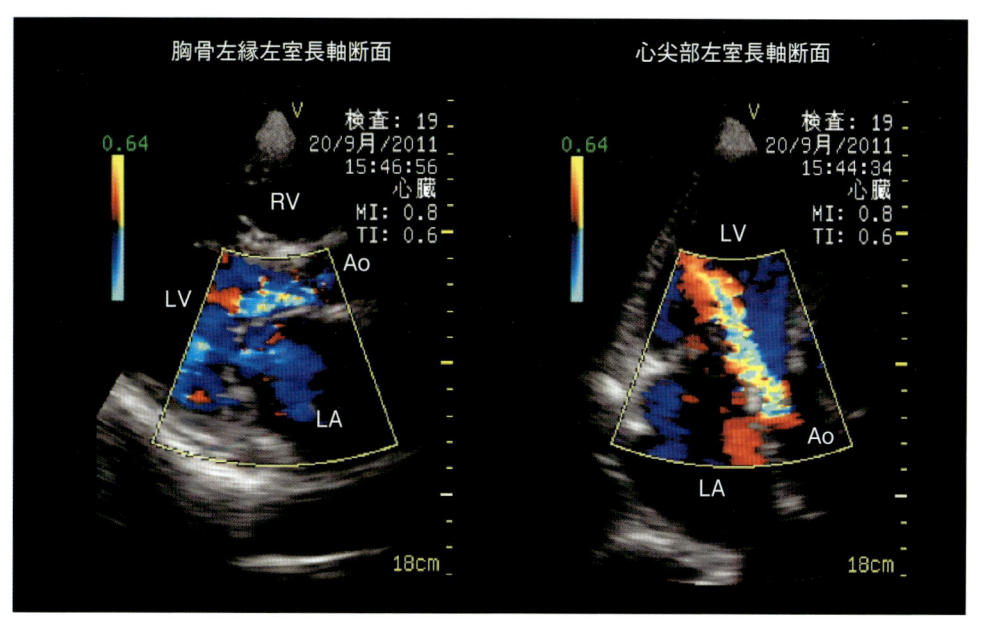

図10 胸骨左縁左室長軸断面と心尖部左室長軸断面

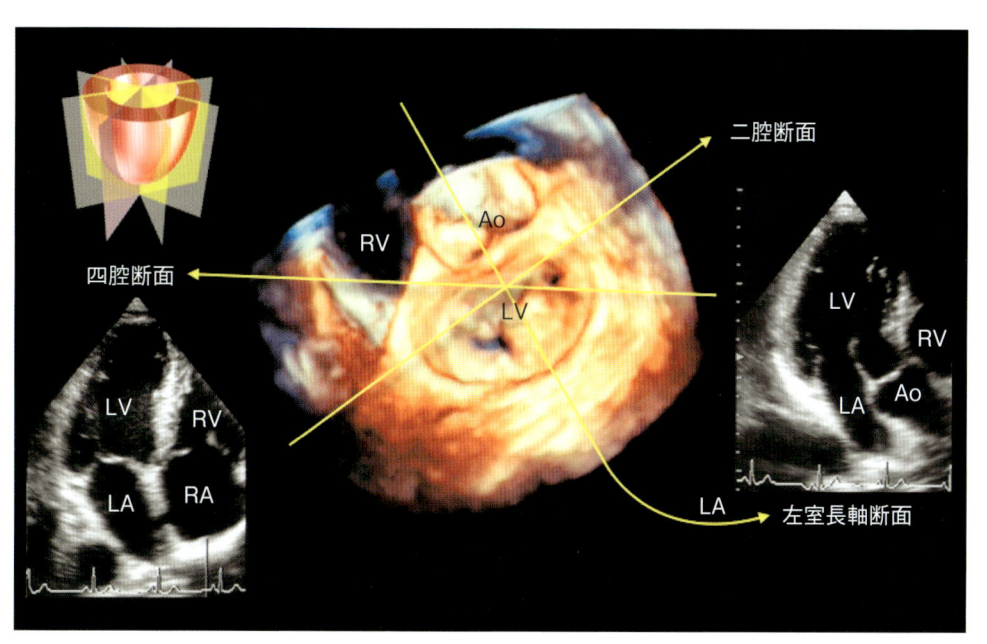

図11 心尖部で探触子を軸回転して得られる断面

2　心尖部左室長軸断面の記録：心尖部での探触子の軸回転

　基本3断面には，心尖部からは四腔断面のみを入れたが，四腔断面が安定して出るようになれば，次は探触子を軸回転するだけで心尖部左室長軸断面（と心尖部二腔断面）が描出可能である．図11に，上行大動脈（Ao），左室（LV）（ここで見えているのは僧帽弁口），右室（RV）の関係を示す3D心エコー像を示す．ここで，四腔断面は右室と左室が

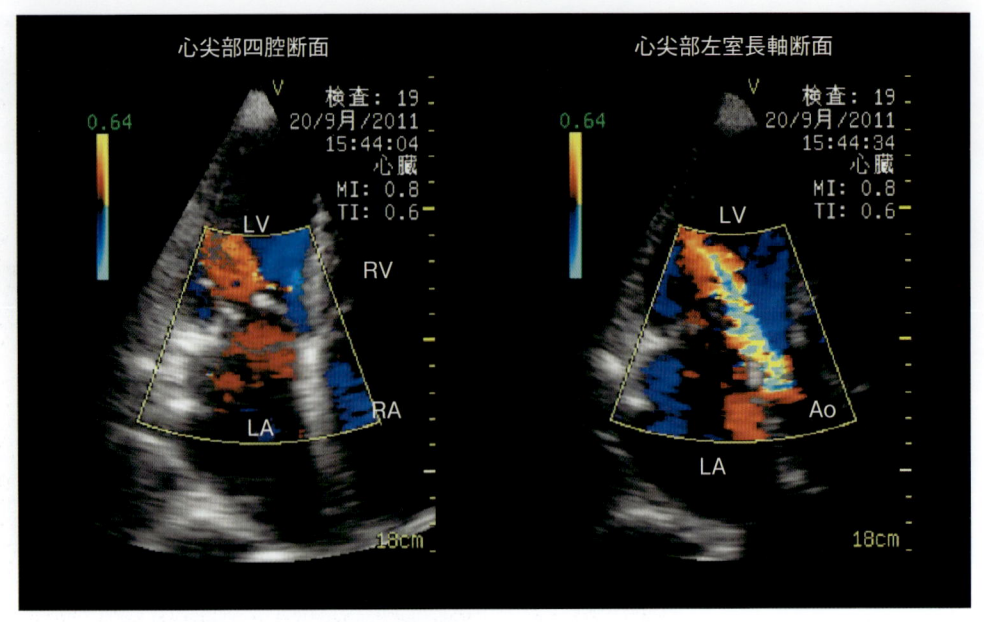

図12 心尖部四腔断面と心尖部左室長軸断面

含まれて，上行大動脈は断面外であるので，矢印（四腔断面）の方向で断面が切られている．図のように左室が向かって左の四腔断面を出した場合には，探触子を時計方向に30度くらい軸回転すると，上行大動脈を含んだ心尖部左室長軸断面が出る．なお，ここでは詳細は省略するが，探触子をさらに軸回転させると右室は断面から消え，左房と左室だけの心尖部二腔断面を出すことができる．

ただ探触子を機械的に回せばよいのであるが，肋間と探触子の関係で微調整は必要である．四腔断面が安定して出るようになったら，この心尖部での探触子の軸回転に挑戦してみてほしい．特にカラードプラで観察する際には，前述のドプラの角度依存性の関係から，この心尖部四腔断面と心尖部左室長軸断面をよく使う（図12）．

もう一つの追加断面：心窩部からの下大静脈と腹部大動脈

この心窩部アプローチは，心臓に入ってくる血管（下大静脈）と心臓から出てくる血管（腹部大動脈）を観察するもので，描出は簡単だがその有用性は大である．心窩部に探触子を体軸方向に置いて，少し被検者の左に振れば腹部大動脈が，少し右に振れば下大静脈が出る（図13）．どちらの血管も下肢に近づくと体表に近づくので，カラードプラを入れれば，心臓に向かう下大静脈血流は青で，また心臓から遠ざかる腹部大動脈血流は赤で表示される．

1 下大静脈

下腿浮腫の患者で，「浮腫の原因が心臓かどうか？」をみてほしいという依頼がよく心エ

4. ポケット心エコー：カラードプラと圧推定

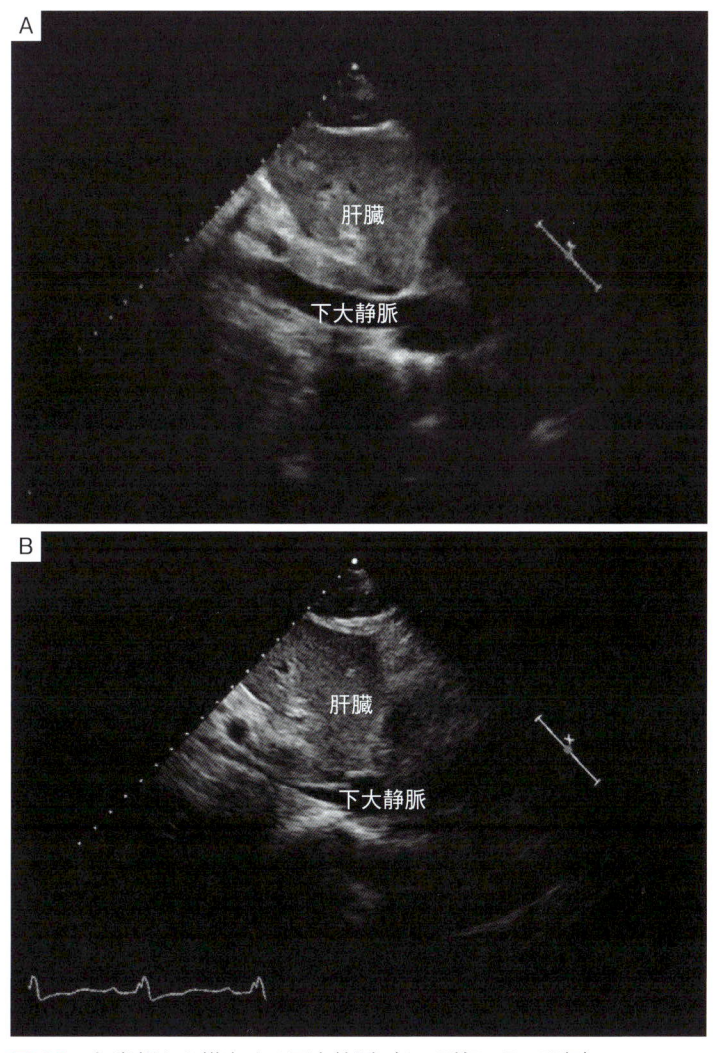

図13 心窩部から描出する下大静脈（A：呼気，B：吸気）

コー検査室にくる．この問いに答えるだけならば，心臓は見る必要がなく，下大静脈だけを見れば事足りる．図13で，下大静脈径は15 mm（呼気時：A），7 mm（吸気時：B）で，この2つの値だけで下腿浮腫は心臓性ではないと結論できる．心臓性の浮腫の場合には，下大静脈は21 mm以上（呼気時）に太くなり，吸気時にも半分以下になることがない．すなわち，下大静脈径から，右房圧＝右室充満圧を推定しているわけで，これについては心不全診断のところで解説する．

2　下大静脈腫瘍血栓

下大静脈を観察すれば，このような診断も可能である．図14左に，下腿浮腫の強い子宮癌症例の心尖部四腔断面を示す．右房（RA）内に大きな腫瘍がある．次に，心窩部から下大静脈を描出し，右房とのつながりを観察する（図14右では向かって左が心臓である）．

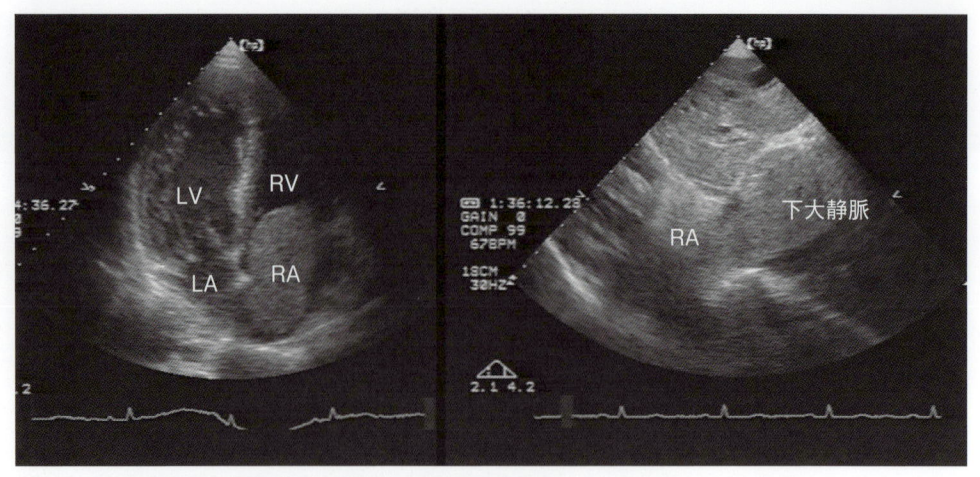

図 14　子宮癌症例の右房まで達する下大静脈腫瘍血栓

　右房内の大きな腫瘍は 4〜5 cm にまで拡大した下大静脈内の腫瘍とつながっていて，腫瘍は子宮癌が下大静脈内を伸展し，右房にまで顔を出している下大静脈腫瘍血栓であることが強く疑われる．下大静脈が腫瘍血栓でほぼ閉塞しているので，下腿浮腫が出現しているわけである．このように下大静脈腫瘍血栓を形成し，右房，右室，場合によっては肺動脈まで伸展する癌として，ほかに腎癌と肝癌がよく知られている．

3　マルファン症候群

　マルファン症候群で上行大動脈が著明に洋梨状に拡大し，弁の接合が不良となり，大動脈弁逆流の原因となることは，すでに述べた．図 15 に示すのは，背部痛を訴えているマルファン症候群例の腹部大動脈カラードプラ像である．この例の上行大動脈は 9 cm くらいに拡大しているが，この腹部大動脈は 3 cm 程度でほぼ正常径である．しかし，結合織の異常は，拡大のない下行大動脈から腹部大動脈にも及び，大動脈解離を引き起こすことがしばしば経験される．腹部大動脈の前方の壁の内膜（＋中膜の一部）であったものが解離して，後方の壁近くまで剝がされている浮遊している所見（flap）を認める（図 15）．この flap により大動脈腔は真腔と偽腔にわけられる．偽腔とは内膜についた小さな傷＝穴（intimal tear）からのみ血液を受けている腔で，この例では前方の大きなほうの腔になる．血流が乏しいので，後方の真腔（左室から血液を受けている）に比べてカラードプラの赤みが暗いことがわかるだろうか？　このように，腹部大動脈の異常（動脈硬化，大動脈瘤，大動脈解離）の診断に役立つので，必ず記録を残しておいてほしい．

左心不全の本質とは左房圧の上昇

　最後に，循環器の臨床で重要な「心不全の診断」について述べておく．図 16 に肥大型心筋症（hypertrophic cardiomyopathy：HCM）と拡張型心筋症（dilated cardiomyopathy：

4. ポケット心エコー：カラードプラと圧推定

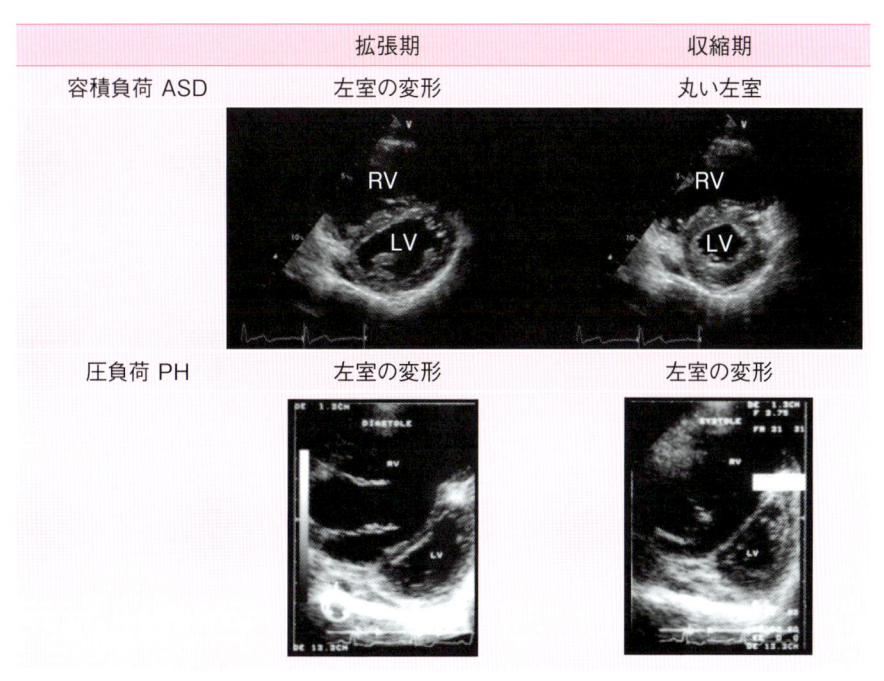

図20 右室容積負荷疾患と圧負荷疾患おける胸骨左縁左室短軸断面

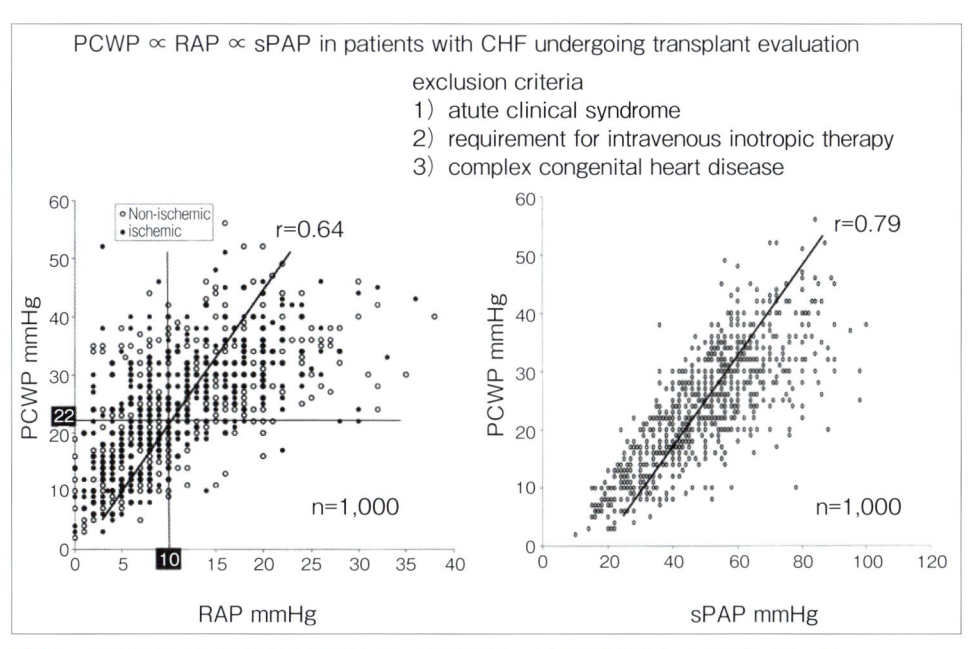

図21 慢性心不全における左房圧上昇→肺高血圧→右房圧上昇という連鎖のデータ
(Drazner MH, et al：J Heart Lung Transplant 18：1126-1132, 1999 より引用)

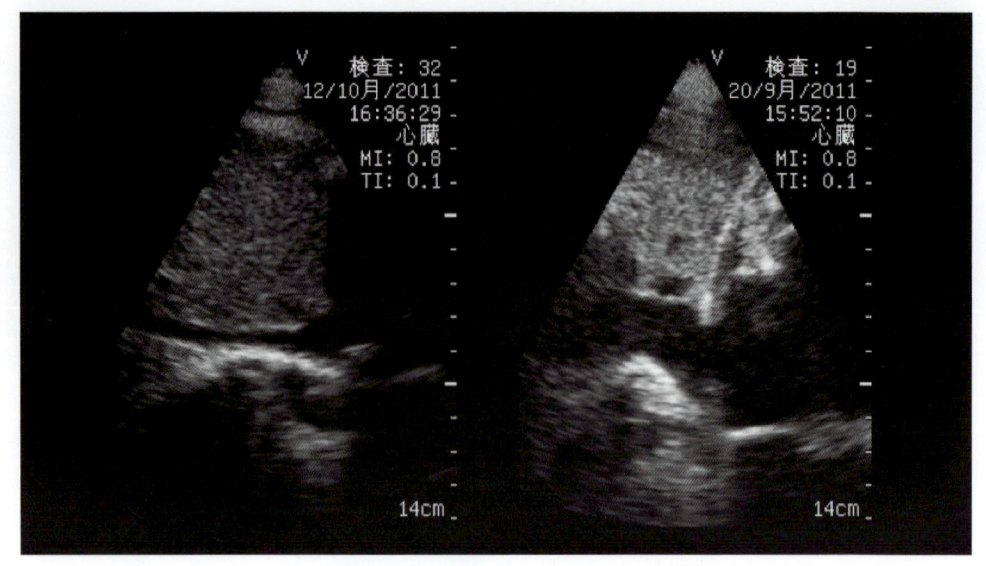

図 22 Vscan で記録しておくべき下大静脈径（左：吸気, 右：呼気）

(Blair JE, et al : Am J Cardiol 103 : 246-247, 2007 より引用)

表 1 下大静脈径による右房圧の推定（アメリカ心エコー図学会の 2010 年度ガイドライン）

下大静脈径	吸気時の虚脱度	右房圧
≦21 mm	≧50%	3 mmHg
≦21 mm ＞21 mm	＜50% ≧50%	8 mmHg
＞21 mm	＜50%	15 mmHg

(ASE Guidelines for Right Heart Echo : J Am Soc Echocardiogr 23 : 685-713, 2010 より引用)

5 慢性心不全における左房圧上昇→肺高血圧→右房圧上昇という連鎖

　この連鎖が本当に存在するかどうかをみるために，心移植の候補となった慢性心不全症例 1,000 例での検討結果を図 21 に引用する．1 例 1 例では傾向は不明かもしれないが，さすがに 1,000 例を検討すると連鎖の傾向がみえてくる．すなわち，PCWP（肺動脈楔入圧）＝左房圧は右房圧と相関し，また肺動脈収縮期圧とも相関するという傾向である．もちろん，手段がそろっているならば，左房圧，右房圧，肺動脈収縮期圧をそれぞれ推定することが大事であるが，慢性心不全に限っていえば，右房圧が高ければ，左房圧も肺動脈圧もそれ相応に高いだろうと類推しても大きな間違いはないということになる．

6 下大静脈径による右房圧の推定

　では，その右房圧はどうやって推定するかであるが，これは心窩部から下大静脈を記録し，呼気時と吸気時の径を計測する（肝静脈レベルで）だけで大まかに推定可能である．たとえば，図 22 に示す下大静脈は，呼気時（右）には約 17 mm，吸気時（左）には細く

表2 下大静脈径による右房圧および左房圧の推定

	sensitivity	specificity	PPV	NPV	accuracy
predict RAP≧10 mmHg					
IVC diameter＞20 mm	82%	84%	69%	91%	83%
IVC collapsibility＜45%	91%	72%	59%	95%	78%
predict PCWP≧17 mmHg					
IVC diameter＞20 mm	75%	83%	69%	87%	81%
IVC collapsibility＜45%	83%	71%	59%	89%	75%

(Blair JE, et al：Am J Cardiol 103：246-247, 2007 より引用)

なり約 4 mm で，50％以上細く虚脱しているので，表1 に照らし合わせると右房圧は 8 mmHg と推定できる．このように目測でかまわないので，呼気時に 21 mm より大きいか小さいか，吸気時に呼気時の半分以下になるかならないか，だけを見ておけば右房圧が推定（ただし 3 段階で）できるわけである．

7　下大静脈による左房圧の推定

さらに表2 に示すように，下大静脈径から右房圧が上昇していると判断される場合には，左房圧も上昇していることが類推可能という報告もある．

まとめ

Vscan に搭載されるカラードプラ法は白黒画像ではわからない，血流情報を提供してくれる．本格的な心エコー装置では連続波ドプラとパルスドプラを駆使して流速を計測し，圧の情報をかなりの精度で推定できるが，残念ながら Vscan にはこれらがないので，構造物の形態の異常や大きさの異常から圧の情報を類推することが重要となる．そして，異常が疑われる場合には，本格的心エコー装置での精査に委ねる必要があるにせよ，大変多くの（聴診器だけでは得られない）貴重な情報を提供してくれる強い味方が Vscan であるといえる．

5 ポケット心エコー：胸痛

桜橋渡辺病院 循環器内科　岩倉克臣

> **Point**
> - 胸痛の三大疾患として急性冠症候群，肺血栓塞栓症，解離性大動脈瘤を念頭において精査する．
> - ポケットエコーではまず急性冠症候群に関連した局所壁運動異常の有無を判定する．
> - ショックを伴う急性冠症候群では左主幹部梗塞や機械的合併症が重要であり，ポケット心エコーで観察できる特徴について理解しておく．
> - 肺血栓塞栓症は右心室の拡大と高度の三尖弁閉鎖不全の出現が特徴である．
> - 解離性大動脈瘤では大動脈内フラップなどを認めるが，ポケットエコーでの診断には限界がある．

胸痛症例の見方

　臨床において出会う胸痛には慢性のものと急性のものがある．慢性の胸痛に対しては検査も余裕を持って行うことができ，あえてポケットエコーを使う必要はない．ポケットエコーが必要となるのは急性の胸痛である．急性の胸痛の三大疾患は①急性冠症候群（不安定狭心症，非ST上昇型心筋梗塞，ST上昇型心筋梗塞），②肺血栓塞栓症，③大動脈瘤（解離性大動脈瘤，胸部大動脈瘤破裂）である．これらの疾患は頻度が多いのみならずリスクも高い．多列CTで冠動脈が描出できるようになり，上記三大疾患を1回のCT検査で診断する"triple rule-out"も提唱されている．ポケットエコーもこれらの疾患に対するtriple rule-outをまず念頭において行うべきである．

　当然ながらポケットエコーの機能は据え置き機に劣る．筆者はポケットエコーとは断層エコーを見るための道具と割り切るべきだと考える．カラードプラ機能も場合により有用である．しかし計測機能については，心不全例での下大静脈径以外ではポケットエコーで行う利点はない．

　胸痛の診断でまず見るべきは局所壁運動であり，これにより急性冠症候群について見当をつける．次に肺血栓塞栓症では右室の大きさが診断の決め手となる．解離性大動脈瘤では大動脈内の内膜フラップを認めて診断できることもある．これらはすべて断層エコーで診断でき，ポケットエコーでも多くの場合十分である．

　以下の項では胸痛の三大原因としての急性冠症候群，肺血栓塞栓症，解離性大動脈瘤のエコー診断のポイントについて述べる．ただしポケットエコーの画像ではわかりにくい画

像になるため，主に据え置き機の画像を用いている点はご了承いただきたい．これらの疾患以外にタコツボ心筋症，心嚢炎なども胸痛の原因として重要であるが，紙幅の関係で今回は割愛させていただく．

急性冠症候群の見方

　急性冠症候群（acute coronary syndrome）はST上昇型急性心筋梗塞，非ST上昇型急性心筋梗塞，不安定狭心症を，同一の発症機序を持つ病態としてまとめたものである．共通の病態は冠動脈の不安定プラークおよびその破綻であり，責任病変が閉塞し心筋傷害が生じた場合が心筋梗塞，継続的な閉塞に至らず心筋障害は認めないのが不安定狭心症である[1]．胸痛が自然に消失しても心筋トロポニンの上昇があれば急性心筋梗塞とする．

　このように発症機序は同じでも病態の現れ方には違いがあり，心エコーの所見も異なる．ST上昇型梗塞ではほとんどの場合，局所壁運動異常を認める．壁運動異常は心筋梗塞発症直後より認め，心電図でのST上昇よりも先に出現する．

　心電図でのST上昇は貫壁性の虚血傷害を示す．しかし非ST上昇型梗塞が必ずしも非貫壁性傷害であるわけではない．後壁梗塞などでは貫壁性梗塞でもST上昇が認められないこともある．エコーでは非ST上昇型梗塞でも基本的には壁運動異常を認めるが，心筋傷害の程度により壁運動異常の程度にも差がある．非貫壁性梗塞の場合，壁運動は必ずしも消失せず低下だけのこともある．

　不安定狭心症では必ずしも壁運動異常を認めるわけではない．壁運動異常がなくても不安定狭心症を否定できず，ゆえに急性冠症候群を否定するものではない．逆に壁運動異常が存在しても心筋梗塞であるともいえない．胸痛時に記録したエコーでの壁運動異常は心筋虚血を意味するが心筋梗塞とは限らない．胸痛の消失後も壁運動が持続していても心筋梗塞と限らない．不安定狭心症でも，高度の虚血が改善した後もしばらく壁運動低下が持続する場合がある（気絶心筋）．高度狭窄病変がある場合，胸痛はなくとも心筋灌流低下の遷延により壁運動は低下する（冬眠心筋）．このように不安定狭心症の壁運動異常の有無はきわめて多彩である．

　このような複雑な病態に対してポケットエコーでの検査ではどのように対処すべきであろうか．基本となるのは①検査時に胸痛があったか，②局所壁運動異常が認められたか，の2点である．この2点に基づいた考え方を図1に示す．

　急性冠症候群の可能性を考えるべきは①検査時に胸痛があり，局所壁運動異常を認める場合，②胸痛は消失したが，局所壁運動異常を認める場合である．胸痛も消失し，壁運動異常も認めない場合も急性冠症候群は否定できない．この場合，急性冠症候群を念頭に置きながら心エコー以外の手法で検査を進めていく．胸痛が持続しているにもかかわらず壁運動異常がない場合は急性冠症候群以外の原因を考える．

　急性冠症候群での壁運動異常は冠動脈支配に応じた範囲に認めるのが特徴である．冠動脈の解剖と一致しないような壁運動異常を認めた場合は急性冠症候群以外の心疾患を考慮する．ただ壁運動異常の分布が冠動脈支配と一致するかの判定は必ずしも容易ではない．特に多枝病変例では心筋疾患との鑑別は難しい．

[図：四象限図]
- 上：検査時胸痛あり
- 下：検査時胸痛なし
- 左：壁運動異常なし
- 右：壁運動異常あり

右上（胸痛あり・壁運動異常あり）：壁運動異常の分布は冠動脈支配に
・一致する
＝急性冠症候群
・一致しない
＝急性冠症候群でない

左上（胸痛あり・壁運動異常なし）：急性冠症候群でない

右下（胸痛なし・壁運動異常あり）：壁運動異常の分布は冠動脈支配に
・一致する
＝急性冠症候群の可能性
・一致しない
＝急性冠症候群でない

左下（胸痛なし・壁運動異常なし）：診断できない（急性冠症候群を否定できない）

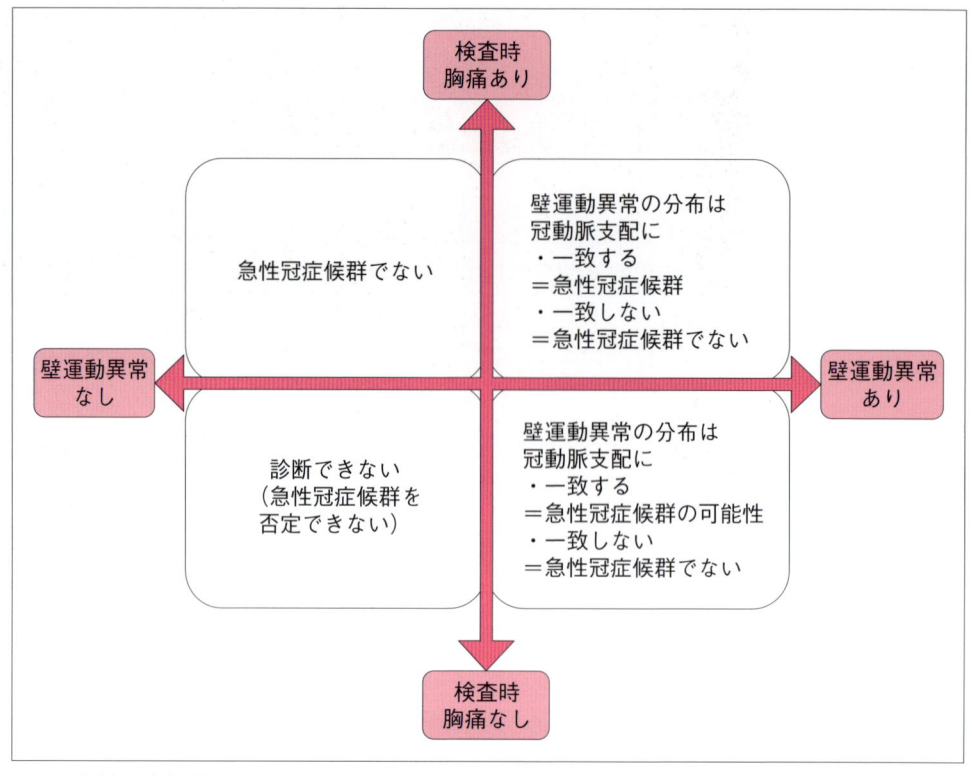

図1　急性冠症候群における壁運動異常と診断
心エコー検査時に胸痛が持続していたかと局所壁運動異常の有無から急性冠症候群の可能性を推定する過程を示した．局所壁運動異常については，その広がりが冠動脈支配と一致しているかも判断において重要である．

　多枝病変例であっても左室各領域の冠動脈支配を理解し，壁運動異常がそれに一致するかを確認することが基本である．図2，3に心エコーにおける冠動脈の走行を，図4には各領域の支配血管を示す[2]．壁運動異常は責任病変より下流の冠動脈が灌流する領域に出現する．たとえば左前下行枝中部（AHA分類では#7）が責任病変であれば，壁運動異常は#7以下の冠動脈が灌流する領域に出現する（図5）．解剖学的にこのような関係が成り立たない局所壁運動異常は虚血性心疾患ではない可能性を考える．また一般に虚血性心疾患での壁運動は末梢の領域ほど低下する．前壁領域の壁運動異常で心尖部の壁運動が近位部よりも保たれているような場合は虚血よりも心筋疾患などの可能性が高い．ただし側副血行路などがある場合には成り立たない場合もある．また逆は成り立たず，心筋症でも左室基部よりも心尖部に壁運動低下が著明であることもある．

　冠動脈支配がわかれば局所壁運動異常から責任病変を推定することも可能である．前壁梗塞で左前下行枝近位部（#6）が責任病変の場合，左室基部の第一中隔枝領域にも壁運動異常が生じる．左前下行枝中部（#7）が責任病変の場合は第一中隔枝の支配領域は血流が維持され，壁運動も保たれる．よって左室基部の局所壁運動が低下していれば#6，正常であれば#7が責任病変であると推測される（図5）．表1に各冠動脈枝における責任病変推定のポイントを示す．ポケットエコーではこのような詳しい判定が必要でないかもしれないが，少なくとも図4右図のような前壁梗塞，後壁梗塞，下壁梗塞の判別は行う必要があ

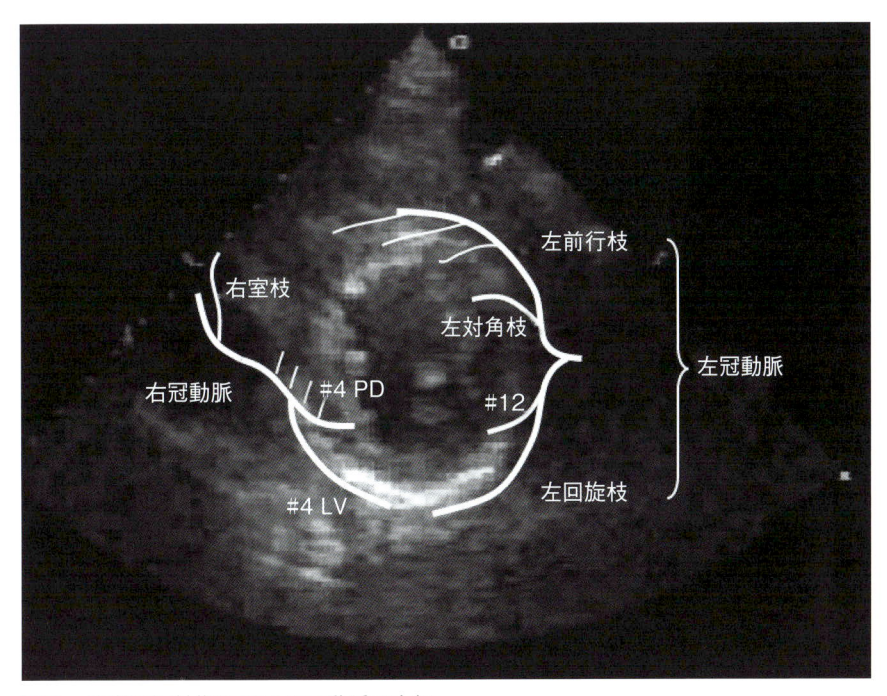

図2　傍胸骨短軸像における冠動脈の走行
冠動脈各領域に対する支配を概念的に示したもので，実際の解剖学的位置関係とは必ずしも一致しない．また後壁における右冠動脈と左回旋枝の支配範囲については個人差が存在する．

る．
　ポケットエコーがもっとも真価を発揮するのはショックを伴う場合である．表2にあるように，急性冠症候群でショックを呈する原因としては①広範囲梗塞，②右室梗塞合併，③機械的合併症，④調律異常（致死性不整脈，房室ブロックなど）が考えられる．ポケットエコーは④以外のすべての鑑別に有用である．特に機械的合併症は，迅速な処置を必要とすることが多いこともありポケットエコーの価値は非常に高い．
　広範囲梗塞でのショックは前壁梗塞と左主幹部梗塞が多い．広範囲梗塞症例であっても左室駆出率（EF）は必ずしも非常に低値とは限らない．大規模研究においてショックを伴う急性心筋梗塞の平均 EF は 30% であった[3]．広範囲梗塞で絶対見逃してはいけないのが左主幹部梗塞である．心エコーでは左前下行枝領域と回旋枝領域に連続した壁運動異常が特徴である（図4右図）．病院まで搬送できた左主幹部梗塞は側副血行路が発達していることが多く，そのため中隔領域の壁運動は比較的保たれている場合もある．このような症例もやがてショックに至るので見逃さないことが肝要である．
　左室自由壁破裂は胸痛の再燃/増悪とショックで発症する．心エコーでは壁運動異常に加えて心嚢液貯留の出現で診断される．ショックは心嚢液の量によらず出現し，左室自由破裂では少量でもショックにいたる．心嚢液の量に惑わされず，症状と心嚢液貯留から自由壁破裂が疑われたらただちに処置を開始する．他の機械的合併症に比べても自由壁破裂は死亡率が高く，迅速に診断できるポケットエコーの有用性は高い．
　乳頭筋断裂はショックよりも急性肺水腫を伴うことが多い．カラードプラで高度の僧帽弁閉鎖不全（MR）が新たに出現することで診断され，ポケットエコーのカラードプラで

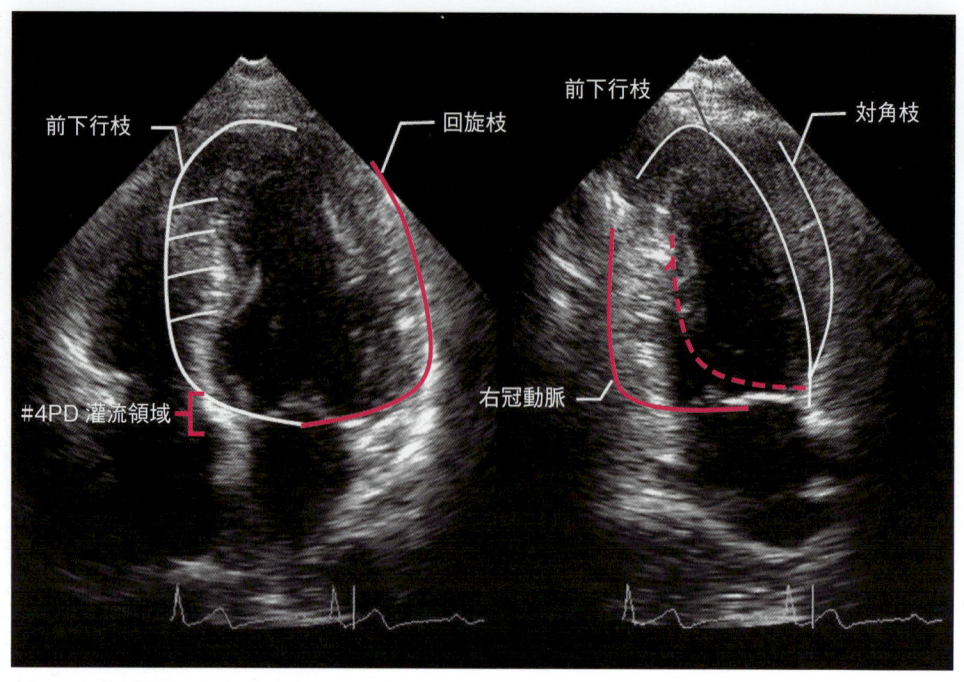

図3 心尖四腔像（左）二腔像（右）における冠動脈の走行
心尖四腔像での左前下行枝領域（心室中隔）は主に本幹からの中隔枝により灌流される．ただし中隔基部は右冠動脈 #4PD で灌流されることが多い．心尖二腔像での左前下行枝領域（自由壁領域）は対角枝により灌流される．ただし心尖部は左冠動脈本幹末梢（#8）で灌流される．

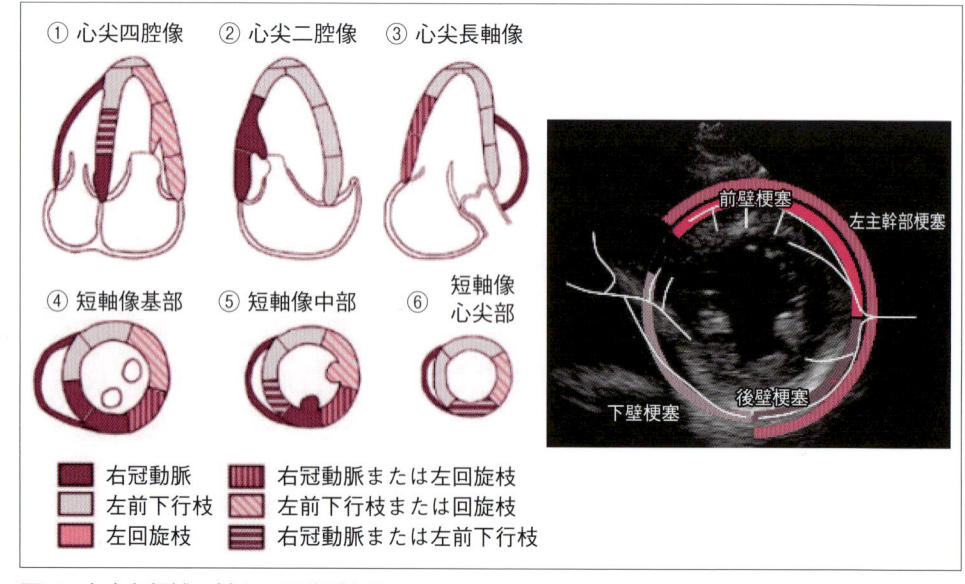

図4 左室各領域に対する冠動脈支配
左：米国心エコー図学会のガイドラインに基づく左室各領域に対する冠動脈支配と右：傍胸骨短軸像乳頭筋レベルで前壁梗塞■，後壁梗塞■，下壁梗塞■において壁運動が出現する範囲と冠動脈の走行との関係を示す．左主幹部梗塞■では左前下行枝領域と回旋枝領域に連続した壁運動異常が出現する．

（左図：Lang RM, et al.: J Am Soc Echocardiogr 18：1440-1463, 2005[2]）より改変引用）

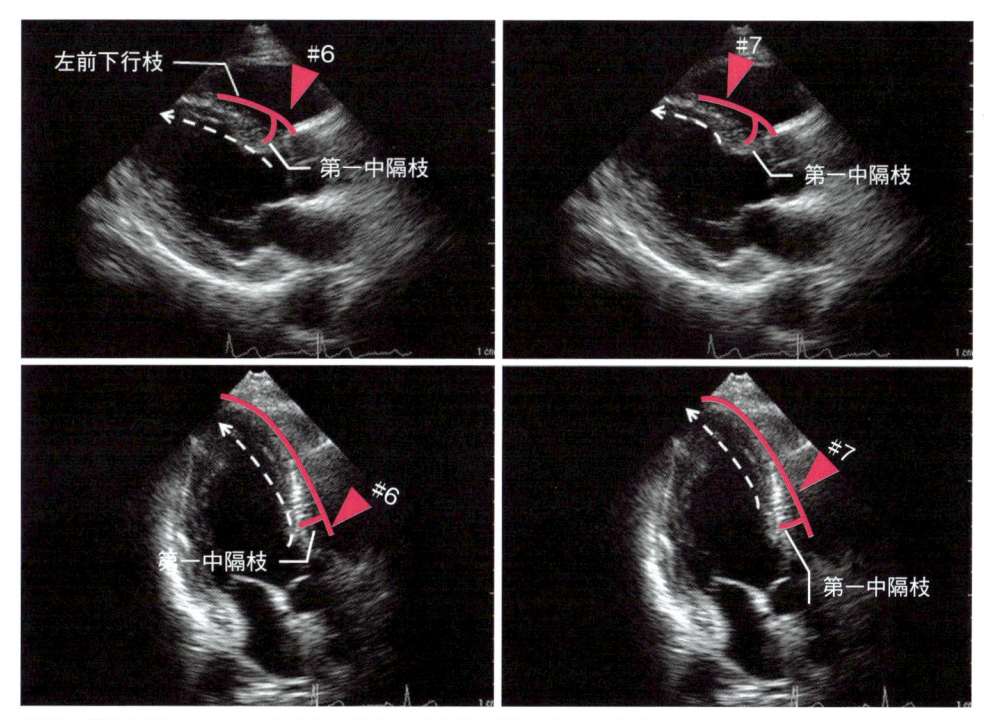

図5 前壁梗塞における責任病変部位と壁運動異常の出現の仕方

胸骨左縁長軸像（上）および心尖長軸像（下）における左前下行枝の走行と，壁運動異常が出現する領域（破線部）の責任部位による違いを示す．責任病変（矢印）が左前下行枝近位部（#6）の場合，左前下行枝の第一中隔枝により支配される中隔基部から始まって心尖方向へ壁運動低下領域が広がる（左上および左下）．第一中隔枝より末梢（#7）が責任病変の場合中隔基部の壁運動は保たれている（右上および右下）．

表1 心筋梗塞における壁運動部位からの責任病変同定

前壁梗塞：左前下行枝近位部（#6）/中部（#7）
傍胸骨長軸像および心尖長軸像の第一中隔枝（SB1）領域に壁運動異常が認められれば#6が責任病変．SB1領域の動きが正常であれば#7が責任病変．
後壁梗塞：左回旋枝近位部（#11）/鈍角枝（#12）/中部（#13）
短軸像で鈍角枝（OM）領域（#12領域）および#14領域に壁運動異常を認めると責任病変は#11．#12領域のみでは#12が，#14領域のみでは#13が責任病変．
下壁梗塞：右冠動脈近位部（#1）/中部（#2）以遠
右室（後壁）に壁運動異常がある場合が#1，ない場合は#2または#3．右室後壁の収縮は傍胸骨短軸像で観察できることが多い．

も検出はたやすい．MRの出現とともに僧帽弁弁尖がムチのように動くfloppy valveをみれば，乳頭筋断裂を疑う．心エコー像で僧帽弁に付着した乳頭筋断端を認めることもある．

　心室中隔穿孔は前壁梗塞に合併することが多く，ついで下壁梗塞でも認められる．カラードプラで中隔を介したシャント血流が描出される（図6）．前壁梗塞では心尖部に近い部分で穿孔することが多く，その部位にカラードプラの関心領域を設定しなければ診断できない．ポケットエコーではカラードプラはいつも記録するわけではないので，まず心室中隔穿孔の可能性を思いつくことが大切である．心室中隔穿孔では右室の拡大を認めるこ

表2 急性冠症候群におけるショックの原因

1. 広範囲梗塞	
	一枝病変（大きな左前下行枝など） 多枝病変 左主幹部梗塞
2. 右室梗塞合併	
3. 機械的合併症	
	左室自由壁破裂 心室中隔穿孔 乳頭筋断裂
4. 調律異常	
	致死性不整脈（心室頻拍・心室粗動） 徐脈（洞性徐脈，房室ブロック）

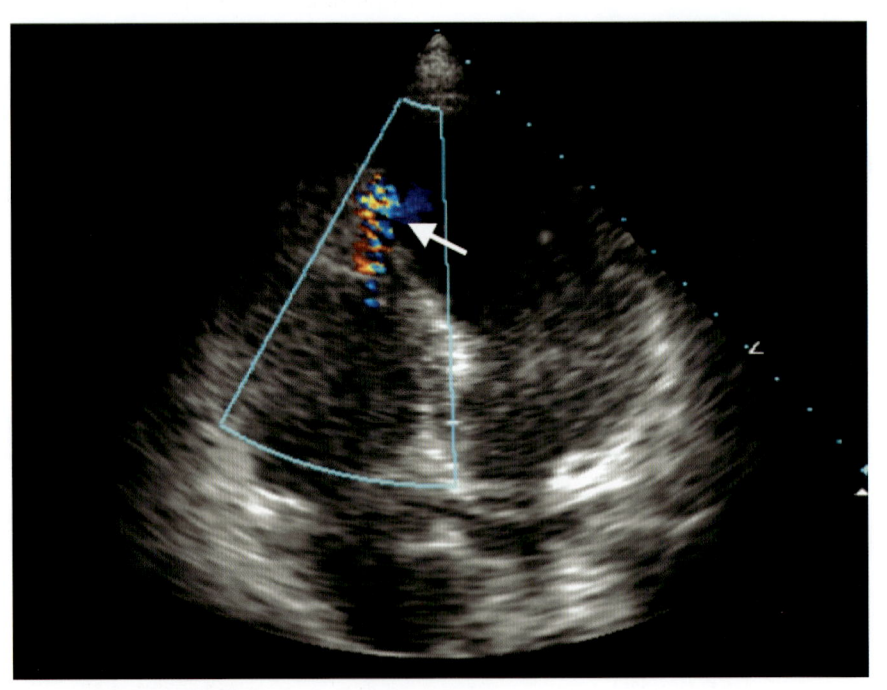

図6 心室中隔穿孔症例
前壁梗塞に合併した心室中隔穿孔のカラードプラ画像．中隔の心尖部に比較的近い部分において左→右シャント血流（矢印）が描出される．

とも多く，ショックを伴う前壁梗塞で右室の拡大を認めた場合はカラードプラも記録する．
　心室中隔穿孔と乳頭筋断裂はカラードプラが必須であるが，ポケットエコーのカラードプラには制限があり，据え置き機に比べて診断能力が低い．重篤な病態であることには違いはないが，自由壁破裂よりは対応に余裕があることが多い．ポケットエコーでこれらの病態を疑った場合，可能であれば据え置き機で検査を行うほうがよい．

表3 肺血栓塞栓症の心エコー所見

右室負荷所見
次の所見の一つ以上を満たすもの ・右心系内の血栓などの塞栓子の存在 ・傍胸骨像での拡張期右室径＞30 mm または右室径＞左室径 ・収縮期における左室中隔の扁平化 ・acceleration time＜90 ms または TR ピーク圧較差＞30 mmHg
60/60 sign
TR の最大圧較差≦60 mmHg かつ右室流出路 acceleration time＜60 ms
McConnell 徴候
右室中部〜基部の壁運動は低下するが右室心尖部のみは正常〜過収縮

肺血栓塞栓症（PTE）の見方

　肺血栓塞栓症（pulmonary thromboembolism：PTE）は突然の胸痛，呼吸困難，息切れなどの症状で発症することが多く，失神で発症することもある．早期治療が予後に大きく関与し，迅速な診断が必要とされる．

　心エコーでの主たる所見は右心室の拡大と高度の三尖弁閉鎖不全（TR）の出現である．突然の呼吸困難感，胸痛を認め，心エコーで右心室の拡大，中等度以上の三尖弁逆流の出現を認める場合は肺血栓塞栓症の可能性は高い．ショックを呈していても右室負荷所見がないならば肺血栓塞栓症が原因である可能性は低い．ただし右心室の拡大は呼吸器疾患などでも認められるので鑑別が必要である．

　表3に心エコー所見で認められる所見をまとめる．右室負荷所見は他の心・肺疾患の合併がない場合には良好な感度，特異度で肺塞栓症を診断できるが，合併疾患のある場合には感度が低い[4]．60/60 sign や McConnell 徴候は急性の右室負荷の所見であり，肺疾患などによる慢性的な右室機能障害との鑑別に役立つ．合併疾患があっても感度の高い所見だが，特異度が低く偽陽性例も少なくない．

　ただ右室流出路の acceleration time や TR 最大圧較差の計測はポケットエコーでは難しい．右室径の計測も意外と時間を要するものであり，ポケットエコーで行うべきかは状況しだいである．ポケットエコーでは

①右室の拡大を visual で判断する．
②できれば McConnell 徴候の有無を判断する．
③カラードプラで中等度以上の TR を確認する．

などに限定するべきであろう．心エコーによる診断には限界があり確定診断には至らない．血行動態が安定していれば造影 CT などを優先すべきである．まずポケットエコーで肺血栓塞栓症の可能性を判定し，造影 CT を行うかなどを決定する．

　欧州心臓病学会のガイドラインでは血行動態が安定していれば，肺血栓塞栓症の発症リスクを評価し，リスクが高い場合は CT 検査を，そうでない場合は D-ダイマー検査を行う[5]．血行動態が不安定で，すぐに CT 検査を行えない場合は心エコー所見のみで血栓溶

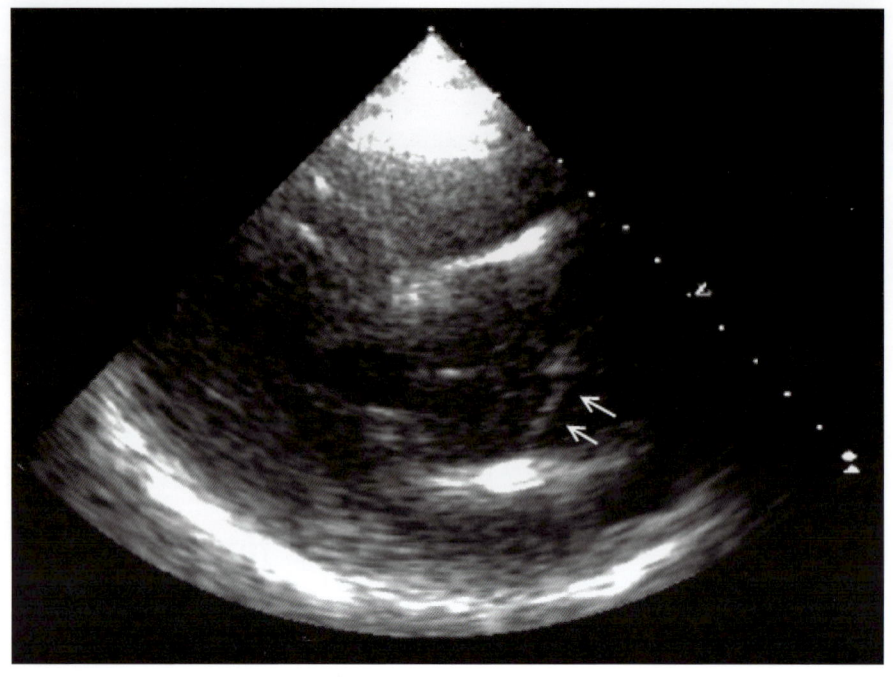

図7 解離性大動脈瘤症例
Stanford A 型の解離性大動脈瘤において，上行大動脈内に可動性のあるフラップ（矢印）を認める．

解療法を開始すべきとされる[5]．このような場合は迅速なポケットエコーが特に有用である．

　肺血栓塞栓症の最大の原因は下肢深部静脈血栓症であり，肺血栓塞栓症の70％に認められる．また近位部に下肢深部静脈血栓症を有する症例の50％に無症候性の肺血栓塞栓症がある．ポケットエコーは下肢静脈の精査には適さないが，それでも右房内や下大静脈内の血栓の有無はみておくべきであろう．

解離性大動脈瘤の見方

　心エコーでは大動脈内に可動性のある内膜フラップを認めることで解離性大動脈瘤を診断できる．Stanford A 型の解離性大動脈瘤では明らかなフラップが大動脈弁直上から上行大動脈内に見える場合もあり，そのような場合は解離性大動脈瘤の可能性が高い（図7）．だが内膜フラップ所見の診断感度は高くなく，Stanford A 型であっても通常の胸骨左縁アプローチでフラップが確認できることはそれほど多くない．さらに大動脈プラークなどが内膜フラップ様に見えることも多く，特異度も高くない．感度・特異度を考えると経胸壁心エコーは解離性大動脈瘤に向いているとはいえず，ポケットエコーのみで解離性大動脈瘤を診断しようとしてはならない．ポケットエコーで急性冠症候群，肺血栓塞栓症などの可能性を否定し，その結果と臨床所見から解離性大動脈瘤の可能性を考えてCT検査や経食道エコーに進むのが，正しい使い方である．

ショックを伴う場合 CT や経食道エコーが間に合わない場合もあり，ポケットエコーの結果だけからさしあたって診断せざるを得ない場合もありうる．傍胸骨アプローチでわからなくても胸骨上窩よりのアプローチでの大動脈弓部から下行大動脈の描出でフラップを認めることもある．カラードプラを使えば解離腔内の血流の有無も確認できる．ただし胸骨上窩アプローチでもフラップの検出感度は高くはなく，緊急の場合でもフラップなどの検出にこだわらず，他の疾患の除外を主にすべきである．

解離性大動脈瘤においてポケットエコーは診断よりも合併症の発見に役立つ．Stanford A 型の解離性大動脈瘤では心囊液貯留，急性の大動脈弁閉鎖不全（大動脈弁輪の拡大による），急性心筋梗塞（右冠動脈への解離による下壁梗塞）が合併することがある．これらの合併は手術にも関係するため，術前に必ず精査する．据え置き機によるエコー検査が望ましいが，Stanford A 型解離の緊急性を考えればポケットエコーでも十分であろう．術前には断層エコーだけでもよいのでポケットエコーで心臓の状況を確認しておく．

まとめ

急性の胸痛でまず考えるべき急性冠症候群，肺血栓塞栓症，解離性大動脈瘤のエコー所見について述べた．これらの疾患はしばしば急激に進行し，命にかかわることも少なくない．そのために迅速なポケットエコーの有用性は高い．機能に制限があるポケットエコーでは断層エコーと必要に応じてカラードプラでの定性的な診断に限定すべきである．ポケットエコーは確定的な診断手法としてではなく，重篤な疾患を見逃さない "Gate Keeper" として使ってこそ価値がある．

文献

1) Libby P：Current concepts of the pathogenesis of the acute coronary syndromes. Circulation 104：365-372, 2001
2) Lang RM, Bierig M, Devereux RB, et al.：Recommendations for chamber quantification：a report from the American Society of Echocardiography's Guidelines and Standards Committee and the Chamber Quantification Writing Group, developed in conjunction with the European Association of Echocardiography, a branch of the European Society of Cardiology. J Am Soc Echocardiogr 18：1440-1463, 2005
3) Picard MH, Davidoff R, Sleeper LA, et al.：Echocardiographic predictors of survival and response to early revascularization in cardiogenic shock. Circulation 107：279-284, 2003
4) Kurzyna M, Torbicki A, Pruszczyk P, et al.：Disturbed right ventricular ejection pattern as a new Doppler echocardiographic sign of acute pulmonary embolism. Am J Cardiol 90：507-511, 2002
5) Torbicki A, Perrier A, Konstantinides S, et al.：Guidelines on the diagnosis and management of acute pulmonary embolism：the Task Force for the Diagnosis and Management of Acute Pulmonary Embolism of the European Society of Cardiology (ESC). Eur Heart J 29：2276-2315, 2008

6 ポケット心エコー：息切れ

筑波大学 医学医療系 循環器内科　瀬尾由広

Point

- 息切れ（呼吸困難）の原因が心臓由来か否かを臨床所見だけで判断するには限界がある．
- ポケット心エコーによって心臓由来の呼吸困難の正診率が改善する可能性が，以下の点から期待される．
- ポケット心エコーは，左室収縮機能の良し悪しを判断することができる．
- うっ血や充満圧の上昇について，臨床所見と相補的に使用することで診断精度が向上する可能性がある．
- ポケット心エコーは逆流性弁膜症の診断を正確に行うことができる．

はじめに～息切れへのアプローチ～

　息切れ，呼吸困難はさまざまな原因，疾患により生じ，呼吸循環器疾患のなかでももっとも多い症状の一つである．呼吸困難は呼吸をする際の異常な不快感と自覚症状と定義され，生理的，精神的，社会的，そして環境的に多様な因子の相互作用によって生じる症状である．このため，その原因は多岐にわたるが，鑑別すべきは呼吸器性呼吸困難か，心臓性呼吸困難かである．そのアセスメントの過程において，心形態，心機能を知りたい，心エコーさえあればと思うことは少なくない．しかし，その現場に心エコー装置がない，スペースが狭くて従来の診断装置を持ち込めないといった物理的な要因による制限が心エコーを行えない理由の一つである．しかし，ついにポケットサイズのVscanが登場し，さまざまな状況下において心エコーが行えるようになった．心機能評価を加えた診断アルゴリズムによって，息切れの原因疾患の迅速な診断，治療方針の決定が可能になる．

臨床所見による心不全診断は難しい

　呼吸困難を訴える症例において，まず知りたいのは心不全か否かである．心機能検査を迅速に行うことが困難な状況下では，原因の特定は盲目的な方法ではなく，一定のアルゴリズムのもとにアセスメントを行う必要がある[1]．図1のアルゴリズムにあるように，病歴，身体診察，すぐに利用できる胸部X線写真，心電図，脳性利尿ペプチド（BNP）を含

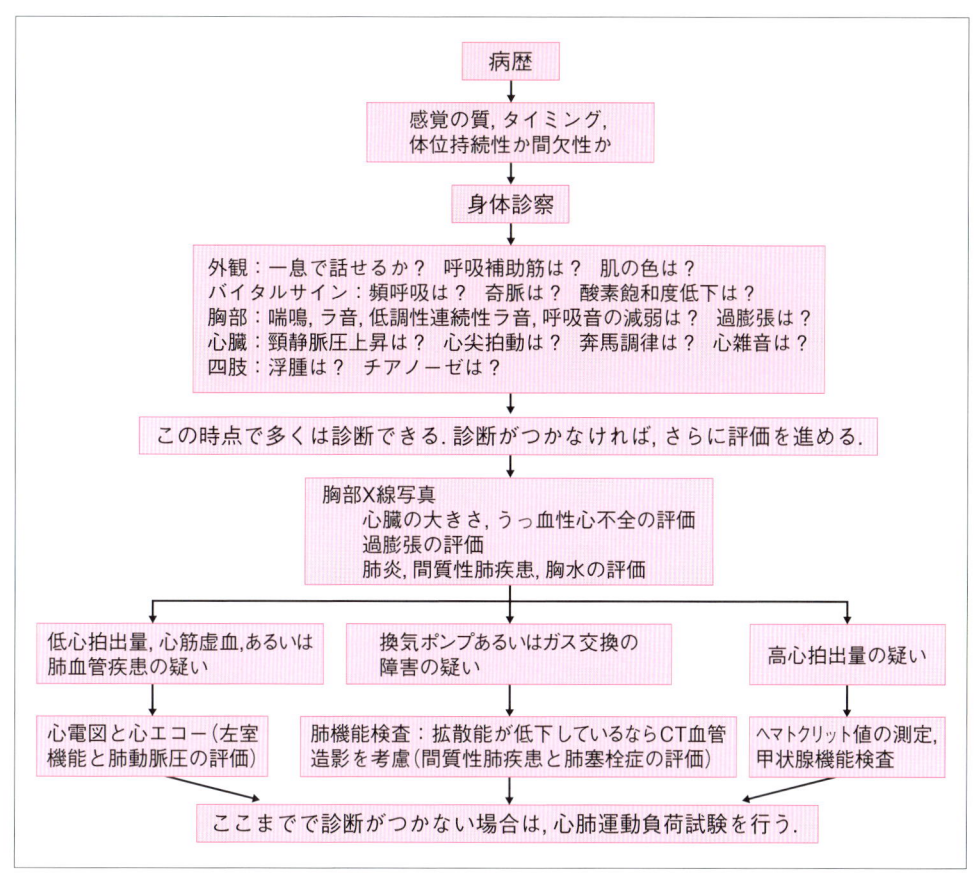

図1 呼吸困難患者の評価のアルゴリズム

```
病歴
 ↓
感覚の質，タイミング，
体位持続性か間欠性か
 ↓
身体診察
 ↓
外観：一息で話せるか？ 呼吸補助筋は？ 肌の色は？
バイタルサイン：頻呼吸は？ 奇脈は？ 酸素飽和度低下は？
胸部：喘鳴，ラ音，低調性連続性ラ音，呼吸音の減弱は？ 過膨張は？
心臓：頸静脈圧上昇は？ 心尖拍動は？ 奔馬調律は？ 心雑音は？
四肢：浮腫は？ チアノーゼは？
 ↓
この時点で多くは診断できる．診断がつかなければ，さらに評価を進める．
 ↓
胸部X線写真
 心臓の大きさ，うっ血性心不全の評価
 過膨張の評価
 肺炎，間質性肺疾患，胸水の評価
 ↓
[低心拍出量，心筋虚血，あるいは肺血管疾患の疑い] [換気ポンプあるいはガス交換の障害の疑い] [高心拍出量の疑い]
 ↓                                              ↓                                          ↓
心電図と心エコー（左室機能と肺動脈圧の評価） 肺機能検査：拡散能が低下しているならCT血管造影を考慮（間質性肺疾患と肺塞栓症の評価） ヘマトクリット値の測定，甲状腺機能検査
 ↓
ここまでで診断がつかない場合は，心肺運動負荷試験を行う．
```

(Schwartzstein RM（藤井一彦 訳）：循環機能および呼吸機能の異常．福井次矢，黒川 清 監：ハリソン内科学第3版．メディカル・サイエンス・インターナショナル，東京，pp229-232, 2009[1]より改変引用)

む血液検査によって心不全を診断するという難題が課される．このアルゴリズムに示される病歴，症状，身体診察，胸部X線写真および心電図所見の感度，特異度，および尤度比を表に示す[2]．身体診察において，Ⅲ音の存在は心不全の可能性をもっとも高め，頸静脈の怒張や肺crackles，何らかの心雑音，下腿浮腫も心不全の可能性を高める．一方，喘鳴は心不全の可能性を低下させる．胸部X線写真では肺静脈のうっ血と心拡大の存在が心不全を疑う所見で重要である．一方，心拡大が認められないことは，心不全を否定するうえで有用である．心電図では心房細動が重要な所見である．心不全を否定するうえでは，正常な心電図所見が唯一の有用な所見である．これらの所見の多くは陽性尤度比が高く特異性が高いが，感度は高くない．表の第一項に示すように，総合的な臨床診断における心不全の感度は61％である．また，胸部X線写真を含め，これらの所見は主観的な診断要素が大きいため，診断の不一致は10％に達する[2]．このように呼吸困難の原因が心不全であることを迅速に診断することは重要であるが，難しいことである．

表 心不全存在予測における病歴および身体診察所見の診断正確性

所見	感度（%）	特異度（%）	陽性尤度（95%CI）	陰性尤度比（95%CI）
当初の臨床的判断	61	86	4.4（1.8〜10.0）	0.45（0.28〜0.73）
病歴				
心不全	60	90	5.8（4.1〜8.0）	0.45（0.38〜0.53）
心筋梗塞	40	87	3.1（2.0〜4.9）	0.69（0.58〜0.82）
冠動脈疾患	52	70	1.8（1.1〜2.8）	0.68（0.48〜0.96）
慢性閉塞性肺疾患	34	57	0.81（0.60〜1.1）	1.1（0.96〜1.4）
症状				
発作性夜間呼吸困難	41	84	2.6（1.5〜4.5）	0.70（0.54〜0.91）
起座呼吸	50	77	2.2（1.3〜3.9）	0.65（0.45〜0.92）
浮腫	51	76	2.1（0.92〜5.0）	0.64（0.39〜1.1）
労作時呼吸困難	84	34	1.3（1.2〜1.4）	0.48（0.35〜0.67）
身体診察				
Ⅲ音（心室充満ギャロップ）	13	99	11（4.9〜25）	0.88（0.83〜0.94）
腹部頸静脈逆流	24	96	6.4（0.81〜51）	0.79（0.62〜1.0）
頸静脈怒張	39	92	5.1（3.2〜7.9）	0.66（0.57〜0.77）
Crackles	60	78	2.8（1.9〜4.1）	0.51（0.37〜0.70）
何らかの心雑音	27	90	2.6（1.7〜4.1）	0.81（0.73〜0.90）
下腿浮腫	50	78	2.3（1.5〜3.7）	0.64（0.47〜0.87）
喘鳴	22	58	0.52（0.38〜0.71）	1.3（1.1〜1.7）
胸部X線写真				
肺静脈うっ血	54	96	12（6.8〜21）	0.48（0.28〜0.83）
間質浮腫	34	97	12（5.2〜27）	0.68（0.54〜0.85）
心拡大	74	78	3.3（2.4〜4.7）	0.33（0.23〜0.43）
心電図				
心房細動	26	93	3.8（1.7〜8.8）	0.79（0.65〜0.96）
何らかの異常所見	50	78	2.2（1.6〜3.1）	0.64（0.47〜0.88）

迅速にできる客観的検査法の必要性

　心不全の診断アルゴリズムにおいて，より正確な診断を行うためには心エコーなど客観的な検査が必要とされる．なぜなら，身体診察所見の正当性を担保するため，見落としを補うため，そして心機能の低下や弁膜症など心形態異常を明らかにするためである．ポケット心エコーによって息切れ，呼吸困難の原因が心臓由来であると診断する精度が高められることが期待されるが，いまだエビデンスは確立されていない．しかし，心疾患についてコンサルテーションされた症例を対象とした研究では，心臓の異常を身体診察で診断

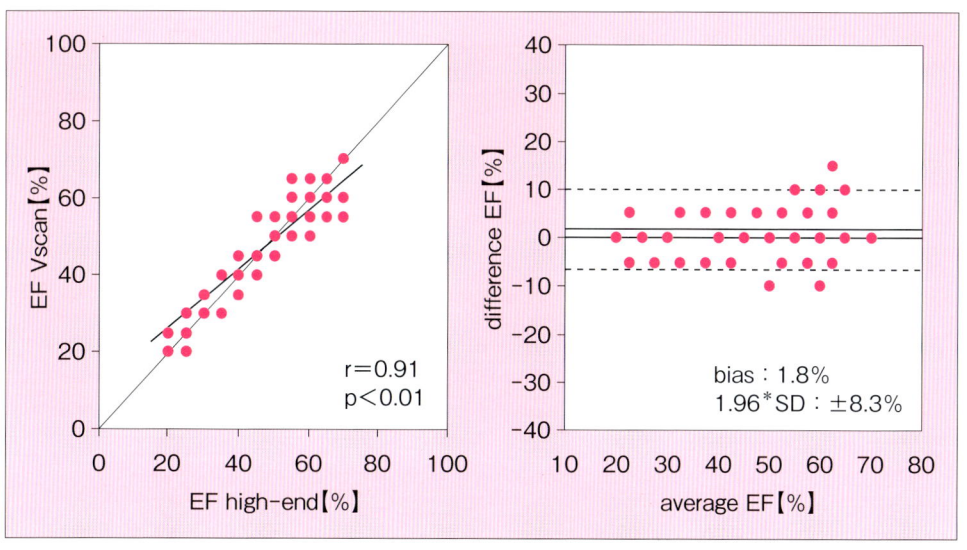

図2 VscanとHigh-end機によるvisual EFの相関関係（左図）およびBland-Altmanプロット（右図）

(Galderisi M, et al.: Cardiovasc Ultrasound 8：51, 2010[3]より引用)

できたのは全体の38.2%であったのに対して，ポケット心エコーを併用することで69.7%まで改善された[3]．ポケット心エコーは救急を含めたさまざまな状況下でも十分に利用可能であり，呼吸困難症例の原因診断精度の改善が多いに期待される[4,5]．

ポケット心エコーで可能な心機能評価

心不全の定義「心機能の異常により代謝組織の需要に釣り合う血液を拍出できない，もしくは充満圧の上昇によってのみそれを行いうる病態生理学的状態」に基づけば，左心不全症例は以下の3つに分類される．①左室駆出率（EF）は低下しているが充満圧は正常，②EFは低下し，充満圧が上昇，③EFは正常だが充満圧が上昇している．したがって，心不全を診断するうえでもっとも重要な所見は左室EFの低下と充満圧の上昇である．

1　ポケット心エコーによる左室収縮機能評価

きわめて不良なエコー像を呈する症例ではhigh-end機の有用性が認められるが，Vscanでも急性期の症例を含めておおかた良好な画像を得ることが可能である．Vscanでは左室EFを計測することはできないので，見た目のEF（visual EF）で心機能の評価を行う必要があるが，VscanによるvisualEFはhigh-end機のそれときわめて良好な相関を示す（図2）[3]．また，救急外来や集中治療室で行った左室収縮機能の評価においても，Vscanによる評価は，high-end機ときわめて良好に一致する[5]．このように身体所見，胸部X線写真，心電図に加えて，ポケット心エコーを行うことは，左室収縮不全の診断までの時間を大幅に短縮し，その診断正確性の向上に十分寄与できる（図3）．

拡張末期　　　　　収縮末期

Vscan

High-end

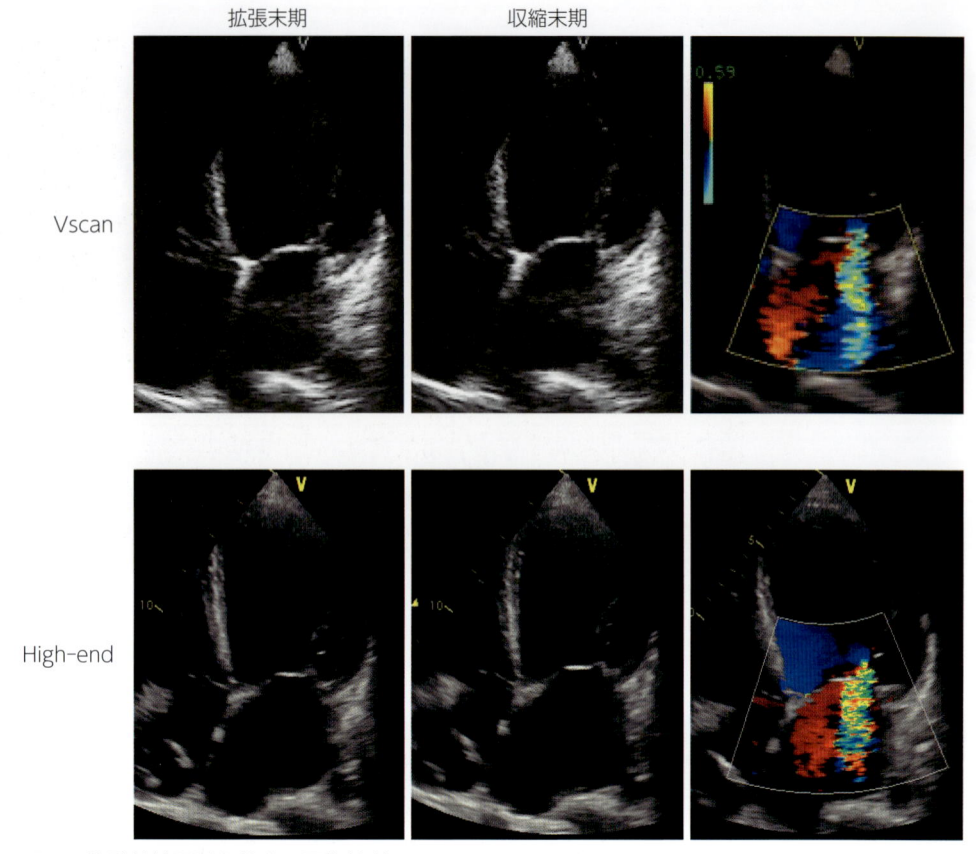

図3　特発性拡張型心筋症の画像比較
Simpson法で求めたEFが30%の症例である．左室拡大，高度収縮機能低下が一目瞭然である．また，機能性僧帽弁閉鎖不全の描出も良好である．

2　ポケット心エコーによる充満圧上昇の評価

　呼吸困難が心原性であることを診断するうえで，左室充満圧上昇の有無を評価することはきわめて重要である．臨床所見でのⅢ音，頸静脈の怒張，胸部X線写真における血液再分布の存在下では左室充満圧上昇の診断はある程度可能であるが，より正確な診断方法を考慮する必要がある[6]．残念ながらVscanではドプラ評価ができないため，血行動態評価によって左室充満圧や肺血圧の上昇の有無を判断できない．しかし頸静脈の怒張については下大静脈の評価がそれを補えるかもしれない（図4）．また，心不全の30～40%を占めるといわれているEF保持型心不全の場合には，左室充満圧上昇所見，高血圧や心房細動などの臨床所見に加えて心肥大，左房拡大の評価が本疾患の診断に寄与するかもしれない（図5）．

3　聴診器の補助ツールとして

　心雑音の補助的な診断ツールとしてポケット心エコーはきわめて有用である．有意な逆

6. ポケット心エコー：息切れ

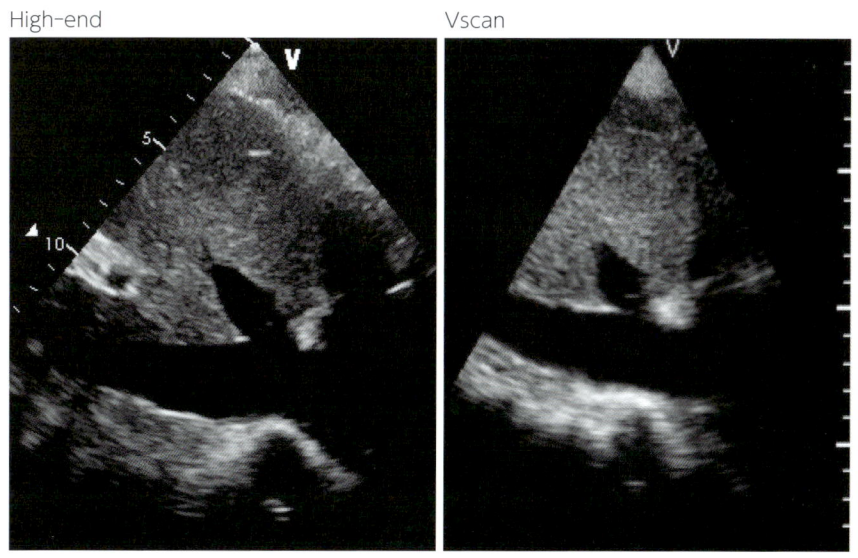

図4　下大静脈像の比較
右心不全が疑われた症例の下大静脈像である．呼吸性変動が消失したいちじるしい下大静脈および肝静脈の怒張が認められる．

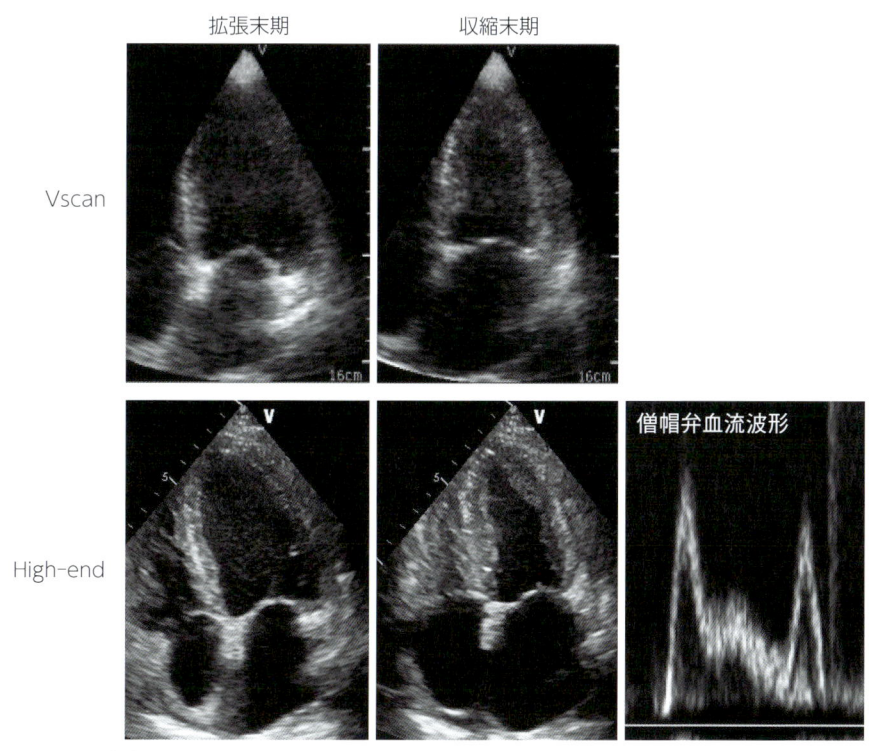

図5　EF保持型心不全例
高血圧と慢性腎臓病の既往がある70歳女性．呼吸困難で来院．頸静脈怒張は明らかでなかったが，胸部X線写真で両側上肺野における血管陰影の増強を認めた．VscanではvisualEFは65～70%程度あり，左房拡大が認められたためEF保持型心不全を疑った．High-end機で拘束性流入障害を認めたためEF保持型心不全と診断した．

Vscan

High-end

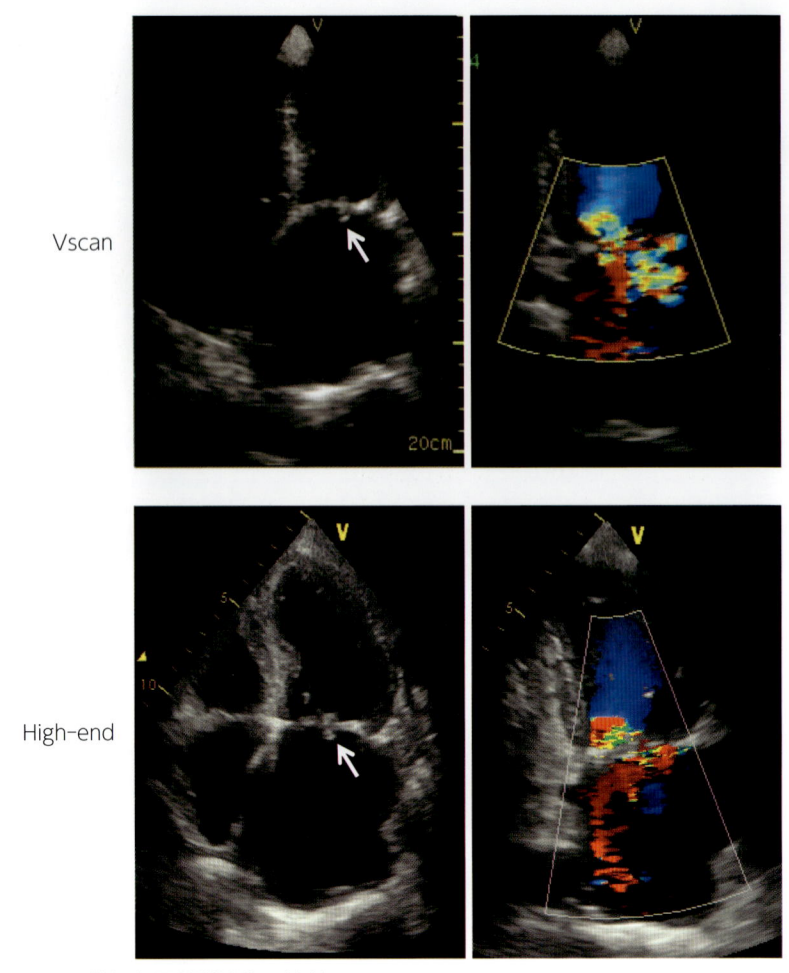

図6　僧帽弁閉鎖逆流像の比較
僧帽弁 P2 の逸脱（白矢印），およびカラードプラ法で吸い込み血流が明瞭に描出された．

流性心臓弁膜症については，high-end 器と遜色ない診断率を有する[4,5]（図6）．一方，大動脈弁狭窄症についてはドプラによる定量化ができないため，重症度を過小評価する可能性がある[5]．

ポケット心エコーの使用にあたって

　ポケット心エコーの実際の画面は小さく，図3～6の high-end 機との比較をみてもわかるように画角も小さい．また，画像の質にも限界がある．さらに計測ツールが少ない．したがって，ポケット心エコーのみで心臓の異常を診断するべきではない．さらに，上述したポケット心エコーの有用性は，心エコーに精通した検者が行った結果に基づいている．心エコーは検者の知識や技量によって診断精度が左右される機器である（図7）．たとえポケット心エコーを診断の補助的な装置として使うとしても，本機器を使用する前に一般的

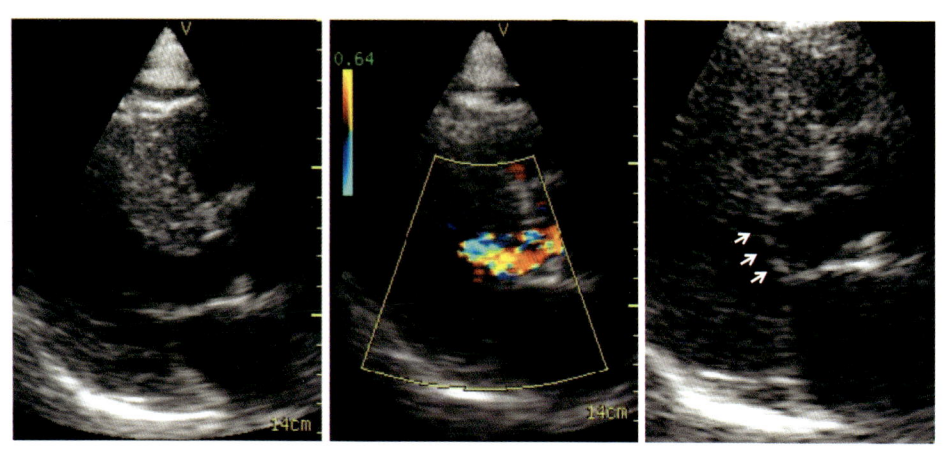

図7 閉塞性肥大型心筋症の初診例
左図：拡張末期像で中隔肥大を認める．中央図：流出路に乱流を認める．右図：流出路において僧帽弁前尖の前方運動を認める．労作時息切れを主訴に，超音波専門医の外来を受診した一例．収縮期雑音を聴取した．ポケット心エコーの所見から閉塞性肥大型心筋症が疑われ，その後診断に至った．

な心エコー検査に十分精通すべきである[6,7]．

文献

1) Schwartzstein RM（藤井一彦 訳）：循環機能および呼吸機能の異常．福井次矢，黒川 清 監：ハリソン内科学第3版．メディカル・サイエンス・インターナショナル，東京，pp229-232，2009
2) Wang CS, FitzGerald JM, Schulzer M et al.：第16章-B 救急外来にいるこの呼吸困難の患者にうっ血性心不全はあるのか．JAMA版 論理的診察の技術 エビデンスに基づく診断のノウハウ．日経BP社，東京，pp199-211，2011
3) Galderisi M, Versiero M, Lomoriello VS et al.：Improved cardiovascular diagnostic accuracy by pocket size imaging device in non-cardiologic outpatients：the NaUSiCa（Naples Ultrasound Stethoscope in Cardiology）study. Cardiovasc Ultrasound 8：51, 2010
4) Prinz CP, Voigt JU：Diagnostic accuracy of a hand-held ultrasound scanner in routine patients referred for echocardiography. J Am Soc Echocardiogr 24：111-116, 2011
5) Testuz A, Müller H, Keller P et al.：Diagnostic accuracy of pocket-size handheld echocardiographs used by cardiologists in the acute care setting. Eur Heart Cardiovasc Imaging, 2012 doi：10.1093/ehjci/jes085
6) Badgett RG, Mulrow CD, Lucey CR：第16章-A 臨床診察法は成人の左心不全を診断できるのか．JAMA版 論理的診察の技術 エビデンスに基づく診断のノウハウ．日経BP社，東京，pp187-197，2011
7) Sicari R, Galderisi M, Voigt JU, et al.：The use of pocket-size imaging devices：a position statement of the European Associationof Echocardiography. Eur J Echocardiogr 12：85-87, 2011

7 ポケット心エコー：ショック

岡山大学大学院医歯薬学総合研究科 循環器内科学　杜　徳尚，伊藤　浩

> **Point**
> - 心エコーはショックの原因診断に有用であり，特にポケット心エコーはそのサイズと手軽さから救急の現場に最適である．
> - ショックの迅速な原因診断にはショックツリーとよばれる診断プロセスが有効であり，このプロセスはカラードプラを備えたポケット心エコーで十分対応できる．
> - ショック診療においてポケット心エコーは心臓だけでなく，肺うっ血，胸水，血管の評価にも有用である．
> - しかし，ショックの現場でポケット心エコーを用いる際は原因診断にとどめ，詳細な評価や計測は後ほど据え置き型心エコー機器で行うべきである．

はじめに

　一口にショックといっても心原性ショックをはじめ，出血性ショック，敗血症性ショックなどのさまざまな病態がある．臨床の現場でショックに遭遇した際は"待ったなし"なので，あらゆる診断手法を用いてショックの原因を可及的速やかに診断しなければならない．なかでもエコー検査，特に心エコー図検査が役に立つのは心原性ショックであり，その原因診断にも心エコー図検査はきわめて有用である．

　しかし，救急外来や特殊病棟など心エコー図機器が電源オンでスタンバイされており，さらに十分なスペースが確保された状況であればともかく，一般病棟や外来では従来の据え置き型の心エコー図機器では苦労する場面が実に多い．その理由として，①心エコー図機器を現場まで押していかなくてはならない，②多くの場合は限られた狭いスペースに心エコー図機器を配置しなくてはならない（急変の現場ではその他の医療機材も多く配置されておりスペースがないことは経験があることと思う），③心エコー図機器の電源の立ち上がりを待たなければならないなど，実際の心エコー図検査を始める以外のところで障害が多い．

　そもそもショックの現場で心エコー図検査の役割は，心原性ショックの有無の評価と心原性ショックであればその大まかな原因の判定といった初期対応にかかわることがわかるだけで十分である．細かい数値はその後，状況が落ち着いてから再検して正確に計測するべきである．

　このショックの現場で活躍が期待されるのが，本書の表題である「ポケットエコー」で

7. ポケット心エコー：ショック

表1 心原性ショックをきたす代表的な疾患

1．急性心筋梗塞
a．左室収縮不全
b．心室中隔穿孔
c．乳頭筋・腱索断裂
d．自由壁破裂
2．心筋症
a．拡張型心筋症
b．肥大型心筋症
3．弁膜症
a．大動脈弁狭窄症・僧帽弁狭窄症
b．弁機能不全（感染性心内膜炎・外傷による弁破壊等）
c．人工弁機能不全（血栓弁・弁やストラットの歪み等）
4．心膜疾患
a．心タンポナーデ
5．心筋炎
6．心臓手術後
7．肺高血圧
a．肺血栓塞栓症
b．原発性肺高血圧症
8．外傷
9．医原性

ある．そのサイズや起動の早さ，十分な画質のクオリティーはまさにショック現場でのリクエストに応えるものである．2011年に発表された欧州心エコー図学会の指針のなかでもポケット心エコーの適応として，救急の現場を挙げておりその有用性を認めている[1]．ただし，最終の診断は据え置き型の心エコー図機器で行われるべきとも明記されている．

ここでは心原性ショック患者に遭遇した際にポケット心エコーから得られた情報をいかに読み解いてそれを診断，治療方針の決定に活用するかについて解説したい．

心原性ショックと心エコー図検査

　心原性ショックとは心機能低下により末梢臓器の低灌流が起こる状態のことであり，心原性ショックの原因疾患としては表1に示されるように実に多彩な疾患が挙げられる．これら多彩な疾患のなかから短時間で正確な診断を得ることは慣れていたとしても決して容易ではない．しかし，心エコー図を用いれば即座に診断できる疾患が多いことも事実である．そこで心エコー図検査をより短い時間で終わらせ有効に活用するため，検査前にまず的確な病歴収集と身体所見，また可能であれば問診を行い，鑑別診断を列挙しておくことが重要である．そのうえで焦点を絞った心エコー図検査をポケット心エコーで行えば，よ

```
                        エコーフリースペース
              あり  ┌─────────────┐  なし
           ┌────────┘             └────────┐
      心タンポナーデ                      心サイズ
                              拡大  ┌─────────┘ 正常
                           ┌────────┘          └────────┐
                    拡張型心筋症,                   壁運動異常
                    陳旧性心筋梗塞,再梗塞
                                         あり ┌─────────┘ なし
                              ┌──────────────┤          └──────┐
                      全体的壁運動異常    局所壁運動異常     肺動脈血栓塞栓症
                        急性心筋炎        急性心筋梗塞
                                         心腔内異常血流
                                      あり ┌────────┘ なし
                              ┌────────────┘          └────────┐
                      乳頭筋断裂,心室中隔穿孔              左主幹部病変,右室梗塞
```

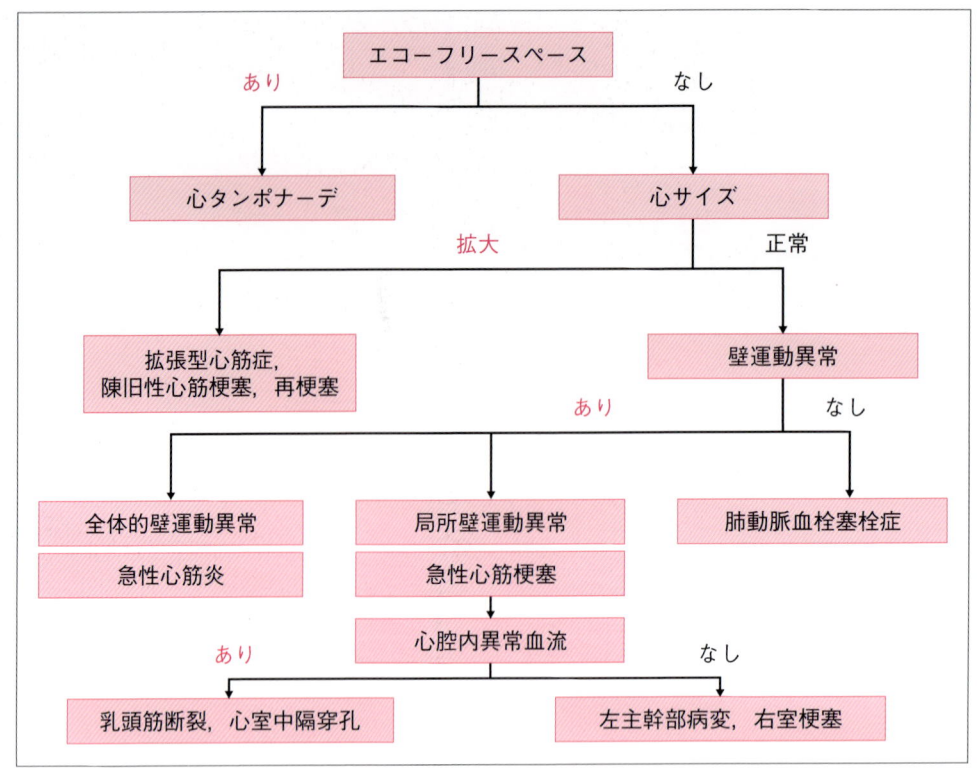

図1 心原性ショックの診断プロセス：ショックツリー

り短時間で正確な診断が得られる可能性が高くなる．もちろん救急現場で人手があるのならば役割を分担することでより早く診断，治療にたどり着くことができることと思う．

さらに，心原性ショックの際の心エコー図検査を効率よく行うために図1に示すようなショックツリーとよばれる診断プロセスが活用できる．心エコー図検査を行う際にこれらのポイントを一つずつおさえていきながら検査にあたることでより効率良く行うことができる．

1 心タンポナーデ

ショックツリーの一番はじめの分岐にあるように，最初に観察したいのが心膜液の貯留である．心タンポナーデでは探触子を当てるとすぐに心膜液の貯留が観察され，全身状態を含めワンルックで十分に診断をつけることができ，ポケット心エコーの迅速さが活かされる．心タンポナーデの病態で重要なのは貯留した心膜液の量より貯留のスピードである．たとえ心膜液の量が多くとも，慢性に時間をかけて貯留したものであれば心膜の進展により心膜腔の圧力の上昇を軽微に抑えることができ，結果として心内腔の容積を確保することができる．しかし，少量でも急速に貯留した場合は心膜腔内圧の上昇と心腔内容積の減少が急激に生じ，容易に血行動態の破綻をきたす[2]．したがって，心タンポナーデでは心腔の虚脱（特に低圧の右心系の虚脱）も心膜液の貯留と合わせて重要である．

心タンポナーデの原因疾患としては心膜炎，悪性疾患，急性心筋梗塞に伴う心破裂，急

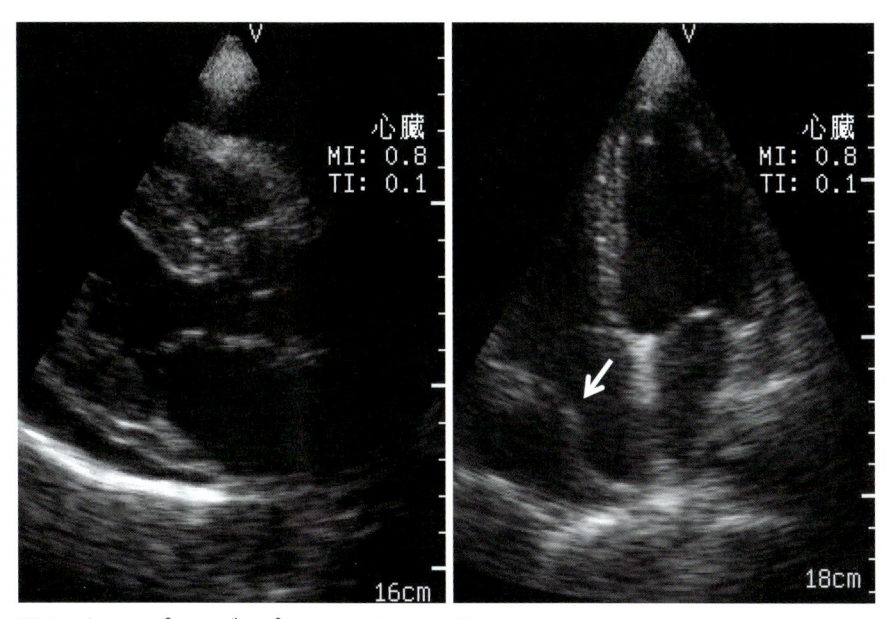

図2 心タンポナーデのポケット心エコー画像
全周性に心膜液の貯留を認め（左），右房が心室の収縮早期に虚脱しているのがわかる（右，矢印）．

性大動脈解離，心臓カテーテル治療やデバイス植え込み術時の冠動脈穿孔や心室穿孔などが挙げられる．

図2に示すのは心タンポナーデの心エコー図である．全周性に心膜液の貯留を認め，さらに右房壁が心室の収縮早期に貯留した心膜液におされ虚脱している所見を認める．

2 拡張型心筋症

左室が拡大しているのであれば，慢性心不全の急性増悪が疑われる．そのなかでも診療する機会が多いのは，拡張型心筋症と陳旧性心筋梗塞による心不全であろう．慢性心不全の急性増悪では心エコー図により病態把握をすることで速やかに適切な治療に移ることができる．図3に提示するのは拡張型心筋症の症例である．たとえ計測ができなくとも，画面右端の目盛りを参考にするとおおよそのサイズを判定でき，左室駆出率も慣れれば見た目で十分に推測可能である．

また，慢性心不全では弁膜症の評価も重要である．特に，拡張型心筋症や陳旧性心筋梗塞では心内腔拡大に伴い僧帽弁閉鎖不全症や三尖弁閉鎖不全症を認めることが多い．ポケット心エコーでは正確な定量評価は不可能であるが，カラードプラでの定性評価は可能（オフラインでは半定量評価も可能）であり，据え置き型のハイエンド機器と遜色なく評価できることも報告されている（図4）[3]．さらに，慢性心不全増悪の際は肺うっ血や胸水貯留などの心臓外の評価もポケット心エコーで行うことが可能であり，それについては後ほど「心臓外の評価」の項で述べる．

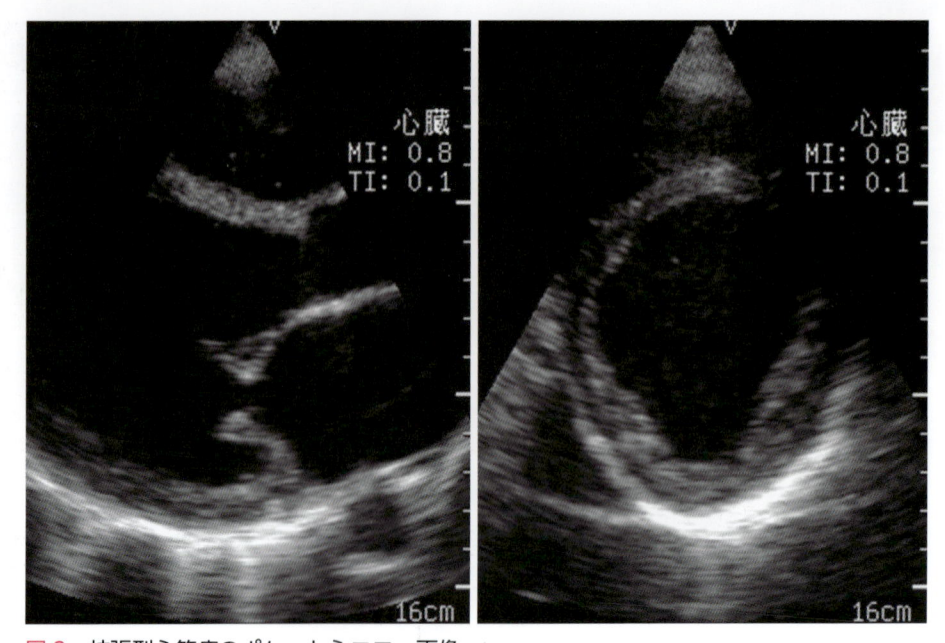

図3　拡張型心筋症のポケット心エコー画像
傍胸骨長軸像（左）と傍胸骨短軸像（右）．左室の拡大を認め，動画であれば左室駆出率の低下が確認できる．

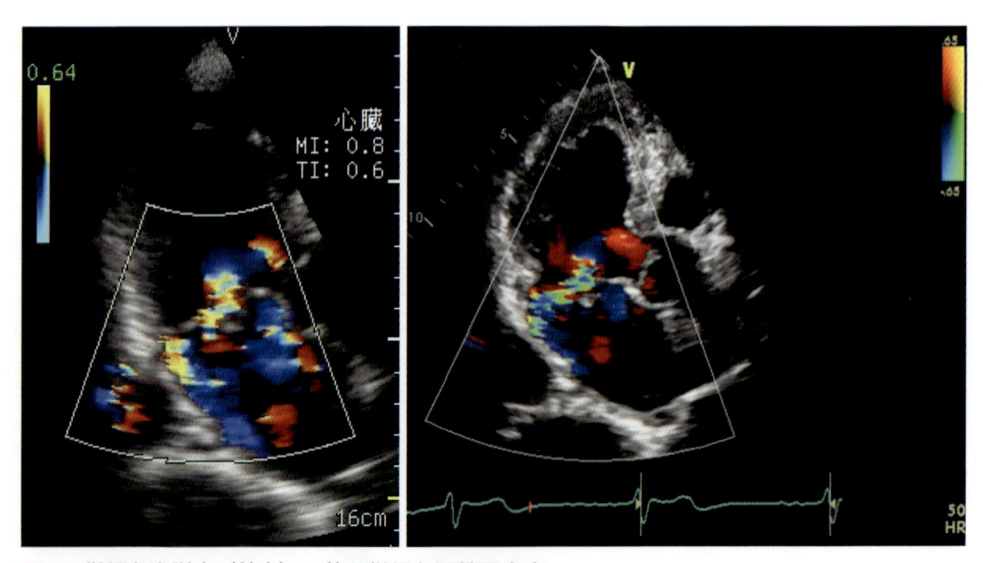

図4　僧帽弁逸脱症（前尖）に伴う僧帽弁閉鎖不全症
ポケット心エコー（左）のカラードプラでも据え置き型心エコー図機器（右）と遜色なく見た目の評価が可能である．

3　急性心筋炎

　左室の拡大がなく，壁運動が全体的に低下している場合は急性心筋炎を疑う．急性心筋炎は，同様に左室壁運動がびまん性に低下している拡張型心筋症などの心筋症との鑑別が

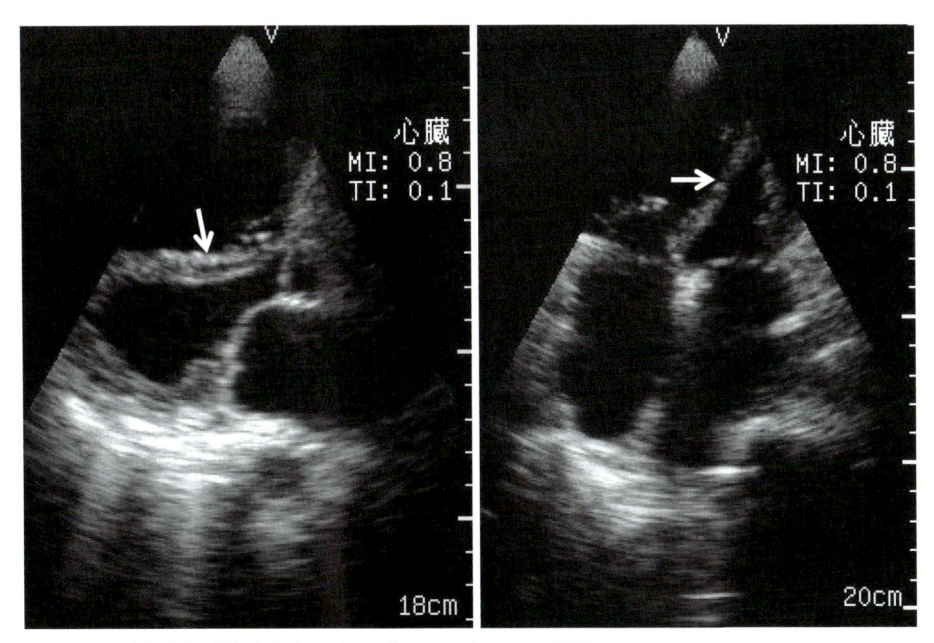

図5 特発性肺動脈性肺高血圧症のポケット心エコー画像
右室と両心房の拡大，心室中隔の左室側への圧排（矢印）を認める．

重要になってくる．拡張型心筋症は程度の差こそあれ左室拡大が認められるのに対し，急性発症である急性心筋炎では左室サイズは正常範囲である．また，病歴で先行する感染兆候の有無が手がかりとなることも多い．また，左室心筋炎では左室壁厚は保たれているか，なかには肥厚している症例もある．

心筋炎は劇症型心筋炎のように急激な病態の悪化を辿ることもあり，常に補助循環も含めた治療方針を念頭に入れておかなければならない．

4 肺高血圧

左室の拡大がなく，壁運動異常も認めないときは右室拡大の有無を観察する．肺高血圧をきたす疾患のうち救急の現場で診療する機会が多いのは急性肺血栓塞栓症であろう．多くの場合，下肢あるいは骨盤内の静脈で形成された血栓が剥離して肺動脈の機械的塞栓をもたらし，さらに神経液性因子の関与も加わって肺高血圧をきたすと考えられている．肺血栓塞栓症の症状としては胸痛，呼吸困難，頻呼吸などが挙げられるが特徴的な症状に乏しく診断を遅らせる原因となっている．

また，特発性肺動脈性肺高血圧症などの慢性に肺高血圧をきたす疾患もあり，増悪の際には同様にショックに陥り血行動態が破綻する．図5に示すのは特発性肺動脈性肺高血圧症のポケット心エコー画像であるが，右室拡大と心室中隔の左室側への圧排，両心房の拡大を認めている．ポケット心エコーでは連続波ドプラを搭載しておらず圧較差が測定できないが，このような所見が得られれば高度の肺高血圧の存在を強く疑うことができる．

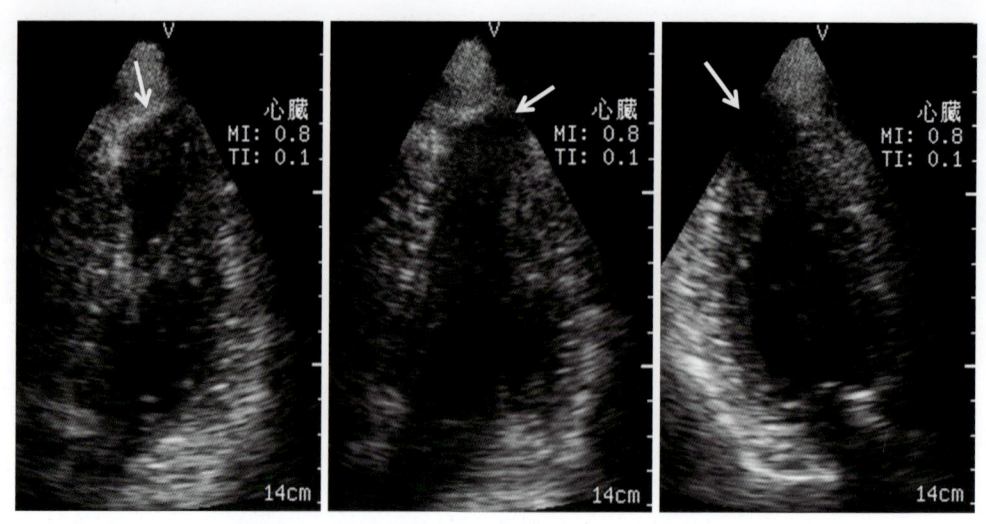

図6 急性心筋梗塞（前壁）のポケット心エコー画像
心尖部の壁運動が高度に低下し，瘤状（矢印）になっているのが確認できる．

5 急性心筋梗塞

　急性心筋梗塞の診断は発症時の病歴と心電図などの所見から困難でない場合が多いが，心エコー図を用いれば局所壁運動異常から冠動脈支配領域に照らし合わせ，責任冠動脈を推測することができる（図6）．急性心筋梗塞患者の7%が心原性ショックに陥り[4]，その死亡率は50%近くに上ると報告されている[5]．特に初回梗塞で心原性ショックに至りやすい病変としては左主幹部病変や右冠動脈病変が挙げられ，いずれにしても可能な限り早期の血行再建を考慮しなくてはならない．

　機械的合併症も急性心筋梗塞症例の心原性ショックの原因として重要である．心室中隔穿孔，乳頭筋断裂，左室自由壁破裂が代表的なものである．経過中に顕著な全収縮期雑音が第4肋間胸骨左縁に聴取されれば心室中隔穿孔を，心尖部に聴取されれば乳頭筋・腱索断裂に伴う僧帽弁逆流を，考える．いずれの機械的合併症も内科的治療では死亡率が70〜90%と救命困難であり[6,7]，疑われれば心エコー図検査での早期診断と外科的修復術が重要である．心室中隔穿孔であればカラードプラ法を用いて穿孔とそこを通過する左-右シャント，右室負荷所見が確認できる．乳頭筋断裂であれば，僧帽弁逆流とともに断裂した乳頭筋，腱索や弁尖の過剰な動きが観察される（図7）．

6 大動脈弁狭窄症・左室流出路狭窄

　大動脈弁狭窄症や肥大型心筋症などに伴う左室流出路狭窄を伴った症例では，不適切な血管拡張薬や脱水によって容易に心拍出量の低下を招き，心原性ショックに陥りやすい．大動脈弁狭窄症では胸骨左縁短軸像で多くは石灰化した解放制限のある大動脈弁が観察される（図8）．

　肥大型心筋症では心肥大そのものによる左室流出路の狭窄を認めることもあるが，心肥大のために狭くなった左室流出路を通過する血流が加速され，本来は収縮期に閉じている

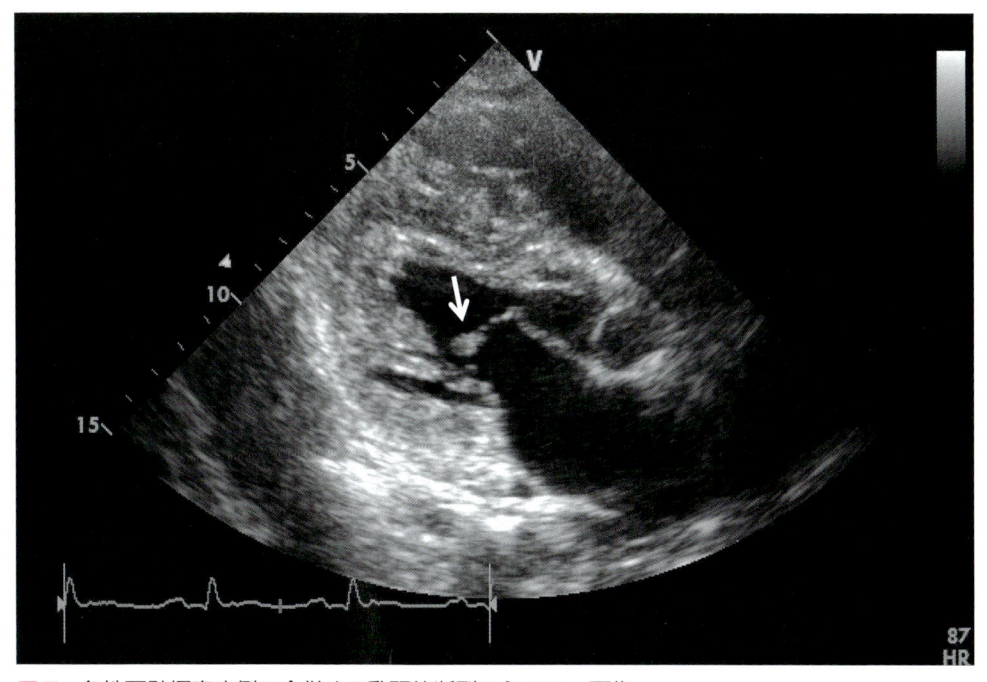

図7　急性下壁梗塞症例に合併する乳頭筋断裂の心エコー画像
僧帽弁前尖に付着し可動性に富む断裂した乳頭筋（矢印）を認める（本画像は据え置き型心エコー図機器で撮像されたものである）．

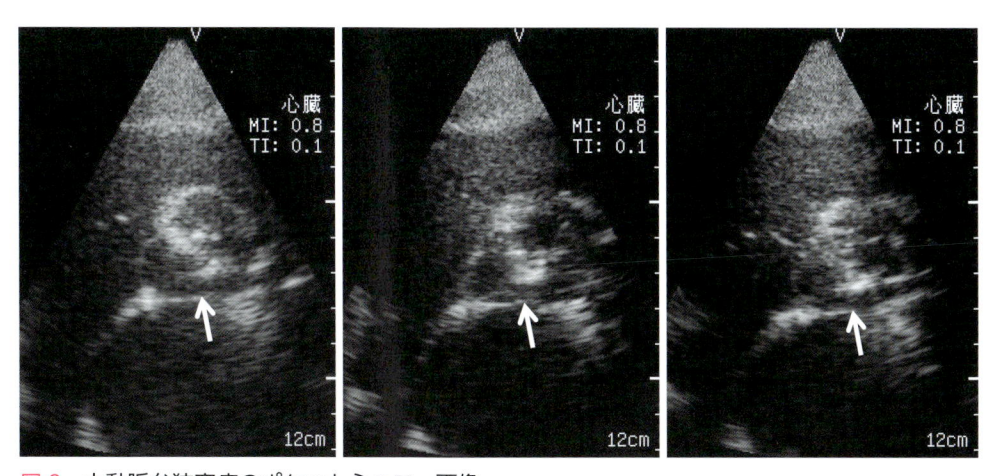

図8　大動脈弁狭窄症のポケット心エコー画像
石灰化した大動脈弁（矢印）が観察され，左室収縮期（右）も開放は不良である．

はずの僧帽弁前尖を流出路側に引き込み，流出路の狭窄をきたすこともある（収縮期前方運動）．

7　心臓外の評価

　心不全増悪時により肺うっ血をきたした症例では，胸壁エコーで肺の部分に図9のよう

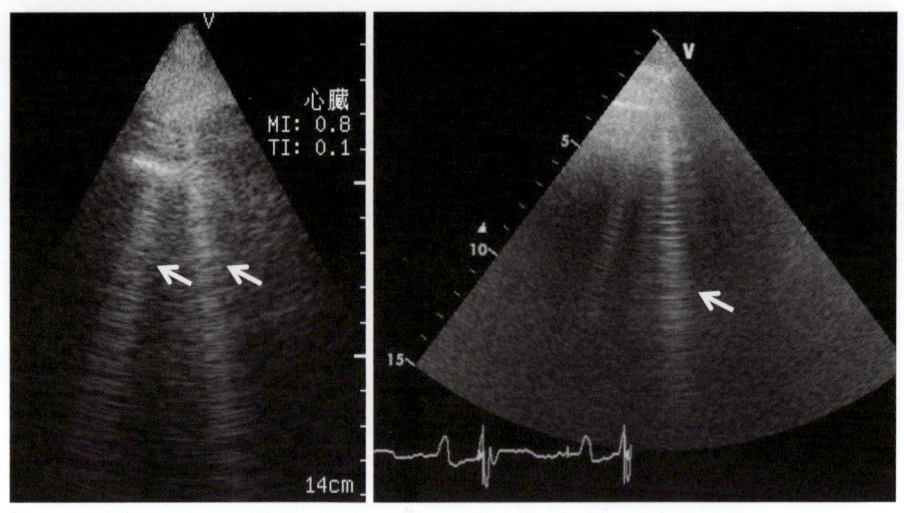

図9　肺うっ血に伴うコメットエコー
ポケット心エコー（左）でも胸壁にプローブをあてるだけで，据え置き型の心エコー図機器（右）と同じように後方に高エコーを伴う彗星のようなコメットエコー（矢印）を観察することが可能である．肺うっ血の迅速な診断にきわめて有用である．

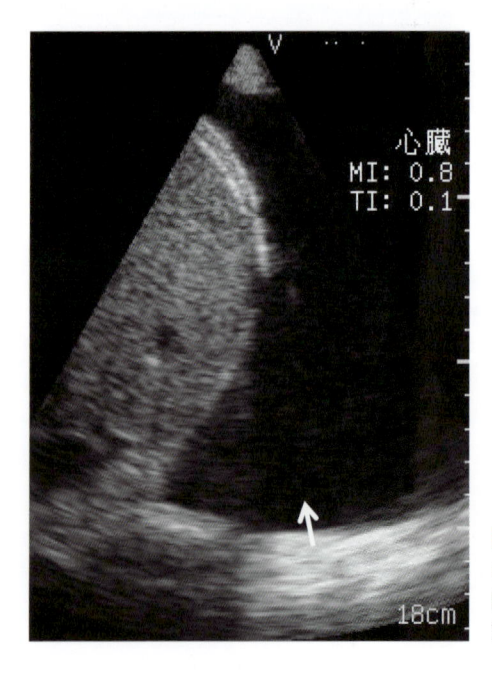

図10　胸水のポケット心エコー画像
ポケット心エコーのプローブを座位では下肺野，臥位では背側にあてるだけで胸水の貯留（矢印）を診断できる．

な高エコーを伴う彗星のようなコメットエコーを認める．このエコー像は肺うっ血の迅速な診断にきわめて有用であり，さらにポケット心エコーでも据え置き型機器と同等の精度を持って評価できることが報告されている[8]．救急の現場でも胸にプローブを当てるだけで診断できるので，是非トライしていただきたい．

　胸水の評価も当然可能であり，座位では下肺野，臥位では背側にプローブをあてるだけで診断できる（図10）．

　下大静脈の観察も重要であり，その径と呼吸性変動の程度は右房圧を推定するうえで重

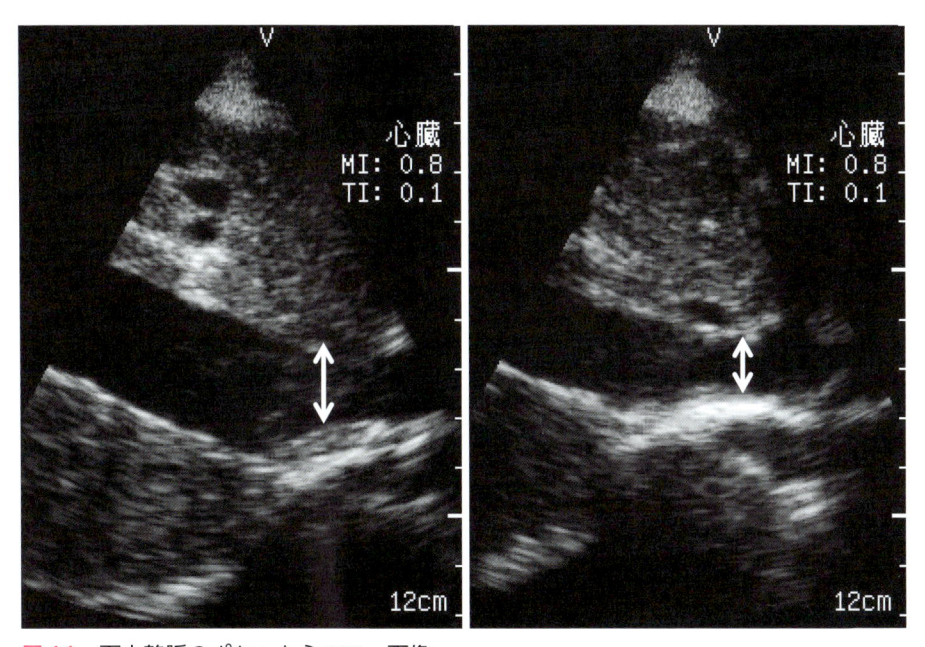

図 11 下大静脈のポケット心エコー画像
ポケット心エコーでも下大静脈の拡大の有無と呼吸性変動の観察は十分に可能である．下大静脈は肝静脈分岐部で計測する（矢印）．分岐部は通常，右房の入口部から 0.5〜3.0 cm のところに位置している．

要である．ポケット心エコーでは正確な径や呼吸性変動率を算出することは困難であるが，おおよその判定は見た目でも可能であり有用性は高い（図 11）．

まとめ

以上，低血圧，特に心原性ショックをきたす主な疾患についてその心エコー図検査の特徴とポケット心エコーを活用した診断のポイントについて記述した．ただし，心エコー図検査の精度は検者によるところも大きく，たとえポケット心エコーでワンルック検査を行うだけであっても日常から診療の合間に心エコー図室に通ったり，電子カルテの動画像でもよいので心エコー図に接する習慣をつけておくのが大事である．

最後に心エコー図検査にこだわるあまり，診断，治療が遅れることは本末転倒であるので心エコー図検査が困難であれば，潔くほかの検査に譲ることも重要である．

文献

1) Sicari R, Galderisi M, Voigt JU, et al.: The use of pocket-size imaging devices : a position statement of the European Association of Echocardiography. Eur J Echocardiogr 12 : 85-87, 2011
2) Freeman GL, LeWinter MM : Pericardial adaptations during chronic cardiac dilation in dogs. Circ Res 54 : 294-300, 1984
3) Kono Y, Fukuda S, Shimada K, et al.: Pocket-sized echo for evaluation of mitral and tricuspid regurgitation. JACC Cardiovasc Imaging 4 : 921, 2011
4) Holmes DR Jr : Cardiogenic shock : a lethal complication of acute myocardial infarction. Rev Cardio-

vasc Med 4：131-135, 2003
5) Babaev A, Frederick PD, Pasta DJ, et al.; NRMI Investigators：Trends in management and outcomes of patients with acute myocardial infarction complicated by cardiogenic shock. JAMA 294：448-454, 2005
6) Thompson CR, Buller CE, Sleeper LA, et al.：Cardiogenic shock due to acute severe mitral regurgitation complicating acute myocardial infarction：a report from the SHOCK Trial Registry. SHould we use emergently revascularize Occluded Coronaries in cardiogenic shocK? J Am Coll Cardiol 36：1104-1109, 2000
7) Crenshaw BS, Granger CB, Birnbaum Y, et al.：Risk factors, angiographic patterns, and outcomes in patients with ventricular septal defect complicating acute myocardial infarction. GUSTO-I (Global Utilization of Streptokinase and TPA for Occluded Coronary Arteries) Trial Investigators. Circulation 101：27-32, 2000
8) Bedetti G, Gargani L, Corbisiero A, et al.：Evaluation of ultrasound lung comets by hand-held echocardiography. Cardiovasc Ultrasound 4：34, 2006

8 急性腹症の超音波検査

東邦大学医療センター大森病院 消化器内科
住野泰清，篠原正夫，池原　孝，松清　靖，高山竜司
東邦大学医療センター大森病院 超音波検査室　丸山憲一

Point
- 超音波検査を診察の一部にすることが大切.
- 急性腹症のような超急性重症疾患の頻回経過観察に役立つ.

　急性腹症はもちろんのこと，何らかの身体症状，特に痛みに対して探触子をあてると，たちどころに起因臓器が判定できることが多く，以後の戦略構築の役に立つ．また，時々刻々変化する病態所見に追随するためには，超音波検査室まで患者を運ぶわけにはいかず，病院の主装置である据え置き型の高級機を枕元に置いておくわけにもいかない．何よりも救急処置が必要となる患者のベッドサイドに大きな装置を置いておくのは，診療の妨げとなり好ましくない．ポケットエコー，携帯型装置の出番である．

はじめに

　急性腹症とは激しい腹痛を呈し，急性の経過をとる疾患の総称であるが，各種画像診断法の進歩により診断精度の向上した現代においては，救急の場においても疾患の診断が的確に行われるようになり，総称的症候名を用いる場面は減ってきている．しかし，それら症例のなかには外科的（泌尿器科，婦人科を含む）対処を必要とするものが少なからず含まれるため，救急の現場では注意を喚起する意味合いも含め，今なお使われているのが実情である．

　急性腹症と称される患者においては，外科的治療の適否を速やかに判定する必要があり，診察に際してもそれが一義に問われることになる．それは診療の場がどこであっても同じであり，画像診断装置なしでも十分な診断ができる医師としての素養を磨くことが大切ではあるが，そうはいっても，重症な患者に対してさまざまな治療が可能となった近年においては，迅速かつ正確な診断が必須であり，やはり画像診断法を欠くことはできない．

　画像診断法としては検者の技術や患者の状態にかかわらず的確な情報が得られるCTが，救急疾患の診断にもっとも適しているとされ[1]，昨今ではすっかりCT偏重の機運が満ちている．しかしCTは装置が大きく，エックス線被曝や穿刺治療に関連するいくつかの問題点を抱えているのも事実である．それに比べ超音波検査は，診断面で多少問題はあ

るものの，画像の解像度は高くコンパクトで，規模の小さい施設でも十分導入可能であり，急性腹症の診療サポートとして臨床的意義のきわめて高いツールと考える．特にポータブル装置と称される一群の超音波装置は，性能はさておき患者および診療環境に合わせて，いかようにも応用が可能であり，救急医療の現場では役に立つ．

　ここでポータブル超音波に関して少しだけ書かせていただく．ポータブルとは読んで字のごとく，持ち運び可能と理解するのが正しいと思われるが，ただ「可能」というのではいま一つ納得がいかない．もちろん，どこかに持って行こうと思ったときには運んでいけますよ，というのも悪くはないが，やはり診療に際して常に身近に携え，診察と同時にいつでも探触子を当てて画像が得られるような，それが本当の意味でのポータブルではないだろうか．そしてその気にさせる装置が真のポータブル装置であろうと考える．

　それではどのような装置が真のポータブル装置といえるかであるが，病院勤務の医師と診療所の医師では多少異なると思われる．筆者の場合を紹介するとこれまで Aloka SSD-210，Aloka SSD-500，Toshiba Viamo の 3 台の装置を使いつないできた．病棟や外来で患者を診察するときには必ず携行し利用してきた．診療が院内に限られた大学病院医師の場合のサンプルである．診療所の医師の場合はやはり在宅など診療所から外に出ての診療を考慮する必要がある．そのような場合には，バッテリーの持ちが良く，可搬性に富む，できればポケットに入るような携行性が必要になろう．それが実現できて初めてポータブル超音波が可能になると考えるが，GE healthcare の Vscan などはその点でエポックメーキング的装置と考える．

　前置きがだいぶ長くなってしまったが，そろそろ本題に入らせていただく．
　強い腹痛をきたす疾患は星の数ほどもあるが，その多くは保存的に治療可能である．それらに関しては他書に譲り，ここではいわゆる急性腹症，すなわち手術が必要となる可能性の高い急性の腹痛疾患に限ってその概要と手術適応に関連する超音波所見について述べる．

急性汎発性腹膜炎

　いわゆる急性腹症の大半を占めるのが本疾患である．壁側腹膜，臓側腹膜に炎症が及んだ状況で，病因のほとんどは消化管由来の口腔内細菌，腸内常在菌による細菌感染である．腹膜はきわめて物質透過性のよい膜であり，増殖した細菌は容易に通過して体内に入る．したがって外科的処置など治療のタイミングが遅れると敗血症や多臓器不全（multiple organ failure：MOF）へと進展する可能性が高い．

　原因はさておき，腹膜炎の診断には腹部診察所見がもっとも重要である．いわゆる腹膜刺激症状であり，筋性防御，反跳痛である．これらが認められれば腹膜炎であり，手術の適応となる．

ポケットエコーの役割

　腹部診察所見で腹膜刺激症状が認められた場合，探触子をあててみる．腹腔内に腹水が認められれば腹膜炎の診断はほぼ間違いない（図 1）．腹水中に膿汁による小さなエコース

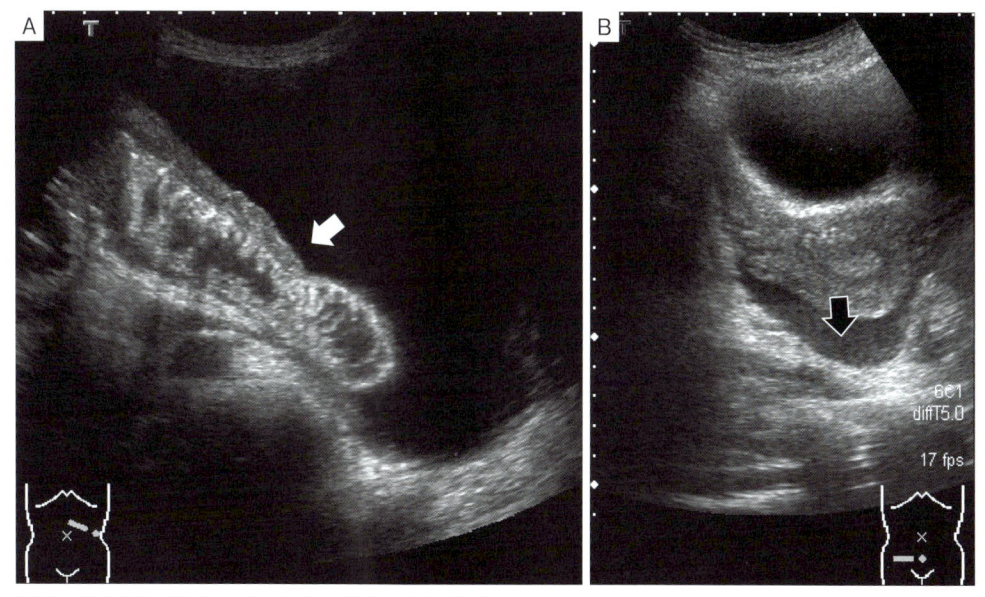

図1　汎発性腹膜炎（A）と虫垂炎穿孔例の腹膜炎（B）
A：腹腔内には大量の腹水貯留とケルクリングの目立つ小腸の麻痺性イレウス像（白矢印）が認められる．
B：骨盤腔に貯留した腹水（黒矢印）中には，膿汁であることを示すエコースポットがびまん性に浮遊している．

ポットが浮遊している所見が得られることもあるが，これにこだわる必要はない．この時点で外科に相談するが，その際超音波所見は相互理解を深めるのに役立つ．さらに臨床経過や圧痛点から病変臓器と思われる部位をスキャンすると，以下に述べるような起因疾患まで診断できるときもある．

消化管穿孔

1 胃十二指腸穿孔

　消化性潰瘍によるものがもっとも多く，ほかに癌の穿孔，外傷性，医原性，消化管異物によるものなどがある．穿孔後2～6時間は，漏れ出た消化液による「腹膜刺激期」，6～12時間は消化液による汎発性腹膜炎「腹膜反応期」，12時間以降は細菌増殖が顕著となり「細菌性腹膜炎期」とよばれる．12時間が保存的治療の限界で以降は外科的治療が必要と考えられてきたが[2]，最近では経過時間に関係なく保存的治療が可能とする報告もある[3]．

ポケットエコーの役割

　問診で胃十二指腸潰瘍など先行する病変の症状経過があり，診察で腹膜刺激症状がみられた場合には本疾患を疑い探触子をあてる．基本は腹膜炎の所見であり，少量であっても腹水貯留を描出するのが重要であるが，そのうえにfree airが認められれば胃十二指腸穿孔を強く疑う（図2）．病変自体を描出するのは容易でない．ちなみにfree airは上部消化管穿孔の70～80％に認められ，下部消化管穿孔ではそれより頻度が低いとされている．

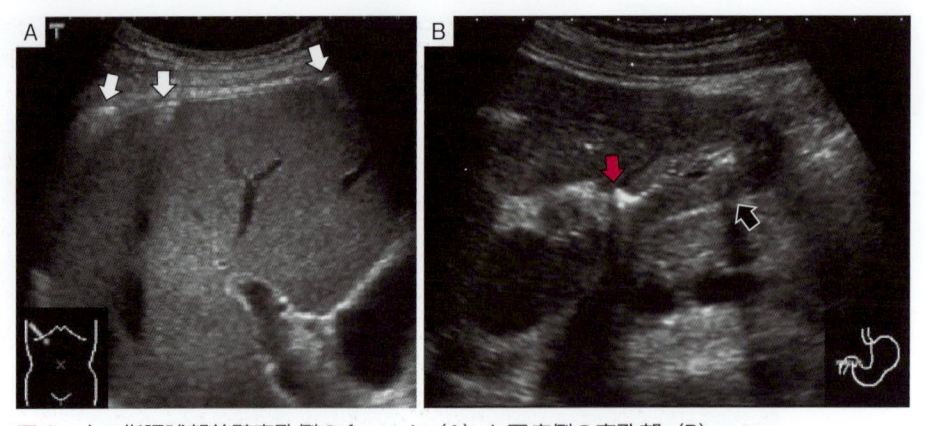

図2 十二指腸球部前壁穿孔例の free air（A）と同症例の穿孔部（B）
A：肝と胸壁の間の気泡に由来する高エコーと音響陰影が認められる（白矢印）．
B：穿孔部（赤矢印）．胃前庭部（黒矢印）から続く壁が途切れているのがわかる．

2 虫垂穿孔，大腸憩室穿孔，その他の大腸穿孔

上部消化管穿孔と異なり，内腔には常在菌が存在し，早期に細菌性腹膜炎となるため，より迅速な診断と治療が必要とされる．

ポケットエコーの役割

診るべきポイントは他の腹膜炎と同様である．Free airをとらえるのは難しい．ただし，虫垂炎や憩室炎，大腸癌など超音波で比較的描出しやすい病変に起因している場合が多いため，診察と同時に圧痛の最強点をスキャンすると病変自体を描出できることが多い．大腸は胃十二指腸と異なり，その走行は腹部全体に及ぶため，病変の部位および性状を知ることができれば，その後の検査および治療戦略に有用である．詳細は炎症の項で述べる．

胆嚢穿孔

急性胆嚢炎が重症化し，胆嚢壁が壊死性変化をきたすと穿孔の危険性が高まる．穿孔をきたすと胆嚢周囲膿瘍，胆汁性腹膜炎をきたし重篤となるが，最近は内科的なドレナージ技術が進み，緊急の手術例は激減した．

ポケットエコーの役割

上腹部痛，心窩部痛，右季肋部痛が胆石発作，胆嚢炎由来であるか否かを診るには，腹部診察中に超音波 Murphy sign すなわち超音波でモニタしながら胆嚢を用手圧迫して圧痛を確認するのがもっとも確実かつ迅速な手法である．ポータブル超音波の有用性をもっとも発揮できる瞬間である．さらに胆嚢の壁を観察し，浮腫状肥厚，層状構造の乱れ，断裂，胆嚢周囲の液体貯留などが認められれば本疾患を疑う（図3）．もちろん腹膜炎を伴うため，腹膜刺激症状の確認が重要であるが，壊死性胆嚢炎の場合，触診による用手圧迫は時に穿孔や胆汁の漏出を助長し，病態を悪化させる危険性があるため，筆者は胆嚢炎を疑った場合，超音波所見を参照しながら腹部診察を進めることにしている．

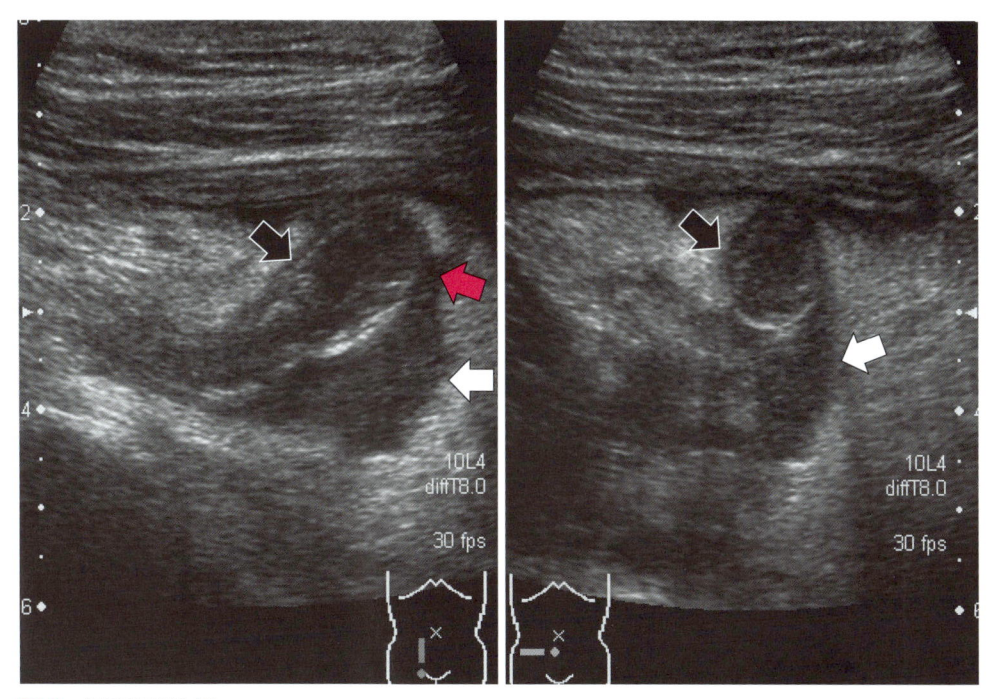

図3　胆嚢炎穿孔例
胆嚢（黒矢印）の壁が途絶し（赤矢印），そこを起点に胆嚢周囲に液体貯留域（膿瘍：白矢印）が広がっている．

複雑性腸閉塞

　腸閉塞は腸管内外の器質的病変により通過障害をきたす単純性腸閉塞と，腸閉塞により血行不全をきたし腸管が壊死に至る複雑性腸閉塞に大別される．いわゆる急性腹症の範疇に入るのは後者であり，その主たるものは①絞扼性腸閉塞，②腸捻転（図4），③ヘルニア嵌頓（図5），④腸重積（図6）の4疾患である．

　いずれも何らかの原因で消化管の絞扼または捻転をきたし，腸閉塞と同時に腸間膜の血流障害が惹起されるものであり，腸閉塞→血流障害→腸管壊死→重症化という病態経過は同様であるため，一つにまとめさせていただく．

ポケットエコーの役割

　腸閉塞，血流障害が保存的に解決できない場合には，手術のタイミングの見極めが重要となる．本疾患で一番の問題点は，血流障害で腸管壊死をきたすことであり，これが手術のタイミングの決定因子となる．

　まず腸閉塞では腸管内に腸液や血液が充満し，無ガス性腸閉塞の所見を呈する．要注意のサインである．腸管壁の浮腫，腸液の動きの消失，ケルクリングヒダによる key-board sign なども認められる．さらに血流障害，腸管壊死が進行するとケルクリングヒダの不明瞭化・消失が起こり，腹水貯留，時に free air が見られるようになる（図7）．これらの所見が認められた場合には，可及的速やかに手術を行うべきである．ただし，この段階まで至ると，閉塞・血流障害の解除ができても虚血腸管の広範にわたる切除が必要となること

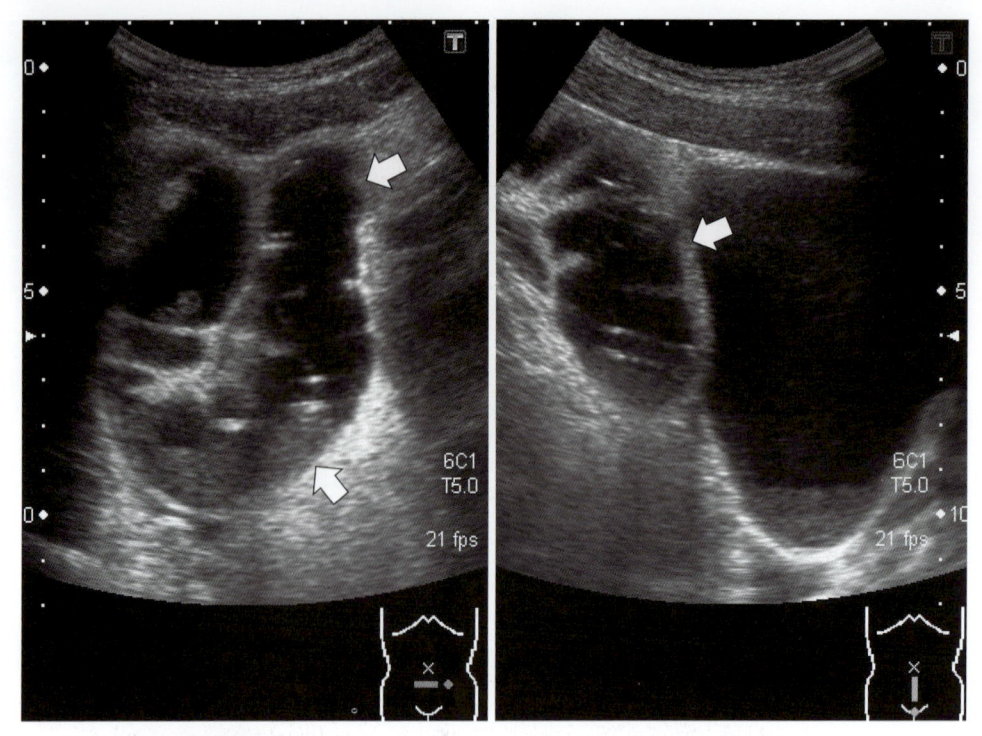

図4 S字結腸の軸捻転
S字結腸（白矢印）は著明に拡張し，走行が健常とは異なる．内部には液体貯留をきたしている．

が多い．無ガス性腸閉塞や腸管壁の肥厚，key-board sign などを呈する症例においては早々に外科医と相談し，手術を前提とした注意深い経過観察を行うことが肝要と考える．

上腸間膜血管閉塞症

　ここでは上腸間膜血管閉塞による腸管虚血について述べる．紛らわしい疾患に虚血性腸炎というのがある．これは可逆性の循環障害や腸管内圧の亢進などによって腸管が虚血状態となり生じる出血性疾患であり，大腸に好発する．そのほとんどは保存的治療で改善し，外科的治療を要することはきわめてまれである．急性腹症の上腸間膜血管閉塞症とはまったく異なるのでご注意いただきたい．

　本症には①上腸間膜動脈塞栓症，②上腸間膜動脈血栓症，③上腸間膜静脈血栓症，④非閉塞性腸間膜虚血（non-occlusive mesenteric ischemia：NOMI）があり，①の上腸間膜動脈塞栓症の頻度がもっとも高い．

　いずれにおいても特徴的臨床症状といえるものはなく，持続性の強い腹痛・嘔吐・発熱・下痢で発症することが多い．しいていえば塞栓症は突然の激しい腹痛で発症し，血栓症はそれに比べるとやや緩徐で痛みもそれほど激しくないとされ，静脈閉塞はさらに緩徐でかつ腸管の浮腫が主体となるので痛みも軽度のことが多いとされている．またNOMIは下痢・嘔吐，透析後などによる脱水に引き続き発症することが多い．いずれにせよ，ひとたび発症すれば広範にわたる腸管壊死は免れず，イレウスによる腹部膨満，汎発性腹膜炎

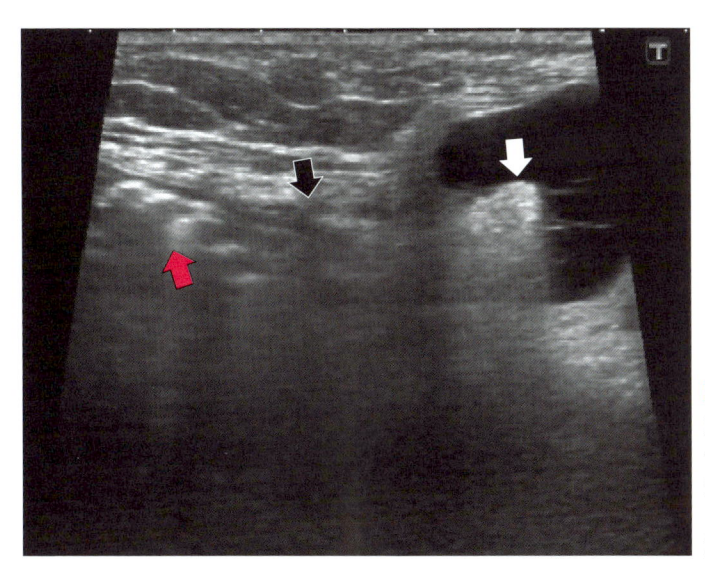

図5 外鼠径ヘルニア嵌頓例
腹腔内の消化管（赤矢印）の一部が鼠径管内に陥入し（黒矢印），外鼠径輪から突出している（白矢印）．その周囲には液体貯留が認められる．

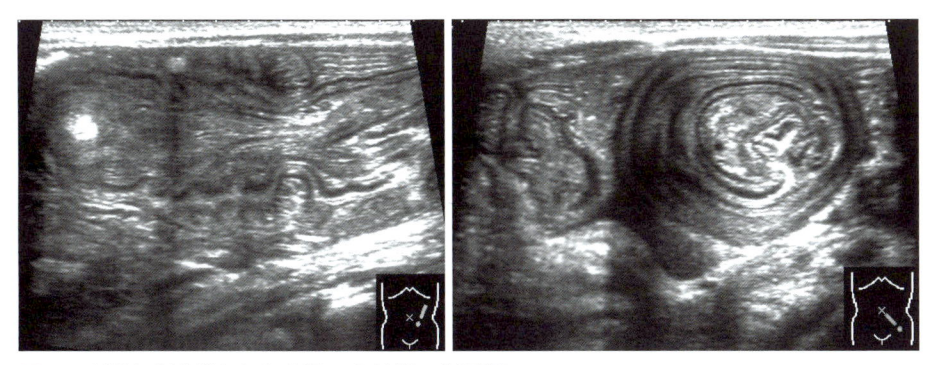

図6 癌腫を先進部とした大腸の3筒性の腸重積
重積部分の横断像は典型的な target sign（multiple concentric ring sign）を呈している．

から敗血症へと重症化していく．

　これまでの疾患が，発症してから血流障害を含むさまざまな病態が起こり重症化していくのにたいし，本疾患は血流障害から始まり，すべての症状は血流障害の結果もたらされるものである．急性腹症診断のよりどころの一つである腹膜炎・腹膜刺激症状も，本疾患では腸管壊死が起こってから発現するため，気づいたときにはすでにタイミングとしてかなり遅れてしまうのが難しいところである．したがって，疑ったら即座に超音波やCT，血管撮影などで閉塞血管の検索を行い，経カテーテル的治療ないしは手術に進むのが適切である．

ポケットエコーの役割

　本疾患では腸管壁の肥厚，腸管壁内気腫，門脈内ガス，腹水，ドプラ法による腸管壁血流低下などがみられるとされているが，これらの所見は重篤化した証であり，すでに広範な壊死をきたしていることを意味するものである．したがって，これらの所見が出る前に閉塞血管を検出することがポケットエコーに期待されるが，細い血管内の出来事を確実に

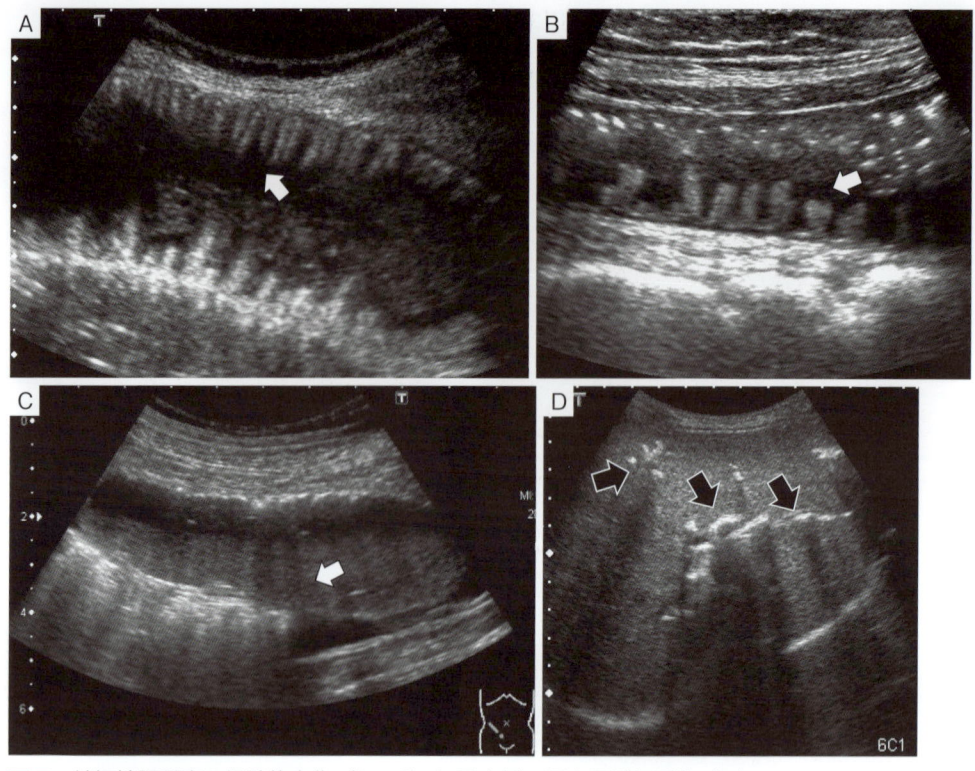

図7 絞扼性腸閉塞の経時的変化（A～C）と同症例の肝内門脈気腫像（D）
A，B，C：ケルクリングヒダによる key-board sign が破壊され消失するのがよくわかる（白矢印）．D：肝内門脈気腫像（黒矢印）．

描出するのは困難といわざるを得ない．何よりも血管をまず描出しなければならないが，はたして腹部全体から数ミリの閉塞した血管を探し出せるかといわれると，カラードプラ法を備えた装置であっても残念ながら信頼性が高いとは言いがたい．あくまで私見であるが，本疾患に限っては，超音波に固執すべきでない．

子宮外妊娠破裂

　一般的には妊娠を考え，妊娠反応を調べ，陽性であれば経腹的超音波検査を施行し，子宮腔内に胎囊が確認されない場合には子宮外妊娠を疑う．そのような場合にはただちに精査を行い診断を確認し対応するのが正しいコースのような気がする．しかし，妊娠にまったく気づかずに経過し，卵管破裂をきたし，激烈な腹痛・ショックで救急外来に運び込まれる症例がむしろ普通というのはどうしたものであろうか．

ポケットエコーの役割
　破裂部位周辺から経腹的超音波で胎囊を検出することは困難である（図8）．したがって，女性で下腹部痛を訴える場合にはまず妊娠を考え，本人に同意を得たうえで妊娠反応を調べる．妊娠反応陽性で，骨盤腔に液体貯留（血液貯留）の所見が得られれば診断はほ

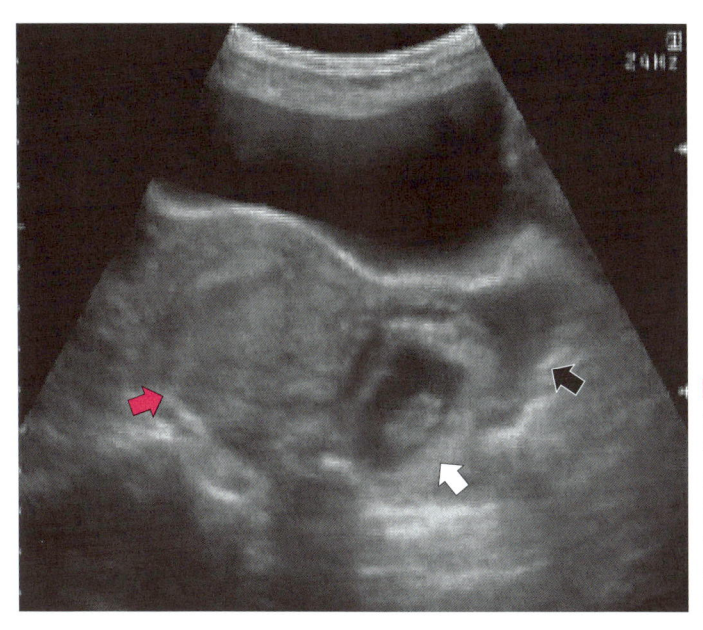

図8 子宮外妊娠切迫破裂例
妊娠反応陽性にもかかわらず子宮内（赤矢印）には胎嚢が認められず，左卵管内に胎嚢と胎児が確認された（白矢印）．その周囲には出血と考えられる液体貯留が認められた（黒矢印）．

ぼ確定と考えてよい．これだけの所見であるが，ポケットエコーがあれば装置を求めて右往左往する間もなく診断が可能であり，役に立つ．

卵巣茎捻転

　正常の卵巣が茎捻転を起こすことはきわめてまれであり，多くは腫瘍が原因となる．皮様嚢腫（dermoid cyst）がもっとも高頻度で，次に嚢胞腺腫，機能性嚢胞と続く．腫瘍が固定されていなければ，茎部を軸として回転する．大きく回転すると茎部の捻転が起こり，栄養血管に血流障害を起こす．腫瘍は壊死・炎症をきたし強い疼痛が起こる．出血や腹膜炎を伴うこともある．

ポケットエコーの役割
　捻転の有無を超音波で判定することは難しい．しかし，卵巣腫瘍を検出し，疼痛・圧痛が一致することを確認できればほぼ診断は可能である（図9）．このようにシンプルに診断に到達できる疾患におけるポケットエコーの果たす役割はきわめて大きいと考える．

重症炎症

　昔は急性腹症として扱われ，多くが手術適応とされた一群が以下に挙げる炎症性疾患である．確かに放置すると汎発性腹膜炎へと進展し，敗血症，MOFを惹起しきわめて重症となるため手術に踏み切っていたわけであるが，重症化しなければ手術の必要性はない．

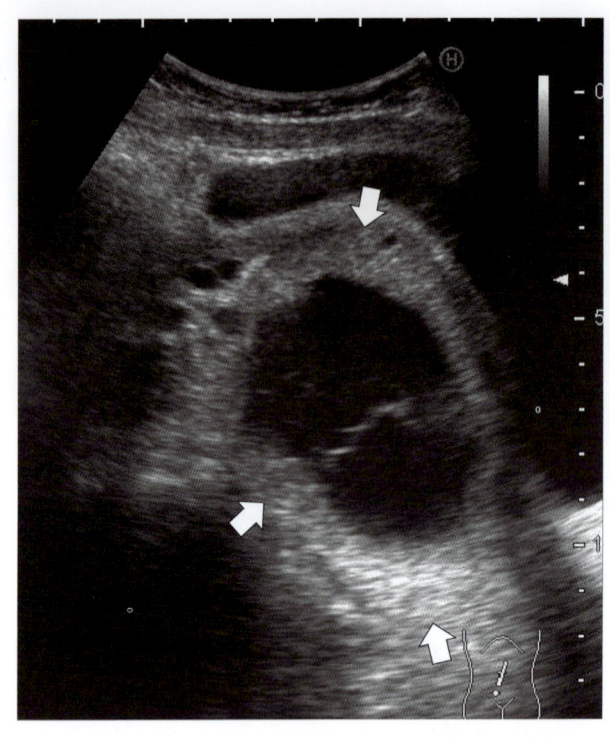

図 9　卵巣嚢腫の茎捻転
診断根拠となる特徴的所見はない．臨床所見と腫瘤に一致した圧痛があればそれを疑う．

1　急性虫垂炎

　以前は腹痛患者で本疾患を疑った場合，手術が行われることが一般的であったが，最近では抗生物質による治療法の進歩および画像診断による手術適応の詳細な検討が可能となり，実際に手術へと移行する症例はきわめて少なくなった．虫垂炎は時期程度によって①カタル性，②蜂窩織炎性，③壊疽性の3種に大別されるが，もっとも進行した壊疽性の炎症が周囲に及び，周囲膿瘍，穿孔，腹膜炎をきたして初めて手術適応を考えるというのが最近の傾向である．

ポケットエコーの役割

　虫垂の描出には少しだけコツがあるので簡単に述べておく．まず盲腸，回盲弁，回腸末端の位置を確認し，腸腰筋の前方で回腸末端の後方を探す．きわめてシンプルではあるが，直径3mmほどの虫垂を探し出すのは思ったよりも難しい．コツは画面を拡大し，少し暗めにすることである．また虫垂はよく動く．盲腸の後方や外側，あるいは骨盤腔の中央近くや臍レベルより高位に位置することもある．定位置に発見できないときは，圧痛点を確認しながら操作するとよい．次に虫垂炎の所見についてまとめておく（図10）．

①カタル性虫垂炎

　虫垂の短軸径は圧迫してもつぶれず6～8mm，粘膜の浮腫性肥厚をきたすが虫垂壁の層状構造の乱れはない．

②蜂窩織炎性虫垂炎

短軸径は 8〜10 mm, 壁全体の肥厚を呈し, その構造は凹凸不整を示すが, まだ途絶などの乱れはない. 内腔には膿汁の貯留が始まる.

③壊疽性虫垂炎

短軸径は 10 mm 以上となる. 壁の層構造が不明瞭化し, 固有筋層の断裂が起こる. いわゆる壁の壊死所見であり, 穿孔, 周囲膿瘍の形成などがみられる. 診察所見では腹膜刺激症状を認めるようになる. 保存的治療が主流となった昨今においても, ここに至ると手術適応とされることが多く, もし保存的に経過を見ても再発が多いと報告されている[4]. 簡単にまとめれば, 腹膜炎の所見が超音波ないしは診察所見で得られれば手術適応, ということになる. とすると, ポケットエコーを併用する腹部診察がここでも有用性を発揮しそうである.

2 急性胆嚢炎

胆嚢腫大（目安は長径 8 cm 以上, 短径 4 cm 以上）, 壁肥厚（3〜4 mm 以上, 炎症が強ければ sonolucent layer とよばれる漿膜下浮腫が層状に認められる）, 内腔のスラッジエコーなどが主要な超音波所見である. 多くの症例で胆石が検出されるが, しばしば胆嚢頸部や胆嚢管内の結石を描出できず, 無石胆嚢炎との鑑別に迷うことがある. 超音波下に圧痛の一致を確認することが大事である (超音波 Murphy sign). いずれにせよ前述の穿孔例を除き, 内科的治療でほとんどが沈静化でき, 急性期治療としての手術に至ることはほとんどなくなった.

3 急性膵炎

浮腫による膵腫大と膵実質のエコーレベル低下, 膵周囲の浸出液, 腹水, 胸水などが主要な超音波所見である. 出血や壊死により内部が不均一化し, 多彩な所見を呈することもある. 仮性嚢胞がしばしば認められ, 時に仮性動脈瘤を形成するので, カラードプラ法での鑑別が重要となる. 膵周囲の浸出液や膿汁をドレナージし, 減圧をはかるための手術が行われてきたが, 最近では減少傾向にある.

初期診断能および経時的経過観察技術の向上, 保存的治療法の進歩, 症例経験の蓄積などにより, 緊急手術の頻度が激減したいま, 急性腹症の画像診断とは何ぞや, と問われても返答に窮する. 基本的には「腹痛」の画像診断であり, その疾患がどのような所見を呈したら手術の適応となる, という月並みな内容になってしまう. そこでここではそもそもこれまで急性腹症とされてきた重症疾患の診療に際して, 救急の慌ただしい現場で①画面が小さく②解像度が高くないポータブル超音波装置を用い,「これが見えたら外科に相談」という所見を主体に提示させていただいた. 参考になれば幸いである.

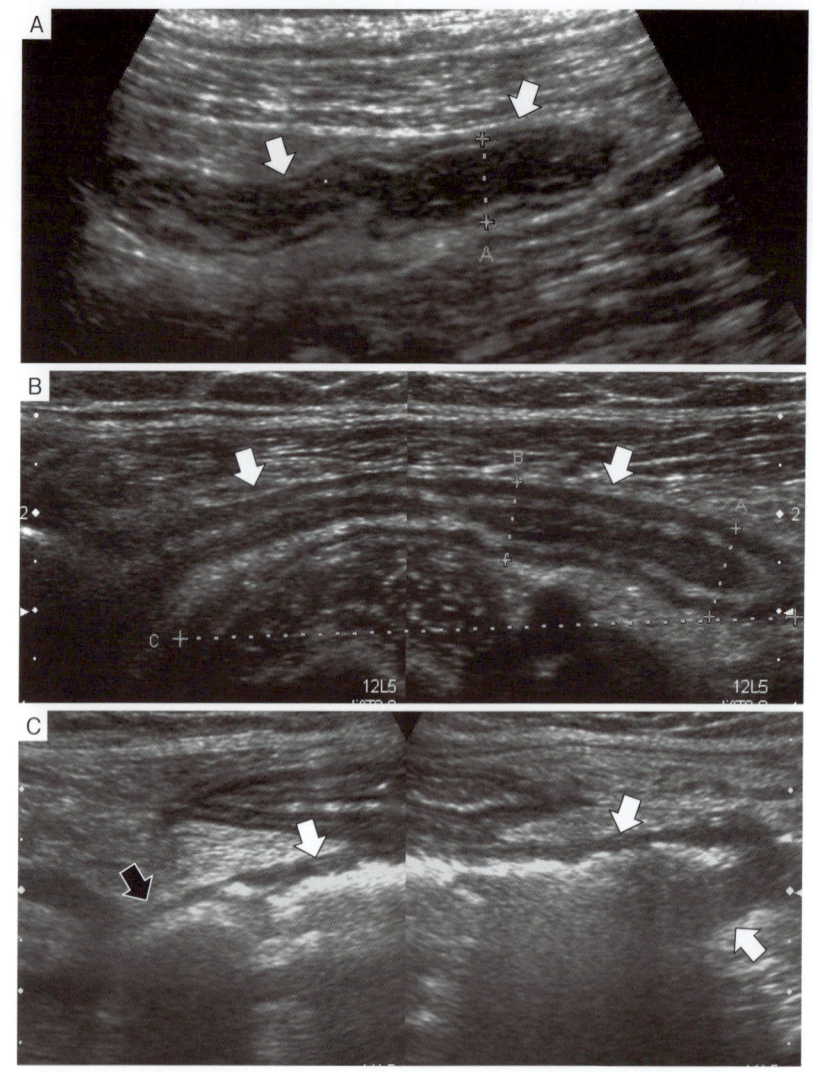

図10 カタル性虫垂炎（A），蜂窩織炎性虫垂炎（B），壊疽性虫垂炎（C）
A：虫垂（白矢印）の直径は 6 mm 以上に腫大するが，壁の層構造は保たれる．B：虫垂の直径は 8〜10 mm と腫大は強く粘膜下層の著明な肥厚がみられる．周囲脂肪織の炎症性不整が目立つようになる．C：直径は 10 mm を超え，内腔には糞石（黒矢印），ガス貯留，膿貯留などの所見がみられるようになる．周囲に膿瘍形成や穿孔などもきたす．

文献

1) Stoker J, van Randen A, Laméris W, et al.: Imaging patients with acute abdominal pain. Radiology 253：31-46, 2009
2) 藤崎真人，植松義和，栗原英二，他：胃十二指腸潰瘍穿孔例に対する保存的治療．外科治療 59：517-522，1988
3) 井上 暁，梅北信孝，宮本幸雄，他：胃，十二指腸潰瘍穿孔に対する保存的治療法の適応について．日臨外会誌 64：2665-2670，2003
4) 金 啓和，岩瀬和裕，檜垣 淳，他：CT 診断による急性虫垂炎保存的治療後の追跡調査ならびに CT 所見からみた症状再発予測．日消外会誌 38：475-481，2005

9 診察室で駆使するポケットエコー

秋田赤十字病院 消化器科　石田秀明
市立横手病院 消化器科　長沼裕子
秋田組合総合病院 臨床検査科　大山葉子

Point
- プローブは"振り"を中心に．
- Bモードゲイン，カラーゲインの調節をまめに．
- 病変は焦点近傍で観察を．
- ポケットエコーは通常の診察の一部と考える．

なぜ診察室で使うの？

　話をわかりやすくするため，まず，ポケットエコーの活用場面を列挙する．なお，現時点で，ポケットエコーはほぼGE Healthcare社のVscan装置に限定されるため，これを念頭に話を進める．

1　往診の現場で

　往診（在宅医療も加えて）では，視診，打診，触診などするが，機器による検査を行うことはなく，これだけで終わってしまう．腹部の診察で，循環器領域に比べ質的に大きく見劣りするのは，小型の心電計のような重要な情報を加味してくれる，持ち運び可能な"科学的手段"が腹部領域ではなかったことである．さらにこの"欠落"を深刻にしているのは，腹部疾患は，①かなり進行しないと無症状であること，②有症状例でも症状が漠然としていること，などが挙げられる．その結果，"患者の状態をほとんど把握できない"といった根本的不安から，"採血項目を決められない（そのため一般的な項目のみのチェックで終わる）"といった実際的な悩みまで多様な不安が発生し，往診での診察を憂うつなものにしている．これらの問題の多くは手元に有用な科学的手段があれば解決する．その明快な解答がポケットエコーである．なお具体的な各論に関しては該当章を参照してほしい．

2　救急の現場で

　"往診の現場"での記載は，さらに時間的余裕与えず緊急度を増した形で"救急の現場"

に当てはまる．タイムラグない診断が打つべき次の一手を決定する．しかも，ドクターヘリやドクターカーは狭くコンセントにも不自由する．ポケットエコーは場所をとらない利点から救急の現場へ持ち込める唯一の超音波装置ではあるものの，改良すべき点も残されている．それは，①リチウム電池の容量から稼動時間が1～1.5時間程度に制限されること，②収得した画像をすぐに転送できない，などである．救急の現場ではこの問題は特に重要で，これからの改良が待たれる．なお，これに関しても詳細は該当章を参照してほしい．

3　（大病院の）外来診察室で

　これがこの章のテーマに当たる．大きな病院は検査室を院内に完備して，病院内なら各種検査をセットでオーダーでき，医療の質は問題ない，と思われがちであるが，実は大きな問題がある．それは小回りが利かないことである．実際，①当日受付後，患者は短い診察後院内の検査室を転々とし，各部署でオーダーされた検査を受ける．その検査結果をまとめ担当医が病状を説明するのは通常午後になる．②疾患により担当科が細分化されているので，領域外の疾患がみつかった場合（そのたびに）担当科に紹介することになる．しかも最近はどの科の医師も超多忙で，領域外の疾患がみつかったものの，当日は担当科で診察はしてもらえず，ということが日常的に起きる．患者は具合が悪くて受診するのであって，別に診療科がどこであるか，ということは関係ない．要は，早く診断を下し早く適切な治療をしてほしいだけなのである．

　院内の小回り欠如状況を変えずにこの患者の要求に応える最短の方法は，外来患者の診察に常にポケットエコーを組み入れることである．これで循環器疾患，婦人科疾患，泌尿器疾患など，少なからぬ頻度で腹部症状で消化器科を受診する他領域の患者を受診当日に担当科へ紹介可能である．特に高齢者の場合，①症状が出にくい，②意思の疎通がスムーズにいかない，③我慢をする世代の方が多く症状を的確に表現しない（"たいしたことはありません．家族が無理に受診させただけです"などの発言を繰り返す），④（重篤な疾患があっても）血液データに異常が現れにくい，などの要因から，誤認や過小評価をしやすいのである．そして，初期対応が遅れれば一気に全身状態が悪化する．そんなこんなのミスを避けるためにも，ポケットエコーを外来診察の一部と考え駆使するべきである．

　外来診察室でのポケットエコー利用のその他のメリットとしては，①場所をとらないことと，②患者へのコミュニケーションツールとなりえること，が挙げられる．現在どの施設のどの部署でも診察室は手狭である．ブック型超音波装置を診察机の上に置く余裕もない．ポケットエコーは左手の上に置くだけなのでスペースの心配はない．患者（＋家族）への病状の説明に関してもポケットエコーは有用である．診察室での患者への病状説明は通常PC上の画像や言葉でするわけだが，これに（そのときの腹部所見の）動画情報が加わることは説明をさらに雄弁にする．最後の①，②はポケットエコーの目に見えない福音であるが，工夫によりさらなるポケットエコーの診察室での利用法が生まれることが期待される．

4　病室で

　筆者自身，回診など病室めぐりのときもポケットエコーは決して離さない．要はポケットエコーで入院患者の経過をきめ細かく追うことにつきる．具体的には，肝疾患例にみられる急速な腹水出現や門脈血栓形成を早く拾い上げることができる．たしかにこのような事例は比較的まれであるが，いつそのまれな事態が起きているかは予測がつかないので，患者の診察にポケットエコーを加えることが不測の事態の早期発見の近道である．それから，毎日ポケットエコーを使い続ければ経験時間に比例してその扱い方も向上する．やってみてほしい．なお，病棟各階にポケットエコーを配備している施設もあり，多くの医師が利用できる体勢は素晴しいのだが，装置の管理が無責任になる危険があり（装置がなくなっている，いつの間にか壊れている，など），装置管理の点からはポケットエコーは基本的には，個人々が責任を持つパーソナル超音波であるべきであろう．

走査のコツ！

　種々の状況におけるポケットエコーの利用法について述べたが，早い話，このように，今やポケットエコーは腹部診療になくてはならないツールになっている．ここでは診察室での活用が中心だが，どの場面でもポケットエコーは利用可能であり，装置の操作やプローブ走査は変わりない．そこで次に，ポケットエコーの走査のコツを述べる．

　まず，腹部超音波検査にある程度慣れた医師が現在のポケットエコーに感じる違和感について述べる．本装置はセクタープローブ1本のみで，腹部超音波検査で標準的に使われるコンベックスプローブで得られる画像（4等分したバウムクーヘン型）とはかなり異なる三角画像を提示するため，当初"なんか違うなー"と違和感を覚える．まず，この三角画像に慣れよう．またプローブの形状も通常のコンベックスプローブとは異なるため，当初プローブの握りにも違和感を覚えることがある．まず，このプローブと画像の差異に慣れよう．違いは慣れると楽しめる．

　ポイントを整理すると下記のようになる．

1　Bモード

①超音波ゼリーを通常より多めにつける（消費電力を抑えるため，出力はやや低い（MI値は0.8～1.2程度）ため）．
②プローブの走査は平行移動ではなく"振り"を中心に（図1，プローブがセクターのみであるため）
③見たい箇所を，視野深度を変えて，視野中央にもってくる（図2，焦点位置は常に画像の中心深度に固定されているため）

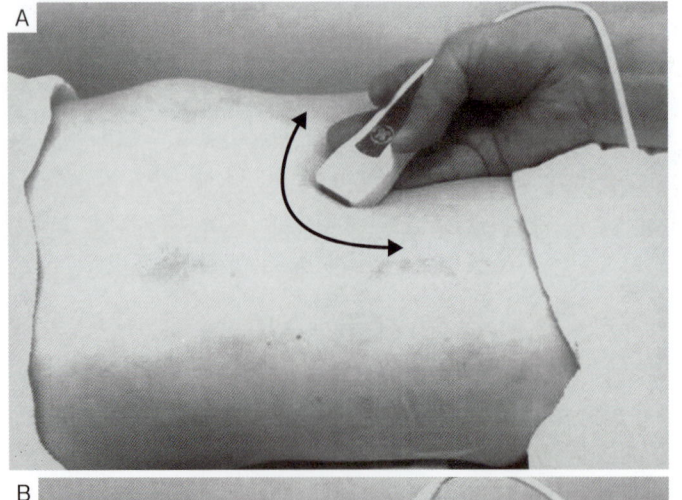

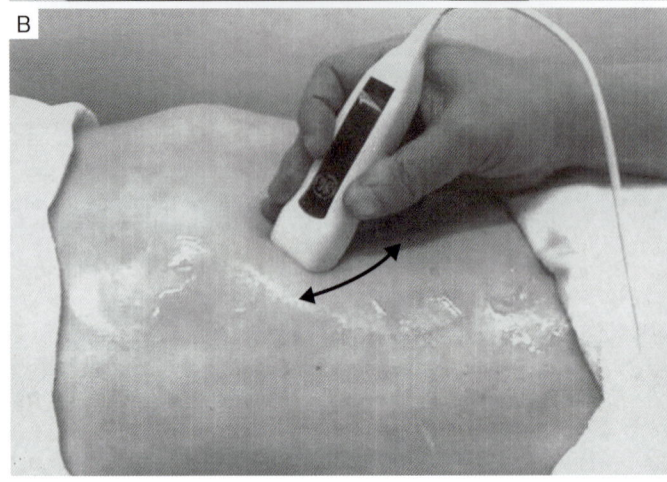

図1 プローブ走査のコツ
プローブの移動は矢印のような2種の"振り"を基本としよう．走査が楽になる．

2　カラードプラ

①カーソルを見たい箇所に移動する方法と，カーソルを中央に固定し，見たい箇所をそこに移動させる方法がある（図3）．
②カラーゲインをまめに変える（図4）．

実臨床におけるポケットエコー画像

　次に実際の臨床例のポケットエコー画像を供覧する．
　最初に，ポケットエコーの活用法について述べると，大型の超音波診断の場合と同じで，まったく超音波に触れたことがない方がポケットエコーを使いこなせるはずがない．つまり，各種疾患が"ポケットエコーでどう見えるか"は"超音波でどう見えるか"という一般論に置き換え可能である．Vscanの診断技術を高めたい方は，平素から超音波検査を多数こなし，各種疾患の超音波像のファイルを多数自分の頭のなかに作成保存しておいてほ

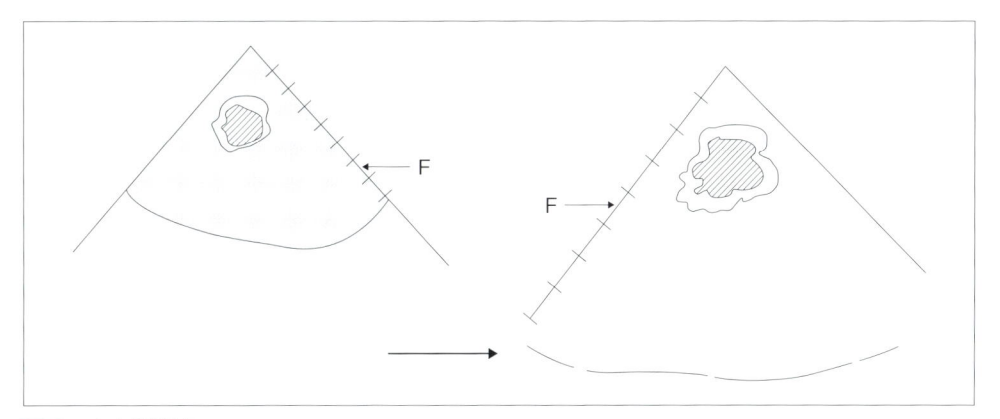

図2 病変部観察のコツ
浅部病変の観察には視野深度を浅くして観察しよう．病変の表示が若干鮮明になる．F：焦点．

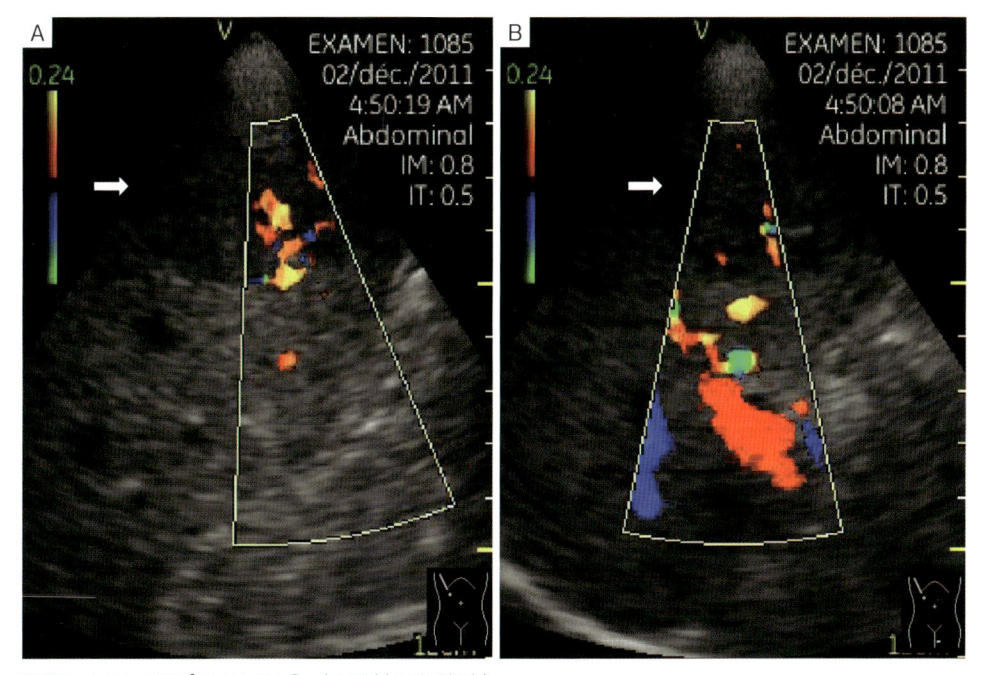

図3 カラードプラのコツ①（原発性肝細胞癌）
A：カラーカーソルを移動する方法，B：カラーカーソルを中央に固定する方法．
カーソル（カラーでの観察領域）を移動させるのは結構面倒である．逆に，カーソルは固定させ背景を（プローブを振って）移動させたほうが簡単である（B）．

しい．また，外来の診察室も何も特殊な空間ではなく，一般の腹部診療で遭遇する疾患はすべて念頭に入れなくてはならない．①漠然とした症状（全身倦怠，体重減少など）を引き起こす腹部疾患と，②腹部症状（腹痛，吐き気など）を引き起こす他科疾患を超音波で早く拾い上げる技術を持つことが，診察室でのポケットエコー活用の骨子である．そこで次に，代表的な疾患のポケットエコー像を提示する．参考にしてほしい．

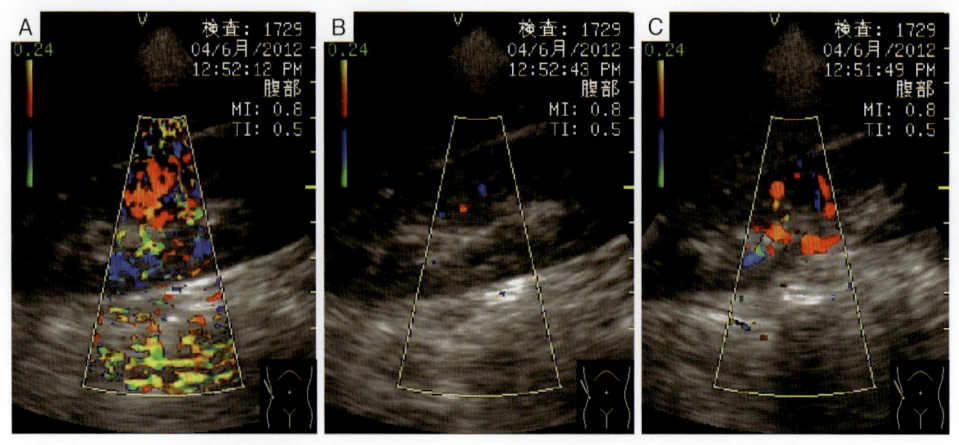

図4　カラードプラのコツ②
A：カラーゲイン上げ過ぎ，B：カラーゲイン下げ過ぎ，C：カラーゲインちょうど良い．
表示されるカラー情報は，カラーゲインを過度に上げるとノイズが混在し（A），過度に抑えるとカラー情報が不足する（B）．症例に合わせ適切なカラーゲイン（C）を選ぼう．

1 原発性肝細胞癌

　萎縮した肝臓とその周囲の大量の腹水がわかる．肝表面も凹凸があり，肝硬変と，それに伴う腹水貯留であると診断できる（図5A）．そのうえ，矢印の部分に円形の腫瘍があることもわかる．腫瘍は全体的には周囲肝組織とほぼ同等のエコー輝度であること，カラードプラで血流の多い腫瘍であることなども理解でき，この腫瘍が，肝硬変に合併した原発性肝細胞癌である，と十分推定可能である（図5B）．超音波診断に習熟した医師ならポケットエコー像からここまですぐに読みきれる．この場合，腫瘍に対する治療戦術をすぐに展開する．

2 肝転移

　肝臓内に同心円状の構造（ややエコー輝度が低い中心部を帯状無エコーの外側が縁取る）を示す腫瘍がみられる．肝転移に多くみられる構造である（図6）．この場合は原発巣検索の各種検査を予定する．

3 肝血管腫

　肝静脈をわけてはまり込んだような位置をとる腫瘍がみられる．腫瘍の辺縁部は点状高エコーの集合（辺縁高エコー帯）のような所見を示している．これが多くの血管腫にみられる構造である（図7）．この場合，造影超音波で確定診断をして，後は念のため緩やかな経過観察とする．

　現時点ですでにポケットエコーで肝腫瘍性病変の拾い上げや質的診断もかなり可能であるが，外来診療においてはるかに重要なのはタイムラグない診療が求められる急性疾患の

9. 診察室で駆使するポケットエコー

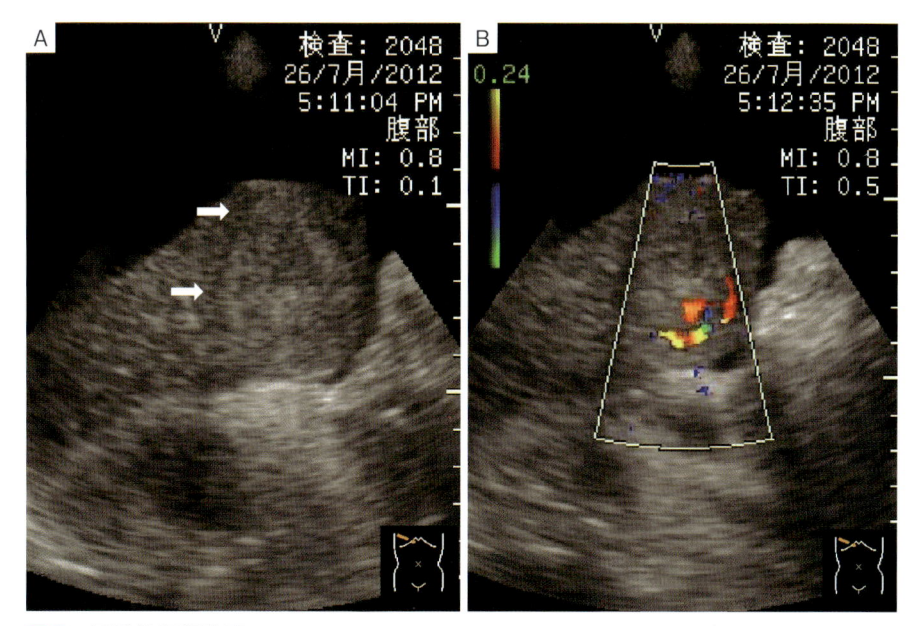

図5　原発性肝細胞癌
A：肝細胞癌Bモード，B：肝細胞癌カラードプラモード．
この症例に関しては検者の力量が素直に現れる．ビギナー医師でも，腹水の存在は間違わないようにしよう．

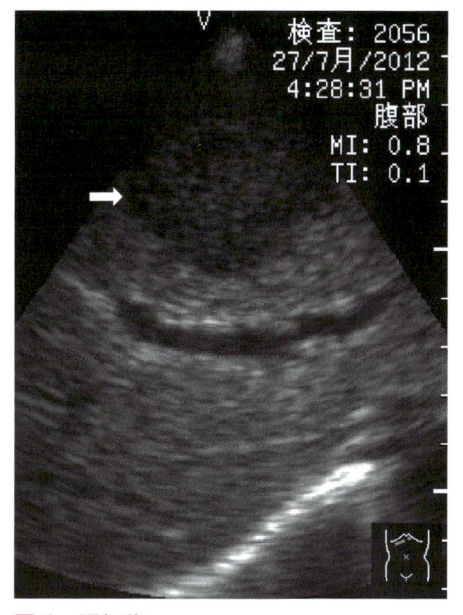

図6　肝転移
ビギナー医師でも，図5の原発性肝細胞癌とは"なんか違うなー"と感じたら十分である．超音波は肝腫瘍の内部構造の表現に非常に優れており，超音波技術の進歩に伴い診断精度も向上する．

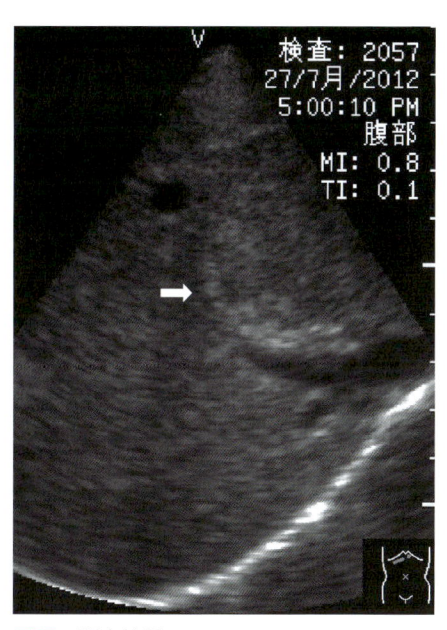

図7　肝血管腫
慣れた目には，このポケットエコー像からでも肝血管腫の特徴である辺縁高エコー帯は読める．ただビギナー医師は肝腫瘍を見たら習熟医師に一度は相談しよう．良悪性の鑑別ミスは時に大きな問題を引き起こす．

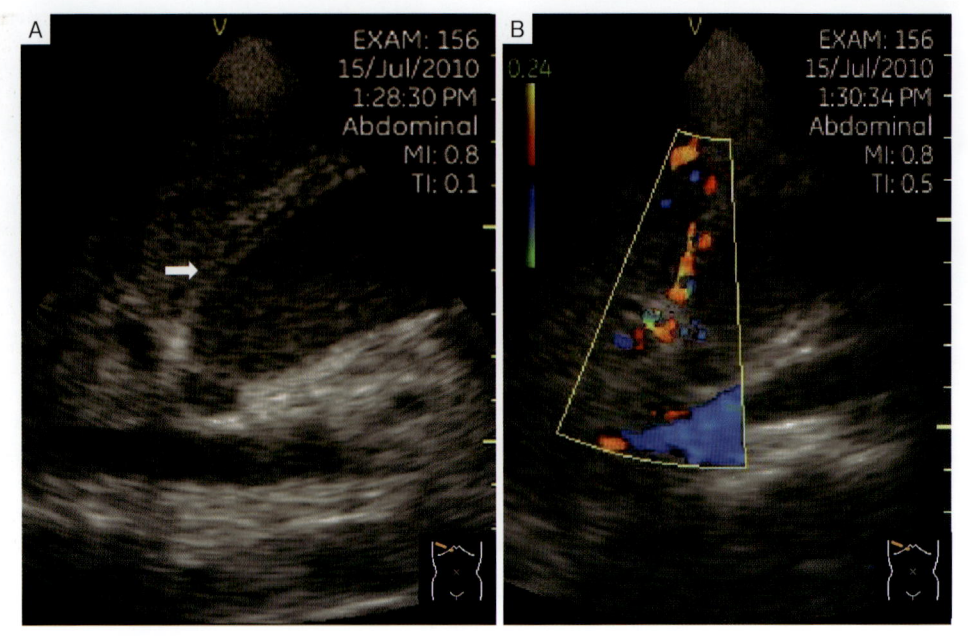

図8 急性胆嚢炎
ビギナー医師でも，ポケットエコーのみで容易に急性胆嚢炎は診断可能である．Bモード（A），カラードプラ（B）．なおこの症例は頸部に嵌頓した結石が胆嚢炎の原因である．

拾い上げである．そこで，高頻度の2疾患について述べる．

4 急性胆嚢炎

　代表的な腹部救急疾患であり，超音波の高い診断能も広く知られている．胆嚢の，①腫大，②壁肥厚，③内腔に胆泥出現に加え，④（超音波観察下に確認できる）胆嚢部に限局した圧痛，などを認めれば急性胆嚢炎（慢性胆嚢炎に急性増悪がかぶったものも含む）と超音波のみで診断可能である．なお，肥厚した壁内に胆嚢動脈がカラー表示されることもあるが，これは絶対的な意味は持たない（図8）．外来診察室においてポケットエコーでこのような所見を認めた場合，①採血項目を炎症＋胆道系は必ず入れて組み立て緊急で提出し，②入院や緊急処置の準備もする，など緊急対処を展開できる．

5 総胆管結石

　これも高頻度の腹部救急疾患であり，超音波が診断にきわめて有用である．所見としては，①肝内胆管の拡張，②胆嚢腫大，③総胆管内腔の結石，などである（図9）．なお，結石は膵内の下部胆管に存在することがほとんどであるため，消化管ガスを避けて膵を描出するテクニックは最低限必要で，ポケットエコーに関してもあるレベルの走査技術が求められる代表的な状況である．

　なお，腹部症状で外来受診する他科疾患ケースも日常的にみられる．心筋梗塞，腎尿管

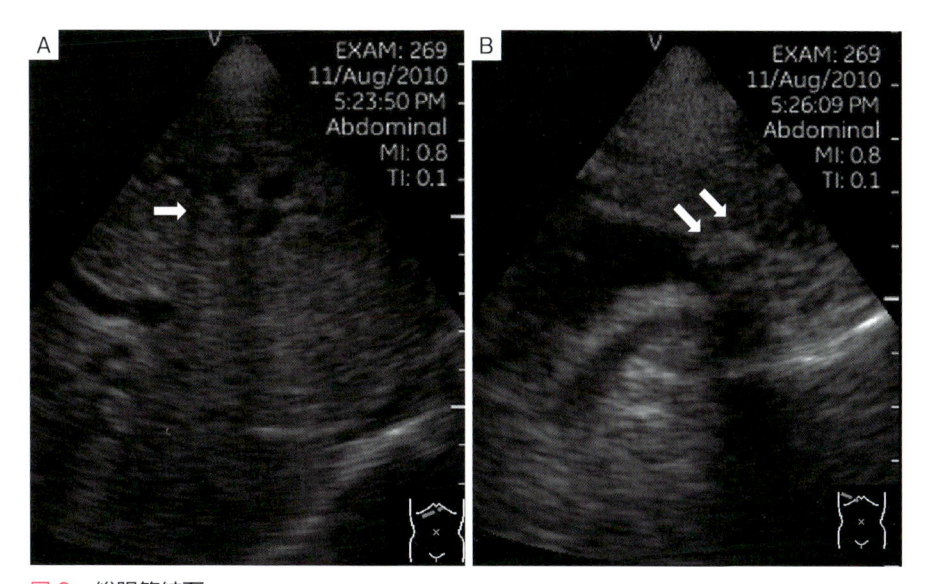

図9　総胆管結石
超音波で，肝内胆管の拡張（A），総胆管内腔の結石（B）がみられる．この所見が一般的で，特に，Aの拾い上げはビギナー医師でも容易である．

結石や捻転卵巣嚢胞，などである．これらに関しては該当章を参照してほしい．紙面の都合でかけ足のような内容であるが，ポケットエコーは21世紀の聴診器である．腹部診療に不可欠と思っている．腹部診療に携わる医師全員がポケットエコーを診療の一部とすることが21世紀型機動力医療だと思っている．執筆にご協力いただいたGE Healthcare Japan社・大野長行氏に深謝いたします．

10 産婦人科でのポケットエコー

昭和大学医学部 産婦人科　市塚清健

> **Point**
> - ポケットエコーで妊娠初期の胎児計測は可能である．
> - ポケットエコーで胎児心拍の確認は可能である．
> - ポケットエコーで羊水量の評価は可能である．
> - ポケットエコーは分娩時胎児回旋の評価に有用である．
> - ポケットエコーでの限界を知ることは重要である．

　産婦人科領域における超音波断層装置は「産婦人科医の聴診器」と例えられている．なぜなら産婦人科医はほとんどの場面において診断する際に問診，触・内診の次に超音波断層装置を用いるからである．聴診器との違いはその大きさ，つまり携帯性であった．携帯できるポケットエコーはまさにポケットに入るという点においても聴診器に近づいたといえる．ここでは産婦人科診療におけるポケットエコーの特徴と有用と思われる場面と実際の使用方法について述べる．

産婦人科における据え置き型エコーとポケットエコーの役割

　エコーは産婦人科診療において欠かすことができない必須のモダリティーである．エコーは高性能かつさまざまな機能，アプリケーションを備えたいわゆるハイエンド機から基本的な機能に特化した汎用機に分類される．近年，据え置き型エコーに対して持ち運びが可能なポータブルエコー，さらにはポケットサイズのエコーがリリースされ，エコーは3から4つのカテゴリーにわけることができる．産婦人科診療におけるカテゴリーごとの実際の使いわけについて表に示す．表からわかるように産婦人科においてポケットエコーで評価する場合はBモード法が用いられる．主な使用目的としては妊娠初期に予定日の確認目的で計測される頭殿長（crown rump length：CRL），胎児心拍の確認，羊水量の評価，分娩進行中の胎児回旋の確認，胎位の確認，分娩後の子宮，胎盤の状態の確認などである．ポケットエコーは入院患者の回診の際に利用するには非常に便利である．これは医師に限らず看護師，助産師もこれらの項目の観察は可能であり，職種を超えて利用ができる点もメリットである．

表　各種エコーによる機能の違い

	据え置き型		持ち運び型
	ハイエンド機	汎用機	ポケット/ポータブルエコー
3D, 4D 超音波	○	△	×
2D 超音波	○	○	○
プローブ選択性	○	△	×
カラードプラ	○	△	△
血流評価	○	△	×
婦人科疾患	○	○	△
頭殿長計測	○	○	○
推定児体重	○	○	×
羊水量計測	○	○	○
胎児精密超音波	○	△	×
胎児心拍確認	○	○	○
妊娠初期エコー（NT など）	○	△	×
分娩進行確認	○	○	○
胎位確認	○	○	○
遠隔診断	○	×	×
移動性	×	△	○
省スペース性	×	△	○
経済性	×	○	?
操作簡便性	△	○	○

頭殿長（crown rump length：CRL）の計測

　CRL を計測し，妊娠週数を確認することは産科管理を行ううえでもっとも基本的，かつ重要事項である．CRL が 10 mm 未満は計測誤差が相対的に大きく，また CRL が 50 mm を超える時期では胎児の姿勢による計測値のばらつきが大きいため妊娠週数の算定の精度が悪くなる．臨床的には CRL 値で 15 mm～40 mm の範囲の時期に計測するのがよい[1]．正しい計測法としては正常屈曲位で頭頂から臀部まで（大腿を入れない）を直線的に計測する（図 1）[2]．この時期は通常経腟超音波で行うことが多いが，安静を強いられている患者など移動が制限される場合，ポケットエコーを用いて患者のベッドサイドで CRL を計測することは可能である．図 2 は経腟エコーで描出された CRL，図 3 はポケットエコー（セクタープローブ）を用いて経腹エコーで描出された CRL 計測断面である．当然のことながら経腟エコーで描出された CRL 計測断面のほうが明瞭に描出されているが，ポケットエコーで描出された CRL 計測断面も計測に限れば十分評価に耐えうる画像であり，妊娠週数の確認に用いることが可能である．

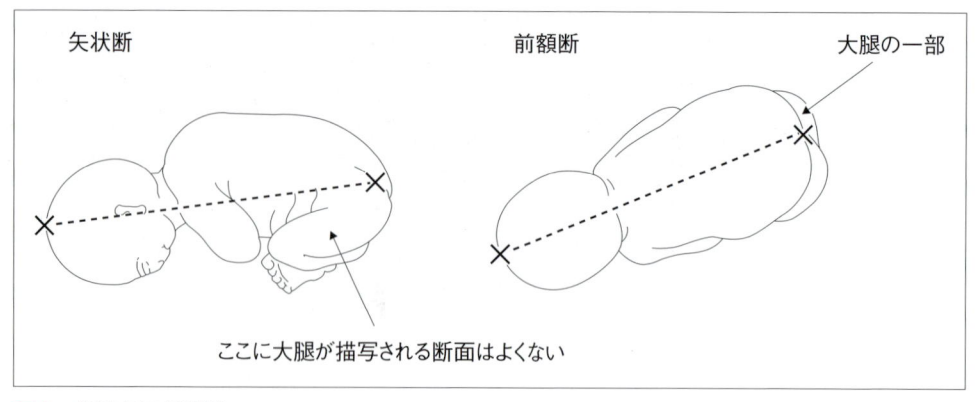

図1 頭殿長の計測法
(岡井 崇:妊娠週数の算定.伊東紘一,平田經雄 編:超音波医学TEXT 産科婦人科超音波医学.医歯薬出版,東京,pp7-9,2004[2])より引用)

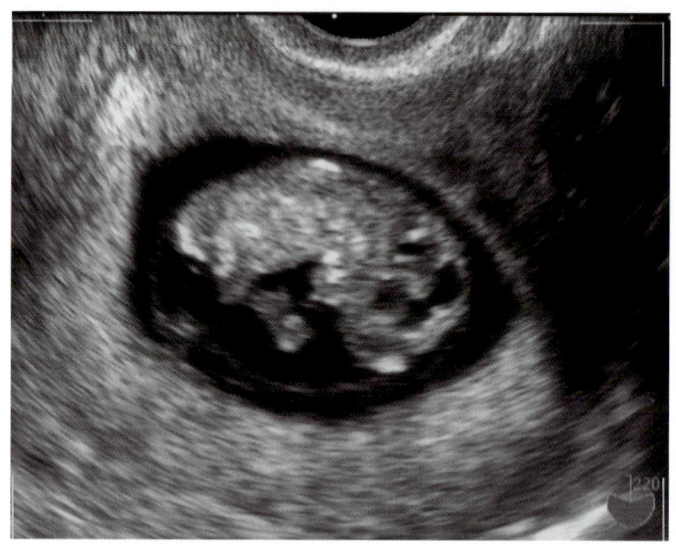

図2 経腟超音波によるCRL計測断面(矢状断面)

胎児心拍の確認

　胎児心拍は経腟超音波では妊娠5週後半から,経腹超音波では妊娠6週後半から観察できる.心拍数は妊娠5週頃では110 bpmとやや徐脈であり,心拍が見え始めたときはさらに少ないときもあるが,その後増加し,妊娠9週では心拍数は170 bpm程度とピークを形成し,その後は低下,妊娠14週までに150 bpm程度まで減少し,妊娠末期に向けて緩やかに低下する.胎児心拍は妊婦健診や産科入院中の妊婦のベッドサイド回診で医師や看護師,助産師が必ず確認している.通常はドプラ検査で胎児心拍を評価しているが,なかにはドプラで胎児心拍が確認しづらい場合がある.また多胎妊娠の場合はドプラ検査ではどちらの胎児の心拍を聞いているのか判断できない場合もある.ポケットエコーで胎児心拍は容易に確認可能であるため,まさに聴診器の感覚で胎児心拍を評価できる(図4).筆者

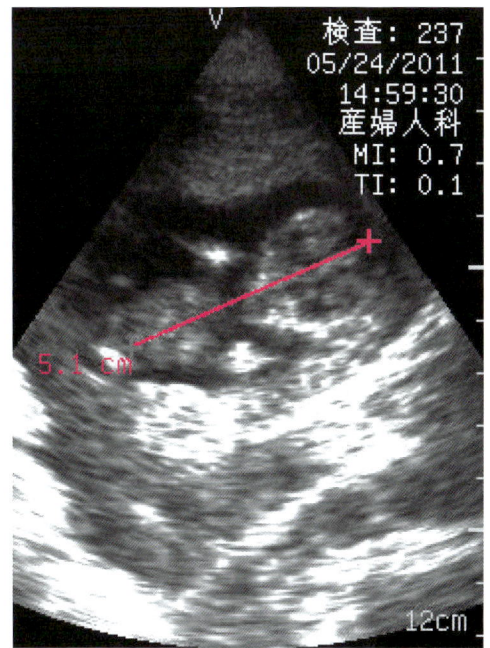

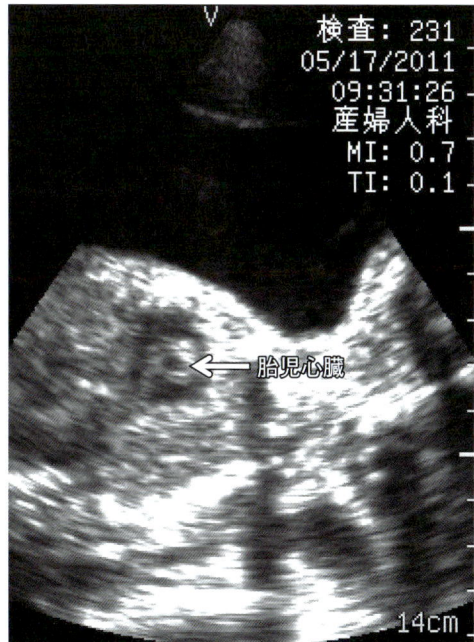

図3 ポケットエコーによる CRL 計測断面（前額断面）

図4 ポケットエコーによる胎児心臓
Bモードで心拍動は容易に観察できる．

の病院では助産師が日常の回診の際にドプラとポケットエコーを携帯しており，ドプラで胎児心拍の確認ができない場合，ポケットエコーで確認している．

羊水量の評価

　Chamberlain, Manning らの提唱した最大羊水深度（single deepest vertical pocket：SDP）[3]，羊水ポケット（amniotic pocket：AP）[4]や Phelan らが提唱した羊水インデックス（amniotic fluid index：AFI）[5]が羊水量の評価として多く用いられている．ポケットエコーを用いて羊水量を評価する場合は1断面で評価が可能な最大羊水深度や羊水ポケットがよい．図5A にポケットエコーで描出された羊水腔を，図5B に羊水ポケットを計測している画像を示す．羊水腔の描出はポケットエコーでも十分対応可能である．

分娩進行中の胎児回旋の確認

　分娩の経過中に胎児の回旋を評価することは分娩の進行が順調に進むか否かを判断するうえで重要であり，また吸引分娩や鉗子分娩を行う前には正しい内診所見が必要である．通常，それらの評価は内診により行われている．しかしながら産瘤の形成などで内診では正しい所見が得づらい場合もある．そのような場合に超音波が有用なことがある．ポケットエコーを用い，プローブを恥骨上に置き，胎児頭部の水平断面で眼窩やミッドラインを

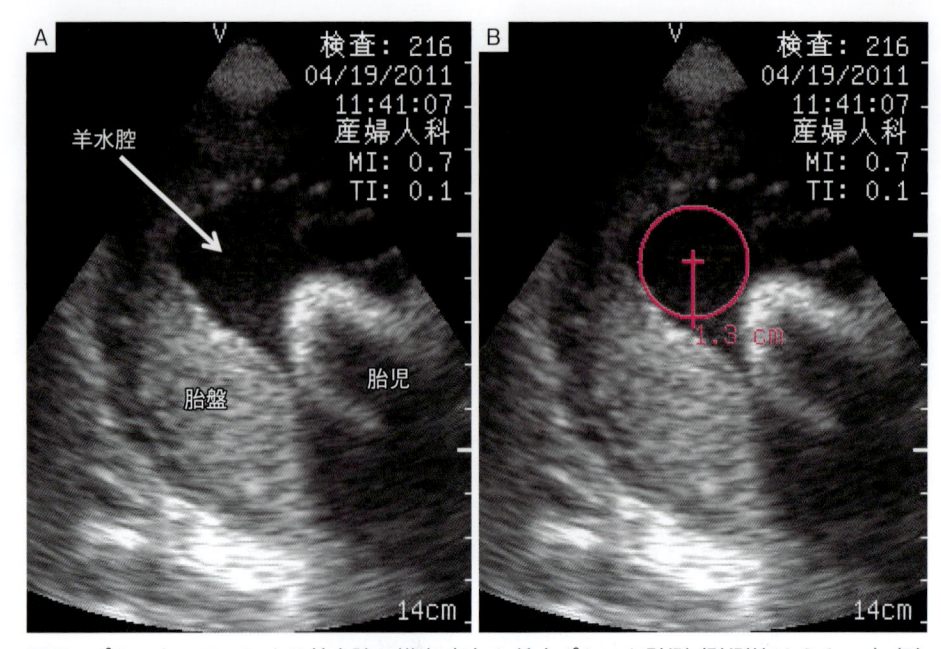

図5 ポケットエコーによる羊水腔の描出（A）と羊水ポケット計測（計測値は 2.6 cm）（B）

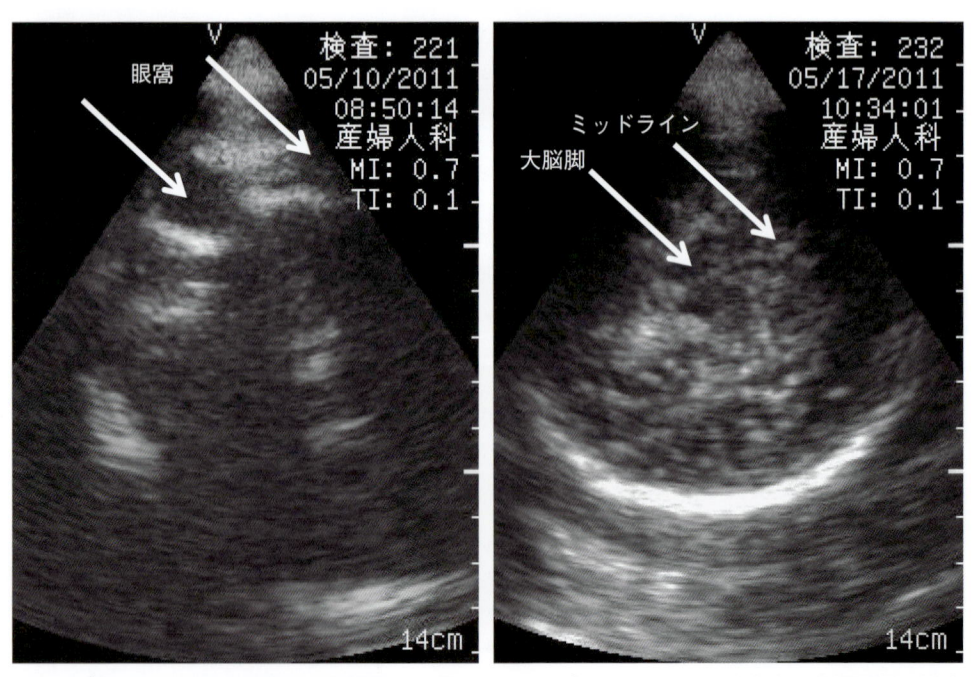

図6 ポケットエコーで分娩中の胎児頭部を描出
眼窩の位置関係から第2分類であることがわかる．

図7 ポケットエコーで分娩中の胎児頭部を描出
ミッドラインと大脳脚の位置関係から第2分類であることがわかる．

描出することで胎児が第1分類の状態か，または第2分類の状態なのかを把握することが可能である．図6に分娩進行中，眼窩の位置から第2分類にある胎児の超音波像を，図7にミッドラインと大脳脚の位置から第2分類にある胎児の超音波像を示す．分娩中は産婦

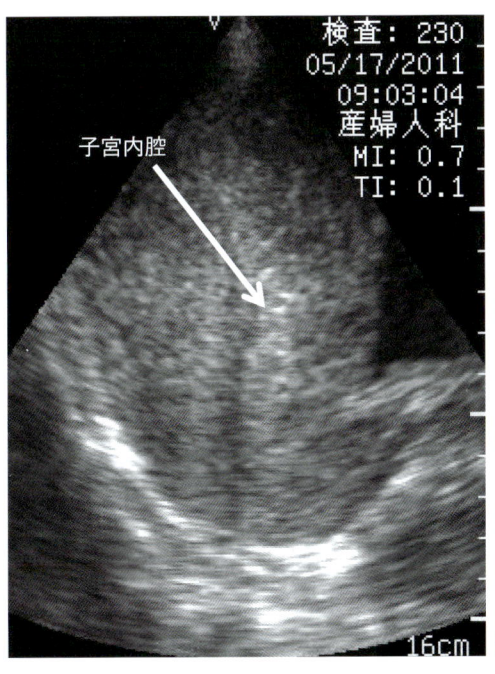

図8 ポケットエコーで描出された分娩後子宮

に移動をさせることは困難であり，負担も大きい．一方，据え置き型エコーを分娩室へ移動させ使用するのも空間的制約や運搬の面でも大変である．ポケットエコーはこの点を一気に解決してくれるため特に分娩時の超音波の活用には有用である．

分娩後の子宮，児娩出後の胎盤の確認

分娩後の異常に胎盤遺残や子宮内反などがある．これらの診断にも超音波検査は有用でありポケットエコーでも診断可能と思われる．図8にポケットエコーで描出された分娩後の子宮超音波像を示す．子宮内腔高輝度で比較的薄く均一に描出されており，また子宮の形態も正常で胎盤の遺残や子宮内反はないことがわかる．

推定児体重の計測

胎児管理を行ううえで胎児の発育を評価することは重要である．ポケットエコーで推定児体重が計測可能であるか検討した．現在のポケットエコーはセクター型のプローブのみしか使用できないためその画角の特性上，推定児体重の計測断面である大横径および腹囲はともに全体が描出できず，計測は不可能であった．コンベックス型のプローブが利用できれば推定児体重は計測できると思われ，今後はプローブが選択できるようになることが望まれる．

こんな使い方も

東日本大震災の際，避難所での妊婦の診察にポケットエコーが非常に役立ったと聞く．不安が大きい妊婦たちはポケットエコーの小さい画面に元気に動く胎児が描出されたのを見たときに涙を流しながら大きな喜びを感じたという．避難所のみならず，病院が被災した場合，ポケットエコーは院内でも活躍が期待される．

まとめ

日本産科婦人科学会・日本産婦人科医会による産婦人科診療ガイドライン産科編2011では超音波診断装置を常備しておくことが望ましいとしている[6]．目的は子宮内反症，子宮破裂などを診断するためとある．ポケットエコーでもこの目的は果たすことは可能と思われ，さらに回旋の評価，心拍の評価などにも利用できると思われる．据え置き型エコーを分娩室に常備することは空間的制約などの問題から必ずしも容易ではない．ポケットエコーであれば場所を選ばないため分娩室に常備しやすいと思われる．一方で，これまで据え置き型エコーで行っていた「診断」のすべてをポケットエコーで行うことは不可能であり，目的に応じて据え置き型エコーとポケットエコーを使いわけることが重要である．

文献

1) 日本超音波医学会平成14・15年度用語・診断基準委員（岡井 崇委員長）：超音波胎児計測の標準化と日本人の基準値．超音波医学 30：416-440，2003
2) 岡井 崇：妊娠週数の算定．伊東紘一，平田經雄 編：超音波医学 TEXT 産科婦人科超音波医学．医歯薬出版，東京，pp7-9，2004
3) Chamberlain PF, Manning FA, Morrison I, et al.: Ultrasound evaluation of amniotic fluid volume. I. The relationship of marginal and decreased amniotic fluid volumes to perinatal outcome. Am J Obstet Gynecol 150：245-249, 1984
4) 日本産婦人科医会：研修ノート No.76—妊娠中・後期の超音波検査
5) Phelan JP, Ahn MO, Smith CV, et al.: Amniotic fluid index measurements during pregnancy. J Reprod Med 32：601-604, 1987
6) 日本産科婦人科学会・日本産婦人科医会：産婦人科診療ガイドライン産科編2011

11 在宅医療でのポケットエコー

医療法人鳥伝白川会 ドクターゴン診療所　泰川恵吾

Point
- 在宅医療の現場に，ポケットエコーを常時持参することが可能になった．
- 装置を携帯する際には，収納と防水の工夫が必要．
- 熱発などの原因精査には，検査部位をパターン化しておく．
- 胃瘻カテーテル交換後の画像診断に，ポケットエコーが有用である．
- 在宅医療における急変病態の多くで，超音波検査が有用である．

　近年の急速な需要の増加に伴って，在宅医療の対象となる患者の病態は多岐にわたり，在宅現場での診療技術の向上が求められるようになった．筆者の運営する在宅療養支援診療所3施設でも，近年ではさまざまな診療器材の充実に努めている（図1）．

　在宅診療では，医療施設内での診療とは異なって，聴診ひとつでも騒音のために困難な場合もあり，理学所見がとりにくい．採血などの検体検査は運搬中に変質しやすく，電源が必要な装置をブレーカー容量の小さな患者宅で稼動することは困難である．何よりも，患者本人より大きいか，または，重い装置を現場に持ち込むことは現実的ではない．

　筆者が在宅診療を本格的に開始した1997年の時点でも，小さなデスクトップパソコン程度の大きさの携帯型超音波検査装置は発売されていたが（図2），常時携帯が可能なサイズではなく，バッテリーも内蔵されていなかった．それでも，現場でさまざまな臓器を観察できる超音波装置は，条件の悪い在宅医療現場では非常に有用であった．

　ポケットエコーの普及によって，これまでの理学所見や検査のみでは不確実だった病態についての診断が可能になり，診断のためだけに医療施設へ搬送されるケースや，診断が不明確なために不安な夜を過ごすケースがかなり減少するであろう．

Vscan の概要

　GEヘルスケア社のVscan本体は，A5サイズの頑丈な専用ケースに収容して運搬するようになっている．在宅医療においても，通常の運用であればこれで十分である．ケース内部には，ポケットサイズのウエットティシュなどを収納しておくことができる．また，ケースに小さなポーチをつけ，付属のエコー用ゼリーを入れておくとよい（図3）．

　我々は，訪問診療のカルテや資料とともに，ノートパソコン用バッグで専用ケースごと携帯していることが多い（図4）．

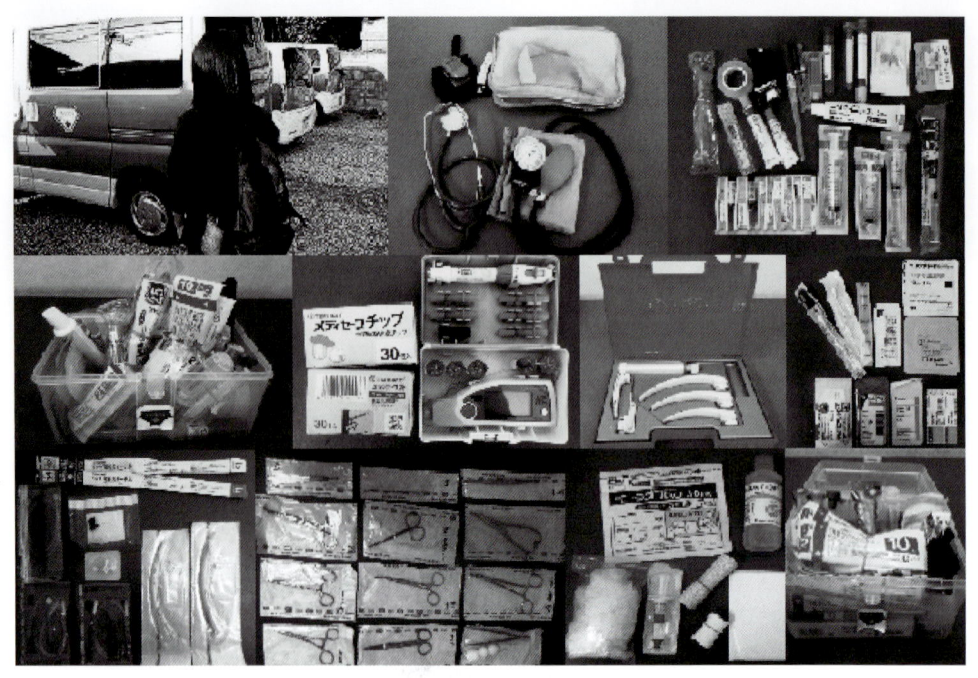

図1　訪問診療で常備する機材

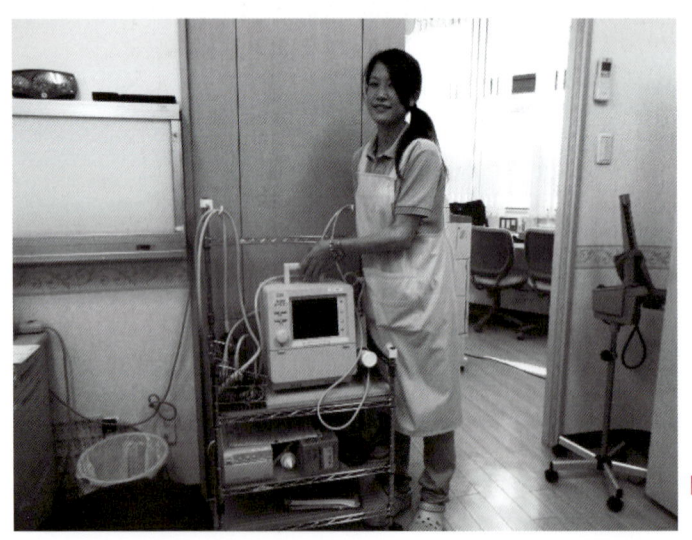

図2　最初に導入したポータブルエコー

　しかし，Vscan本体にも，専用ケースにも防水性はない．このため，天候が悪い日の診療では，アウトドアショップなどで市販されている防水パックを使用することを推奨したい（図5）．

在宅患者に熱発を認める場合の対応

　在宅患者に熱発を認め，呼吸器症状を認めない場合，ポケットエコーは現場での診断に

11. 在宅医療でのポケットエコー

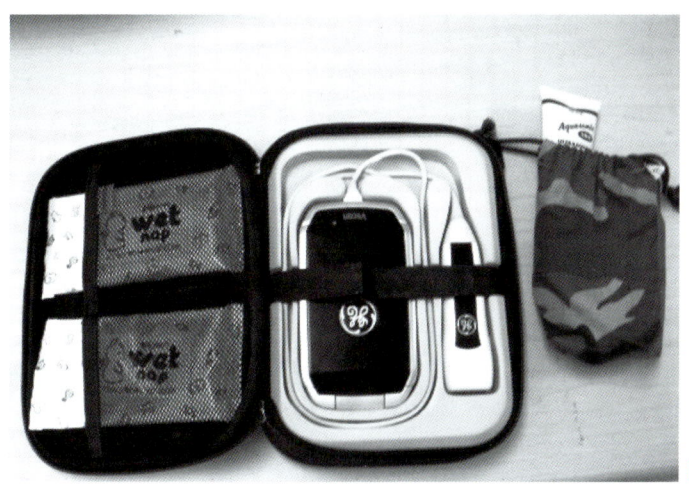

図3 専用ケースへの収納例

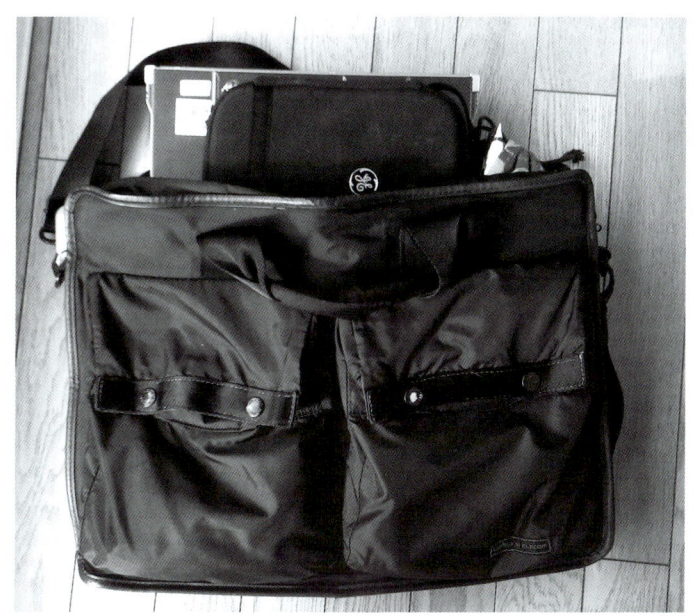

図4 電子カルテPCとともにノートパソコン用バッグに収納されたVscan

きわめて有用である．在宅医療の対象となるのは高齢者や障害を持った患者であり，症状をはっきり表現できず，理学所見にも乏しいことが多い．図6は，筆者の運営する医療法人の3施設における，過去1年間の在宅患者熱発時のエコー検査目的部位である．熱発時の検査では，泌尿器系と胆道系の合計が，その他の部位より圧倒的に多いことがわかる．また，過去1年間における在宅エコー検査の走査目的部位ごとの検査回数と所見の有無を，図7に示す．泌尿器系と消化器系の検査回数が際立っており，多くのケースで何らかの所見を認めた．所見のないケースが少ないのは，在宅医療において，無症状の患者に対してスクリーニング検査などが行われることが，きわめて少ないためと考えてよい．

以上から，在宅患者の熱発時には，泌尿器系，胆道系を中心としたエコーによる精査が有用であると考えられる．在宅現場は条件が悪いことが多く，医療施設からも離れているため，できるだけ的確に素早く診断し，施設搬送の必要性や現場での治療法について判断

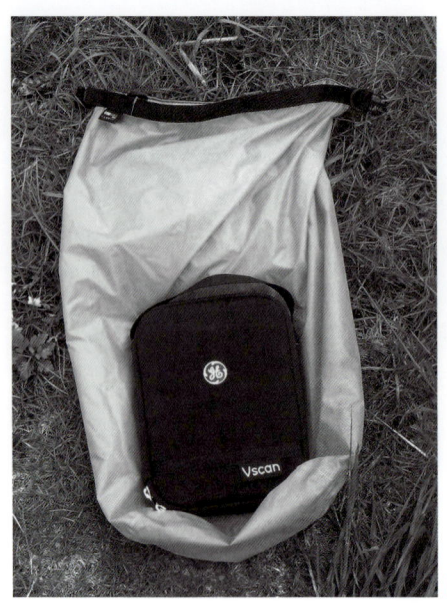

図5　防水パックと Vscan

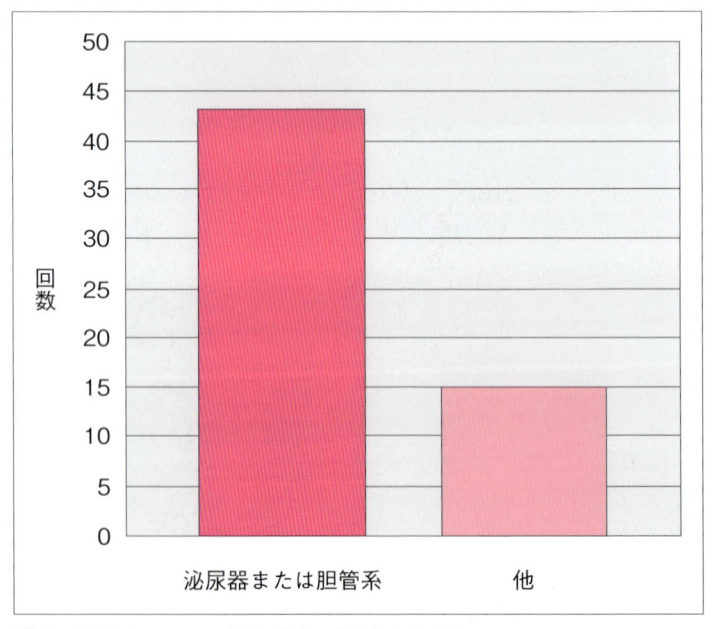

図6　発熱時のエコー検査部位（過去1年間）

する必要がある．そういった場合に，外傷患者に施行する Focused Assessment with Sonography for Trauma(FAST)を応用し，チェックポイントを追加して Urinary system, Biliary tract（UB)-FAST の走査を施行することが有用である．患者のベッドサイドで確定診断ができれば，治療までの労力と時間を減らすことができる（図8）．

チェックポイント*は以下である．
①恥骨上〜下腹部走査：尿閉，子宮付属器の異常，腹水など．
②右肋骨弓下〜肋間走査：胆石胆嚢炎，胆管拡張，右水腎症，右胸水，肺内水分量増加，

11. 在宅医療でのポケットエコー

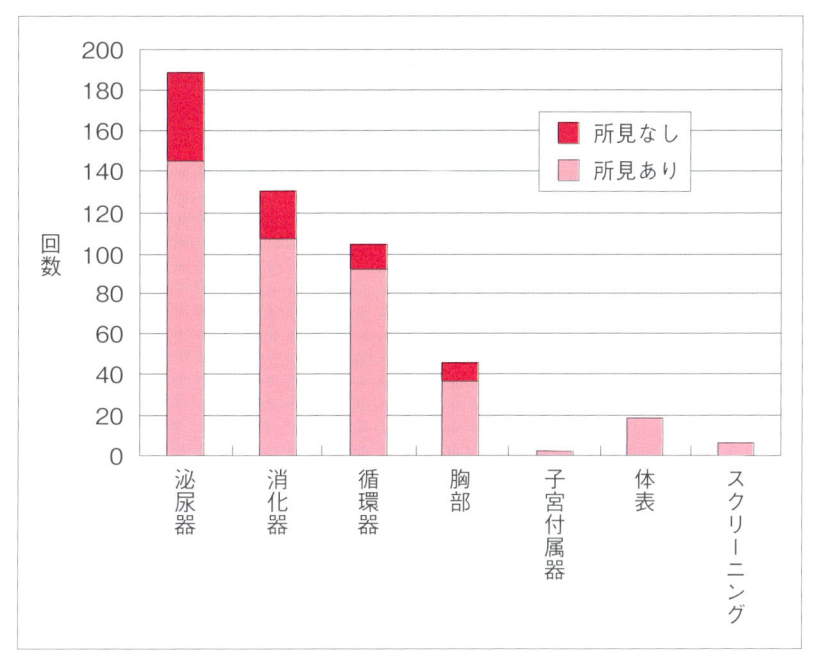

図7 過去1年間の在宅エコー検査部位

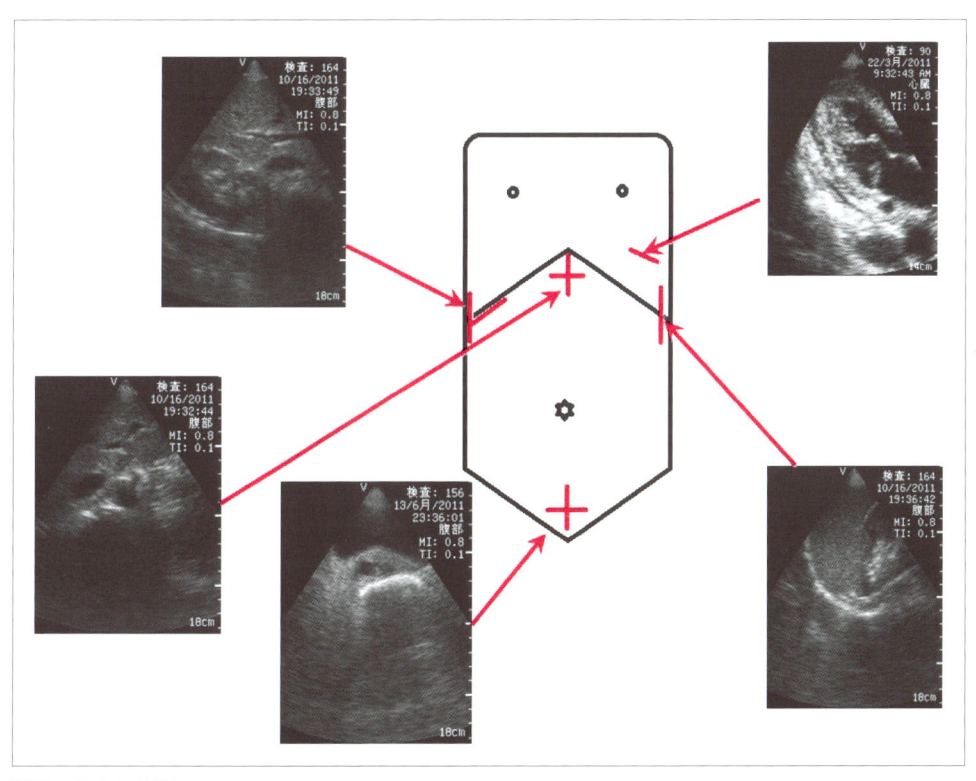

図8 UB-FAST

腹水など．
③心窩部走査：肝内胆管拡張，膵炎，心嚢液，心臓壁運動，弁膜異常，腹水など．
④左肋骨弓下〜肋間走査：左水腎症，腹水，左胸水，心嚢液，心臓壁運動，弁膜異常など．

胃瘻の管理

　最近急増している胃瘻の管理では，胃瘻交換後，胃瘻カテーテルが確実に胃内に留置されたことを確認するため，内視鏡やX線造影などの画像診断を用いて，カテーテルが胃内の正しい位置に挿入されたことを確認することが推奨されている．

　しかし，在宅医療におけるX線検査装置は煩雑であり，胃瘻から観察できる細径内視鏡は汎用性が低い．そこで，汎用性の高いポケットエコーを用いた胃瘻の胃内留置確認法を紹介する．

　カテーテル交換やトラブルに際して，胃内を充満した状態で左肋骨弓下走査を行うことによってカテーテルの位置や形状を確認することができる．

1 解剖学的位置

　胃瘻カテーテルは，皮膚→皮下組織→筋層→腹膜と胃前面の漿膜が癒着した瘻孔→胃壁（漿膜，筋層，胃粘膜）→胃内腔の経路で胃内に挿入されている．カテーテルを左頭側深くに誘導すると，胃穹窿部付近へ到達する．胃内容物が充満し，仰臥位になったとき，胃穹窿部は左肋骨弓付近の脾臓と左腎臓の間に存在する．手術操作で胃壁の前面漿膜側から左肋骨弓下方向へ手を入れると，脾臓の左上外側の漿膜面に達する．脾臓と胃穹窿部間には靱帯が存在し，脾臓の右下面（脾門部）に達するためには外科的剥離が必要である．

2 検査法（表）

①胃瘻カテーテル交換前に，胃内を液体またはゲルで，ある程度充満しておく．
②交換手技終了後，左肋骨弓下で脾臓と腎臓の間を走査し，内容物の貯留した胃穹窿部を検出する．
③カテーテルまたはガイドワイヤーをできるだけ深く胃内左頭側に向けて挿入し，動かす

表　超音波による胃瘻カテ検出法の原則

- 胃-脾門部間に腹水は貯留しない．
- 腹水は左横隔膜下，すなわち，脾臓の外周に沿って描出される．
- 胃瘻のすぐ脇からの走査だけでは不可．
- 胃粘膜の層は，カラードプラーをかけても，呼吸性移動で位置がわかりにくい．

＊最初に異常の有無を一通りチェックしてから，細かな所見を観察すべきである．観察が容易で，在宅患者の熱発の原因を発見しやすい順にチェックポイントを記した．

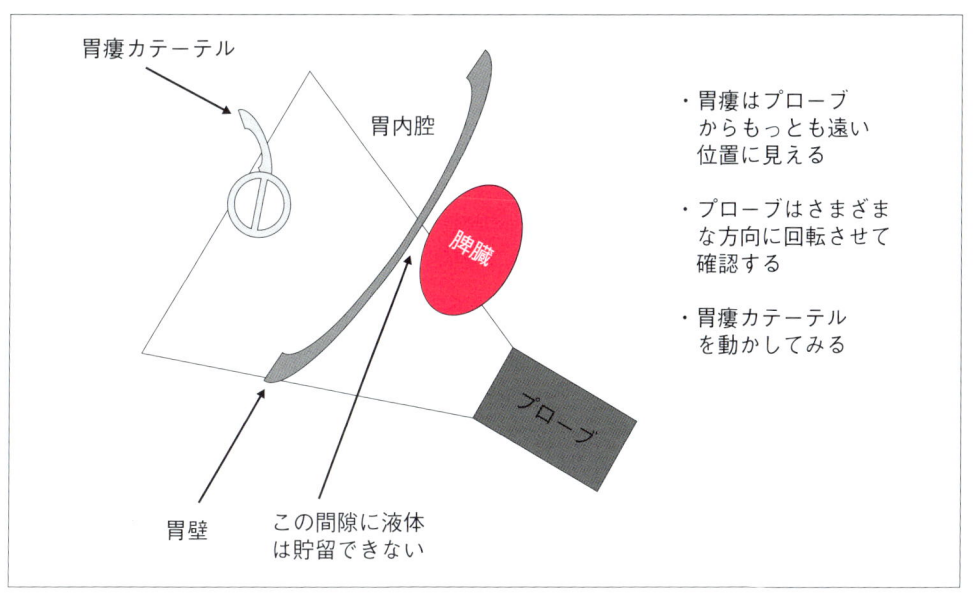

図9　経脾的検出法のコツ

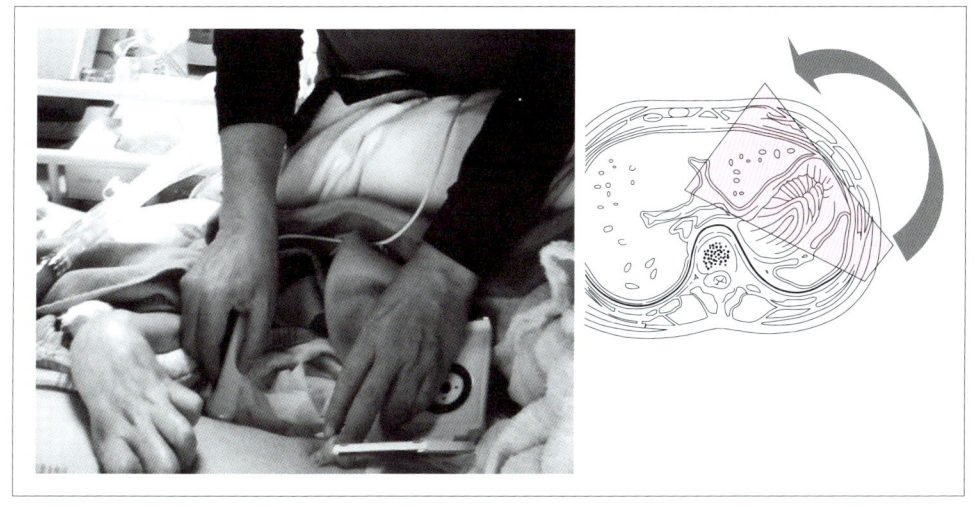

図10　左肋骨弓下走査
左側背部より脾臓経由で胃内腔を観察し，カテーテルを認めない場合は連続した内腔を胃瘻の方向に追跡する．

ことで，エコー画像上で位置を検出する（図9）．
④検出しにくい場合は，胃穹窿部から連続する Low echoic area を追跡しながら瘻孔方向にプローブを移動させる（図10）．
⑤胃壁より内腔に胃瘻カテーテルのバルーンまたはバンパーが認められれば，確実に挿入できているものと考えられる．

　実際に得られた画像を図11に示す．液体が貯留した胃内腔の前壁境界から離れた位置にバルーンカテーテルが確認できる．

　ガイドワイヤーなどを胃瘻から挿入すると，先端の検出が容易になる．胃瘻カテーテル

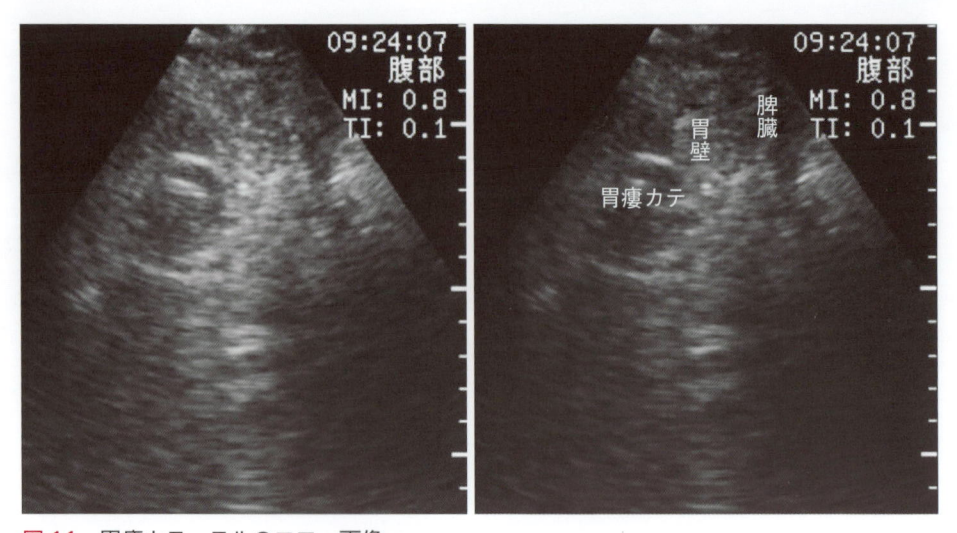

図11 胃瘻カテーテルのエコー画像
この画像では，バルーンチューブ型胃瘻を，胃穹窿部方向に深く挿入している．

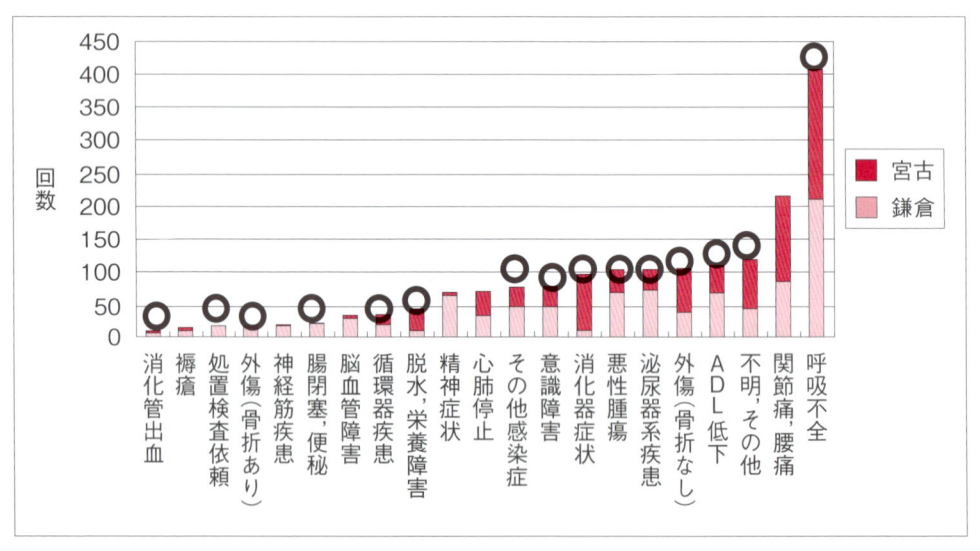

図12 在宅診療：往診の原因（2004年8月〜2007年6月）
超音波検査が有用と考えられる病態に○を付した．

が腹腔へ迷入した場合には，カテーテルは胃穹窿部付近へ到達することができない．
　エコーによる確認は，他の検査に比べて総合的なコストも抑制できるため，在宅胃瘻交換の画像診断確認法として推奨すべきと考えられる．

緊急往診の原因

　我々の施設における，緊急往診の原因疾患を，図12に示す．超音波検査が有用であると考えられた病態に丸を記した．在宅患者の状態が増悪した場合の多くで，ポケットエ

コーが有用であると考えられる．

まとめ

　在宅医療のニーズは，今後も増加していくと考えられる．現在は入院が当然とされている病態であっても，今後は在宅での診断，治療が標準となっていく可能性は否めない．実際，この数年間の在宅医療に求められるニーズは大きく変化を遂げ，すでに人工呼吸や中心静脈栄養，ホスピス管理はあたりまえの時代になっている．それに伴って，必要な診断，治療装置も病院並みに高度化していくものと考えられ，いずれ在宅医は標準的にポケットエコーを携行するようになるのかもしれない．在宅医療の精度が向上し，高齢化社会の不安解消に貢献できるのであれば，それは好ましい変化といえるのだろう．

参考文献

1) 泰川恵吾：在宅医療の実際　緊急医療に対するアプローチ―在宅療養中における救急の特徴と，その対応について．現代のエスプリ 484：193-203, 2007

12 東日本大震災での携帯型超音波装置の使用経験

旭川医科大学 循環呼吸医療再生フロンティア講座　住友和弘
旭川医科大学 内科学講座 循環呼吸神経病態内科学分野　長谷部直幸

Point

- ポケットエコーは小型軽量で機動性に優れ，カラードプラー機能を搭載し，さらに操作が簡便なため在宅往診，野外活動にも使え，災害医療に適している．
- 震災時に発生する深部静脈血栓症，肺血栓塞栓症，たこつぼ心筋症などの循環器疾患のスクリーニング，診断に有用である．
- 避難所や自宅で移動できない患者のもとへ往診してスクリーニング検査が簡単に行え，早く治療に結びつけることができる．
- ポケットエコーは，1台で心臓以外にも腹部臓器，泌尿器，血管，小児，胸水・腹水の評価など広い範囲に対応できる．
- ポケットエコーの駆動時間は1時間であり（Vscan1.1），長時間の活動には予備のバッテリーを準備する．

　2011年3月11日東北沖の太平洋を震源地とする大地震が発生し，揺れによる被害よりも沿岸部を襲った大津波により甚大な被害がもたらされ多くの方が犠牲者となった．近年発生した阪神淡路大震災，新潟県中越沖地震などと比べても被害の規模と内容が大きく異なる．

　震災後に発生する特徴的な疾病として，深部静脈血栓症（DVT），肺血栓塞栓症（エコノミー症候群），たこつぼ心筋症などが知られている．過度のストレスと車中などでの避難生活や脱水傾向から凝固系の亢進が進みDVTの発生素地ができやすいと考えられている．実際，過去に起きた震災時のDVT発生率は，能登半島地震（2007年3月，M6.9）6.3％，新潟県中越沖地震（2007年7月，M6.8）6.9％，岩手・宮城内陸地震（2008年6月，M7.2）7.1％と報告されている．今回の震災においても同様の頻度でDVTが発生し，肺血栓塞栓症のリスクになるだろうと推測されたため，早期からDVT予防活動が行われていた．

　DVTの診断に欠かせないのが超音波診断装置であるが，小型軽量化の進歩はいちじるしく検査室から検査室の外へと機動範囲がどんどん広がり訪問診療の分野で重宝され次世代の聴診器ともいわれている．2011年3月震災診療支援に参加し小型携帯用超音波装置を用いたのでその経験を報告する．

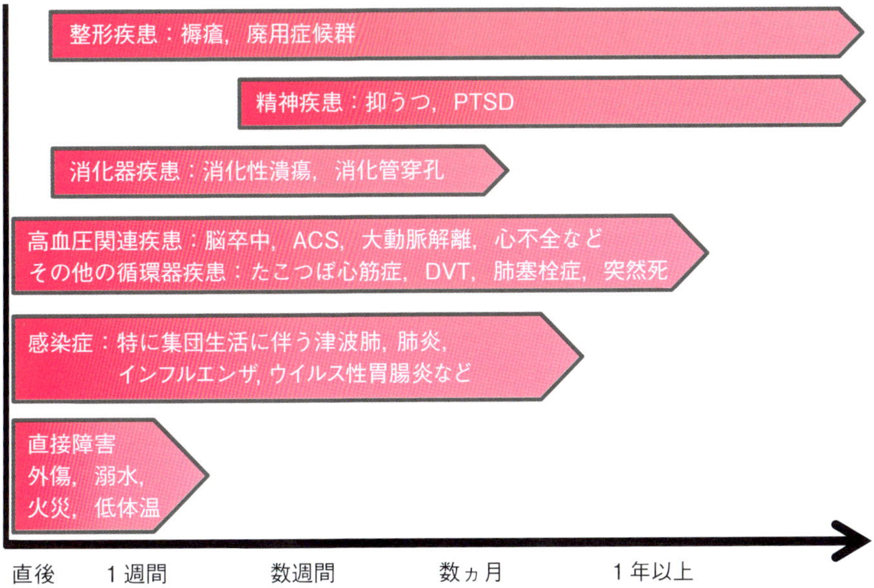

図1 震災関連疾患と発症時期

震災関連疾患と発生時期

　震災直後から発生する直接的な物理的障害による身体傷害（外傷，圧迫，火傷，溺水，低体温など），避難生活などの非日常の環境によってもたらされる内科的，精神的疾患の増悪と新規発症など震災関連疾患の発症時期はバラエティーに富む．ライフラインが寸断された避難環境下での内服中断や高度のストレスが発症を修飾していると考えられ，震災直後より多彩な疾患が現れる．循環器関連疾患等について図1にまとめてみた．

　東北大学循環器内科の調査報告によると震災後4週間の心不全，ACS（急性冠症候群），脳卒中は，震災前4週間と比較して有意に増加している．また，岩手医科大学循環器内科の報告では，震災後2ヵ月間の循環器疾患調査を行ったところたこつぼ心筋症，急性大動脈解離，心不全，肺血栓塞栓症の増加が顕著であった．さらに震災後高血圧が持続するケースも報告されている．

　発症機序としては，ストレスによる交感神経活性が関与していると推測されている．

震災とDVT

　震災時に問題となる循環器関連疾患としてDVTがある．2004年の中越地震のときに避難生活者の突然死とその原因としての肺血栓塞栓症，DVTが指摘され，ストレスや避難生活との因果関係が注目されるようになった．過去の大地震とDVTの発生率を調べてみると，能登半島地震（2007年3月，M6.9）6.3％，新潟県中越沖地震（2007年7月，M6.8）6.9％，岩手・宮城内陸地震（2008年6月，M7.2）7.1％と報告されている．また，今回の震災後，DVTスクリーニング巡回検査では，地域によりばらつきがあるものの2〜27％と

表 肺血栓塞栓症および深部静脈血栓症のリスクファクター

危険因子の強度	危険因子
弱い	肥満 下肢静脈瘤
中等度	高齢者 長期臥床 脱水 中心静脈カテーテル留置 外傷，感染症
強い	静脈血栓塞栓症の既往 下肢麻痺 ギプス固定 血栓性素因

報告されている．

　肺血栓塞栓症や DVT 発生の要因としては，表に示したように身体活動の低下，水分摂取不足，ストレスによる凝固系亢進，長期臥床などが挙げられる．特に高齢者で仮設住宅や避難生活を長期に強いられ身体活動が低下した人や周囲への配慮からトイレ回数を減らすため水分摂取を故意に控える傾向のある人でリスクが高くなる．

　先にも述べたように DVT は，肺血栓塞栓症の原因となりエコノミー症候群として知られる突然死の原因となるため震災関連死を予防するうえでもその発見は重要である．肺血栓塞栓症は DVT の早期発見と適切な治療により予防できるため，震災発生後多くの医療ボランティアによりスクリーニング検査が行われている．

　次にスクリーニング検査と携帯型超音波診断装置 Vscan の有用性について述べる．

小型超音波診断装置の進化

　検査室で用いられている超音波診断装置は多機能で大型なため病棟での検査でも移動が大変であったが，ベッドサイドでのスクリーニング検査，CV カテーテル挿入時の血管の位置確認などエコーの機動力が求められる時代になり小型化が進んでいる．これまでの超音波診断装置は，PC サイズでディスプレイは 15 インチ，重量は数 kg あり，画面が広く見やすい反面機動性にやや問題があった．一方，GE Helthcare 社は機能を最小限にする代わりに機動性と画質を優先させこれまでにない小型化を実現した（図2）．第 2 の聴診器といっても過言ではない．

　GE Helthcare 社 Vscan の特徴と災害医療における有用性と課題は下記のとおりである．
①ポケットサイズで，わずか 390 g：持ち運びやすく回診，実習，在宅医療，野外での診察にも対応できる．
②高画質な B モードとカラードプラの搭載：画面が小さいがスマートフォンを使い慣れている人には違和感がない．画質がきれい．フローのチェックに支障なし．
③広い領域に対応：心臓（成人および小児），腹部，小児，泌尿器，胎児，末梢血管，胸

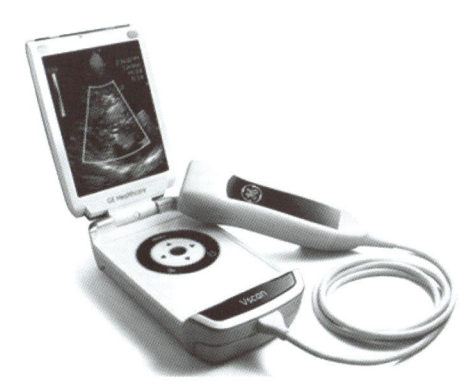

図2 Vscanの外観（Vscan 1.1）

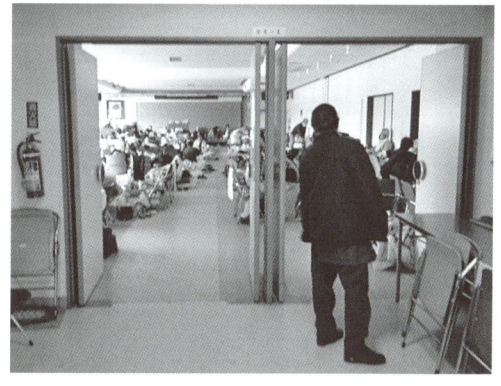

図3 気仙沼市民会館の様子
館内は多くの避難住民であふれかえり，1人当たりのスペースは布団1枚分ほど．高齢者は臥床しがちで，共同トイレの不足から飲水を控える高齢者が目立った．

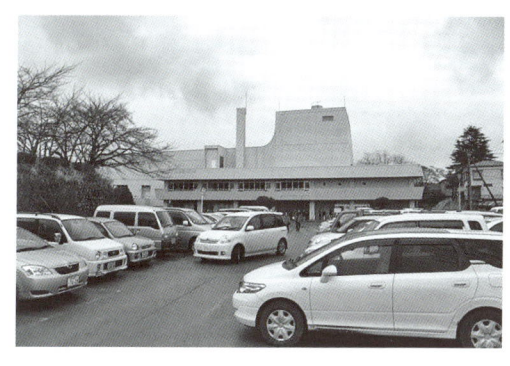

図4 気仙沼市民会館の駐車場
車中泊の人の車が多数あり，DVT予防パンフレットを配布した．

部/胸膜の動きおよび液体の検出など1台でカバーできる領域が広い．
④バッテリー1時間連続使用可能：代えのバッテリーも用意すれば多くの症例に対応可能．ただし，連日の検査には充電できる環境（インフラが回復していること）が必要．フル充電に約1時間半必要（Vscan 1.1）．

被災地での実際

1 DVTスクリーニング

　今回の震災時のDVTは，内陸地域で少なく，沿岸部で多いという傾向にあり，避難所の混雑状況や支援状況によって大きく変わると報告されている．

　我々が派遣された2011年3月下旬は震災から10日が経過していたが，巡回先の気仙沼市民会館にはまだ医療班が派遣されておらず，館内は混雑し（図3），寝具は支給されているものの雑魚寝状態に近く，埃っぽく衛生的な環境ではなかった．館内に入りきれずやむなく車中泊をしている被災者の方々の自家用車が駐車場に多数あった（図4）．

　仮設診療所を市民会館内に設置し歩ける方には来てもらい，高齢者，体調不良者のもと

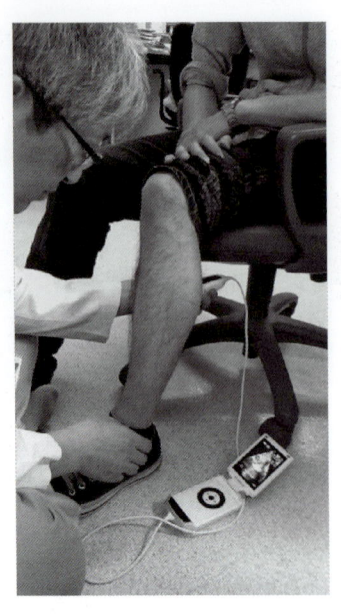

図5　下肢深部静脈血栓症のスクリーニングの様子
Vscanは，従来の機器と比較して軽量で持ち運びに便利であり，操作が簡素化されフローも簡単に見ることができる．

には往診を行った．

DVTスクリーニング（図5）の進め方は，日本超音波医学会が指針を出しておりこれに従うとよい（ホームページからダウンロードができる，図6）．

次の要件を満たす者はハイリスク群であるため呼びかけ下肢エコー検査を実施するとよい．①下肢のむくみがある人，②臥床時間が長い，もしくは座っている時間が長い人，③足にケガをしている人，④車中泊を2回以上している人，⑤DVT，肺血栓塞栓症の既往のある人，⑥ワルファリンなどの抗凝固療法を中断している人など．

下肢エコーの結果，腓腹筋，ヒラメ筋静脈以外の深部静脈に血栓がある人は緊急性が高く中核病院に至急紹介を行う．また，腓腹筋，ヒラメ筋静脈内に充満する血栓や浮遊性の血栓を認めた場合も緊急性が高く中核病院に至急紹介を行う．腓腹筋，ヒラメ筋静脈内に血栓を認めるが固定性壁在性であればアスピリン100 mg内服させ，弾性ストッキング着用指示を出し中核病院外来へ紹介する．腓腹筋，ヒラメ筋静脈に血栓がないが静脈径が9 mmを超える場合，静脈径が8 mm以下だがハイリスク群の場合にもアスピリン100 mg内服させ，弾性ストッキング着用指示を出し中核病院外来へ紹介する．腓腹筋，ヒラメ筋静脈に血栓がなく静脈径が8 mm以下でハイリスク群でない場合は生活指導を行う．

避難所には高齢者が多く，周囲への配慮やトイレが屋外のため歩行がきついなどの理由で排尿回数を気にされる方が多かった．ついつい飲水を控えがちになっているのでDVT予防のための生活習慣指導としては，脱水にならないように飲水を勧める．飲水は適度の排尿により尿路感染症の予防にもなる．また，寝たきりや座りっぱなしにならないよう適度な運動を勧める．避難所によっては定時のラジオ体操を行うところもあった．旭川医大生たちが以上のような注意点をまとめたパンフレットを200部配布し，予防に活用した．とても簡単にまとめてくれたので項目だけ列挙しておく．

DVTチェック項目：①長時間同じ姿勢でいないように．②なるべく水分をとるように．③適度な運動をしてください．

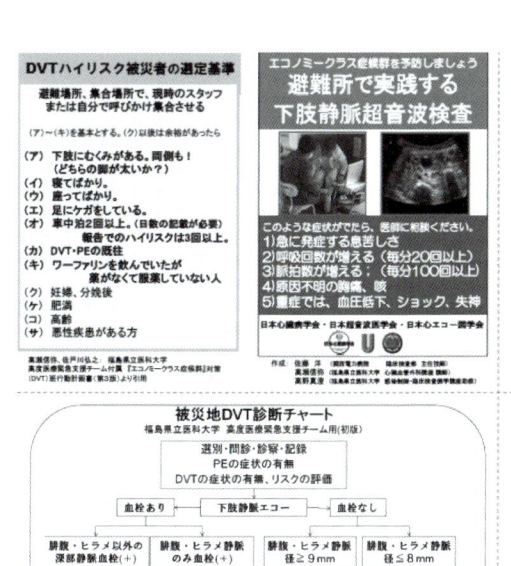

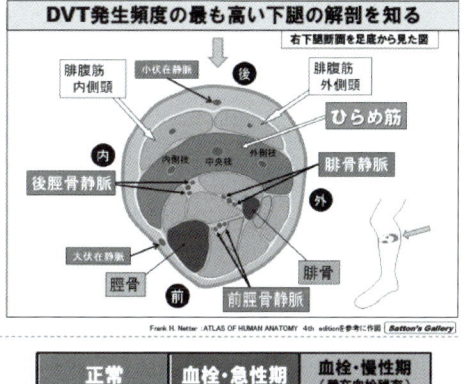

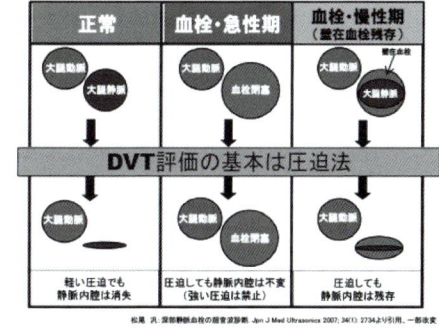

図6 日本超音波学医会推奨の DVT スクリーニング方法
ホームページよりダウンロードできる.

　DVT 予防運動：①足の指や足をこまめに動かす．②かかとの上下運動をする．③睡眠中は下肢を少し挙上しよう．④寝たきりの人も体位変換や足のマッサージを心がけよう．
　運動することは，震災数週間後から問題となる廃用症候群の予防にも重要である．廃用症候群とは，避難所生活が原因で不活発となり，全身の筋力が低下し，ADL が低下する病態をさす．

2　投薬中止に伴う慢性心不全増悪の評価

■年齢：70 歳代，性別：女性．
■既往症：陳旧性心筋梗塞，慢性心不全，高血圧症，脂質異常症．
　3 月 11 日に家が流され内服が 1 週間切れた状態．血圧が 150/90 mmHg と高く，倦怠感の訴えがあり往診依頼があった．ワルファリンが処方されていたらしい．問診から陳旧性心筋梗塞の既往がわかり，心室瘤に対し抗凝固療法が行われていたと推測された．
■心エコー：前壁中隔〜心尖部 hypokinesis．僧帽弁閉鎖不全（Ⅰ〜Ⅱ），右心系拡張なし，心内血栓なし，胸水なし．
■診断：心内血栓は認めなかった．内服中断による高血圧悪化に伴う慢性心不全の増悪と考えられた．
■対応：避難所は非日常の場のため，日常診療のような薬剤が豊富で長期投与できるような投薬はできない．数少ない選択肢のなかから今できる治療を行い，災害急性期を乗り越えることを考える．詳細な患者情報もないため副作用を抑えた降圧ができるように工夫し

た．入手可能であった降圧薬（アダラート®L），抗血小板薬（バイアスピリン®），利尿薬（ラシックス®）を数日分処方し，定期的な血圧管理を保健師に指示した．

③ 尿閉の診断

- 年齢：90歳代，性別：女性．
- 既往症：陳旧性脳梗塞，高血圧症，脂質異常症．

朝より腹痛を訴えており診察依頼．前夜より排尿がなく，下腹部が膨満．投薬を受けていたらしいが詳細は不明であった．

- 腹部エコー：下腹部に緊満した膀胱を認めた．胆石，水腎症所見なし．小腸のガス像なし．
- 診断：エコー所見から尿閉と診断．
- 対応：尿道カテーテルで導尿（1,000 mL）．導尿後の排尿状態の確認をボランティアのナースに指示．

まとめ

　被災現場最前線での診療にあたり，困難な状況下で少しでも有用な情報を得るためには，小型軽量で持ち運び便利な機動性と簡便性に優れた機器が望まれる．まさに Vscan は災害医療において最良のツールである．

　震災発生後10日が経過していたが被災地の道路は寸断され，まだ救助活動が及んでいない地域があった．幹線道路，医療機関，役所，避難所を結ぶように自衛隊が瓦礫の撤去にあたり，彼らのつけた道を私たちが医療支援に使わせていただいていた．凄惨な光景は今でも忘れることができず，世界中の人々の願いも虚しく犠牲になられた多くの方々のご冥福を心からお祈りする．道なき道をつけ救助への第一歩をつけてくれた自衛隊の方々には心より敬意を表す．

　初めて震災医療に参加し，医療従事者の役割分担が多くの被災者を救うのだと感じた．医療機関で被災者に施設でないと行えない医療を施す者がいて，他方，医療を必要とする被災者のもとに医療を届けに行く者がいる．両者の連携がスムーズであって初めて多くの命が救われるのだと感じた．1年半前，気仙沼市立病院が我々の最前線基地であり，全国から毎日医療チームが駆けつけ常時20近い医療班で被災地の医療にあたっていた．日本人は未曾有の震災時にもかかわらず冷静沈着であり，日本人の品格を世界中のメディアが称えていたが，医療チームにも同じ光景を見ることができた．多くの医療従事者がいたが自分の意見を主張せず，今ある限られた条件のもとで被災者の多くに自分の持てる最善を尽くす努力を黙々としかし強くポジティブでパッシブに行動していた．初めて会う医療従事者同士が互いに尊重し合い医療職という連携を保ちつつあたかも同僚であったかのような情景は，全員が"日本"という絆でつながり，再生を強く願っていると感じずにはいられなかった．さらなる復興を祈っている．

13 ポケットエコーと教育

駿河台日本大学病院 内科　小川眞広

> **Point**
> - ポケットエコーの導入は超音波診断学の教育に有用であった．
> - ポケットエコーは心エコーのみでなく消化器領域においても広範に使用可能であった．
> - 触診の補助として真の意味での簡便さを実現し，超音波検査の有用性がさらに広まることが予測された．

　コンピュータの小型化軽量化に伴いここ数年超音波診断装置の小型化も進んでおり，携帯可能な診断装置が数機種販売されるようになった．しかし，携帯型といってもノート型のパーソナルコンピュータの大きさのものが多く，診療において常に携帯するには非現実的であった．近年，ついにポケットに収容できる大きさの超音波診断装置が出現し（GE ヘルスケア社製：Vscan），ポケットエコーとよばれこれからの臨床を変える可能性を感じさせている．本装置は本来心エコー用として開発され，セクタ型のプローブのみが装着されており，消化器領域には疑問符が持たれていたが，その後の改良により装置のプリセットにも心臓のほか腹部と産科領域がすでに組み込まれており，広い範囲での対応が可能となっている．そこで今回我々は，消化器科における若手医師を対象とし，超音波検査の教育に用いる目的で実際にポケットエコーを導入し，その教育効果と消化器領域での使用状況・効果についての検討を行ったので報告する．

超音波検査の現況：なぜ超音波検査離れなのか？

　まず，"今なぜ超音波検査の教育について問われるのか？"という疑問である．この問題は，日本超音波医学会でも問題として取り上げられているが，超音波検査に対する若手医師の意識がとにかく他の画像診断と比較し低く，自分で率先して検査を行う医師が減っている現状があるからと考えられる．診断学として歴史が浅く医学部の授業カリキュラムのなかにもあまり入っていないこと，検査が保険上画像診断ではなく生理機能検査に組み込まれていること，なども原因として考えられるが，電子カルテ化が浸透しつつある診療体系の変化や医療を取り巻く社会環境にも一因がありそうである．この"超音波離れ"の理由を簡単にまとめると以下の3点になる．
　①検査施行にあたり自分の簡便さがない．
　②自分で検査を施行する自信がない．

③検査に対し責任がかかるのを嫌がる．

　これらについて少し解説を加えると，①については，医療環境の大きな変化がもたらしているとも考えられる．特に電子カルテ化が進み，現在の大学病院の他の検査における医師の動きを見てみると，CT，MRIなどを電子カルテ上の画面で依頼⇒助手さん・看護師さんが検査室へ移動⇒検査施行⇒ほぼリアルタイムで他の場所から画像を供覧⇒放射線科専門医が読影レポート作成，即日画面転送⇒依頼医がカルテ画面から結果を参照．つまり，自分は何も動くことなく画面上の指示のみで結果が得られるわけである．言い換えれば検査結果が出るまでの間に他の仕事が可能であり，割り切りの早い研修医になれば，どうせ自分ではわからないことも多いからといって画像を見ることなしに専門医の読影結果を見て患者さんに説明する場合すらありえる．これに対しこれまで超音波検査は，常に他の検査法と比較し非侵襲的でかつ簡便である点で優れることを前面に押し出してきたが，装置の大きさとしては簡便である一方，実際の動きとしては簡便とはいえない面があった．つまり，病棟などで検査を施行する場合，いざプローブをあてる前に，診断装置の搬入または患者さんの移動が必要となるからである．重症患者や高齢者，さらに装置の小型化とはいえベッドサイドに到達するまでは誰でも経験しているが意外と大変であることも多く，施行者側にとっては検査を行うまで"自分が簡便でない"ということになる．なかには，"手が汚れるから嫌い"などと信じられない意見まであることが聞こえてきている．

　②については，CT，MRI検査などのように撮影後の画像を読影するのとは異なり，超音波検査は自らが画像を取得する必要がある点である（これは，一見欠点のように思われがちであるが，患者さんの症状に合わせて，必要な画像が得られる超音波検査の最大の長所でもある）．さらに，超音波画像のみ表示方法が他の画像診断と異なるため，これまでの授業などのカリキュラムにも原因はあるが，新たに超音波解剖を理解する必要がある点にある．これは，超音波検査走査の断面が一定でないことや1回に描出される範囲が狭いためにオリエンテーションがつきにくいことなどが客観性の低さにつながっている．

　③は①，②にも共通するが，検査に対する最終責任を自分が負うことを嫌がるということである．経験の浅い医師においては当然見逃しも多くなるわけであるが，"見逃し"という言葉を医療訴訟全盛の昨今においてもっとも嫌がるため，安易に専門医のレポート付きの検査を優先させる傾向があると思われる．

ポケットエコーが何を変えるのか？

　これまで私は，最先端の超音波診断装置の臨床的な有用性をBモード～造影超音波検査に至るまで，あらゆる機会を利用し，情報を発信してきた．しかし，ここまで述べてきたように若い医師に響くことは，少なかったように思える．たしかに，現在の超音波診断装置はBモード画像の向上，ドプラ検査の血流感度の向上にとどまらず，3D・4D超音波検査の出現，磁気センサーの搭載による他画像とのFusion画像やナビゲーションシステム，組織弾性イメージ，さらには造影超音波検査など高性能な装置に進化し機能も多様化しつつある．これは超音波検査が近代医療では精密検査も担うことを可能としており本当にすばらしいことであるが，各メーカーがしのぎを削って改良するため常に全装置で使用でき

るわけではなく，また機能の用語が統一されていないため混乱を招くのみならず，操作法も複雑で初心者の導入の妨げにもなっているのは事実である．

　このような環境のなか，真の簡便さを実現したポケットエコーの出現は，臨床面のみではなく若手医師の教育にも良い影響を与えはじめており，彼らの意識改革を可能とする手応えをつかんだ．具体的に例を挙げると，①に関しては，思ったその場で，超音波検査が可能になるという点，②に関しては，超音波検査は，"触診の補助"という意識を徹底することに重点を置いた．つまり，肝腫大の有無や，腹水の有無などを自分で触診するよりは，はるかに超音波検査のほうが，客観性と確実性が高いことを自覚させ検査回数を増やすことにした．③に対しては，CT などの画像検査でも読影の時点での見落としがある点と，超音波検査の空間分解能の高さを理解することにより，少量の腹水など超音波ならではの早期診断が可能になる点，患者の症状に合わせて，オプショナル検査を自身が組み込める点で優れており，2 次検査への効率化を図ることは患者にとっても有益であることを理解させた．さらに，超音波検査ができる環境にありながらしないことへの罪悪感も認識してもらうようにした．

　ポケットエコーに関していえば機能をきわめて限定しているため，操作方法など迷うことなくすぐに習得できる．施行者側も割り切って検査を施行することが必要であり非侵襲的な超音波検査ならではの"習うより慣れろ！"の感覚で試行回数の増加とともに知識・技術の向上が図られることが確認された．

ポケットエコー導入前の心構え

　装置の操作法の説明とともに通常の超音波検査と大きく異なる以下の 4 点の理解を徹底させた．
　①装置の性能上スクリーニング検査としてはなじまない➡他の画像診断が進歩しているなか，異常のないことを本装置のみで証明するのは無理
　②触診代わり➡触診を凌駕する情報量を得られる！
　③診たい部分を scan する➡観察しやすい位置にして scan する技術は必要
　④超音波解剖を理解すれば有用性は倍増する
　ポケットエコーは，診断装置の画面も小さく表現に限界もあるため積極的に拡大像を使用しスポットライトを当てるように有所見の画像を中心に撮影する方法を中心とした．図 1 に参考例を呈示するが，指 1 本で簡単に拡大が可能なため積極的に無駄な部分は省くようにした（通常のスクリーニング検査では客観性を上げるために一定の拡大率で撮影することを推奨したが，ポケットエコーでは画面が小さいため随時拡大し病変部を中心にした撮影を心がける）．
　さらに常に超音波検査ができる状況を創り，以下の 3 点を守るように徹底した．

①常に超音波検査ができる環境を創る
　病棟全グループ（3 グループ）の最下級生にポケットエコーを携帯させ，先入観を捨て，まず使用し，どのようなケースで有用であるかの評価・探求をする（検査施行時には評価

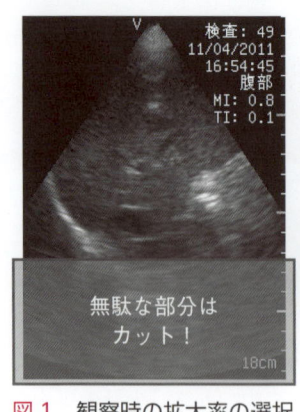

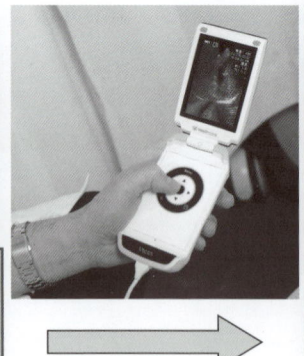

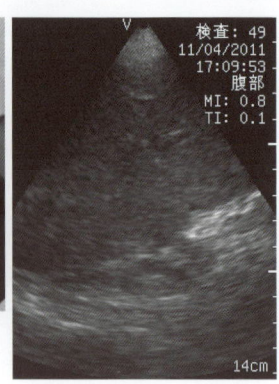

図1　観察時の拡大率の選択

用紙に記載し後での評価を可能とした）．

②必ず画像は保存し評価をする

毎週朝の勉強会において自分たちの施行した1週間の検査のなかからベストイメージを選択し，スライド1枚以内にまとめ報告をする．

③超音波検査の再検時に学ぶ

病棟患者においては可能な限り超音波検査室での検査に立ち会い，装置を含めた条件などの違いを学ぶ．この際超音波専門医師より超音波診断学を学び，つぎの超音波検査の手技に活かす．

ポケットエコーの使用状況および結果

病棟医グループが3グループと私が診療時に常にポケットエコーを携帯して，初期の使用状況を調査した結果を次に記す．調査は，導入初期からエコーと同じ大きさの記入シートを帯同させたものを集計した．記入内容は，担当者，検査日時，Vscan検査番号，患者ID，患者氏名，検査対象臓器，超音波診断または所見，Vscanの有用性（非常に良い，良い，普通，適応なしの4段階での評価とした），使用状況，2次検査の必要性の有無，2次検査の内容，その他の検査のポイントである．

1　初期導入時の検査対象臓器について

病棟医のローテーションがあるため初回の約1〜2ヵ月における使用状況（使用総数244回）の内訳を表1に示す．消化器肝臓内科の病棟医のためやはり肝臓・胆道が多くこれらの症例で約半数を超えていた．ここで注目すべきこととして泌尿器科領域が多いことに気づく．腎臓と膀胱をたすと約10％に達し，膵臓・消化管より上位に位置したのが特徴であった．これにより有症状の多い部分に検査が施行されているのがわかる．

表1　ポケットエコー使用状況

対象臓器	施行回数（回）	割合（％）
肝　臓	89	36.5
胆　道	62	25.4
消化管	20	8.2
腎　臓	16	6.6
膵　臓	14	5.7
膀　胱	8	3.3
心　臓	7	2.9
脾　臓	5	2
肺	3	1.2
大動脈	1	0.4
その他	19	7.8
合　計	244	

2　対象疾患

　この間の対象疾患として主なものを以下に記す．当初自分が描いていた範囲より幅広い疾患を対象に検査が行われていたことに驚かされた．

　肝疾患：急性肝炎，慢性肝炎，肝硬変，脂肪肝，肝嚢胞，肝膿瘍，炎症性偽腫瘍，限局性結節性過形成，肝内結石，肝血管腫，肝癌，胆管癌．

　胆道疾患：胆石症，急性胆嚢炎，慢性胆嚢炎，胆嚢腺筋腫症，胆嚢ポリープ，胆嚢癌．

　腎・泌尿器科領域：慢性腎不全，腎嚢胞，腎結石，尿管結石，水腎症，前立腺肥大，腎血管筋脂肪腫，膀胱炎，腎癌，膀胱癌．

　膵疾患：急性膵炎，慢性膵炎（含自己免疫性膵炎），膵嚢胞，膵癌，膵嚢胞性腫瘍．

　その他：消化管疾患（胃癌，大腸癌，炎症性腸疾患，虫垂炎，憩室炎ほか），大動脈瘤，心臓弁膜症，心不全，体腔液（胸・腹水），リンパ節腫大，婦人科疾患（卵巣嚢腫，卵巣癌），産科領域（胎児）．

3　アンケート調査によるポケットエコーの有用性

　若干のバイアスは否定できないもののポケットエコーの有用性の評価に対するまとめを表2に示す．非常に良い・良いと評価が得られたのが90％を占めており，本装置は臨床的にきわめて有用性が高いことを示唆していた．普及には装置の価格はもちろん保険請求など，現状ではいくつかの問題点が残されているが，今後普及に向けての各部署での努力に是非期待したい．

表2 ポケットエコーの評価

Vscanの評価	症例数	割合（%）
非常に良い	75	41
良い	87	48
普通	15	8
適応なし	4	2

4　2次検査の有無・2次検査方法

　早急に行う必要のある2次検査をありとしたのは約25%であり，緊急時の検査としても約1/4で使用されていることが確認された．また，2次検査については造影超音波検査も含めた超音波検査が41%，CTが41%，MRIが18%であった．これまでのCT検査一辺倒ではなく，造影剤の安全性からも超音波検査が選択され，さらにその割合が大きいことより，確実に画像検査のなかで超音波検査が選択肢の一つになり，大きく意識改革が行われていることが推測できた．

具体的に何が変わったのか？

　これまでの研修医に対する超音波検査の教育と比較し大きく変化した点は以下の3点と考えられる．実際の症例をいくつか呈示し解説を行う．

1　知識・技術の向上

　今までの学習方法は座学や紙面上での学習が多く，なかなか時間的にも全員に実習を行うことは不可能であるため，ほとんど受け身であった．これに対し，常に実際の装置を持つことにより臨場感が沸き，さらに習ったことをすぐに実行できるため知識・技術の向上および定着が確実なものとなった．さらに新たに生じた疑問はすぐに上級医師に聞くことが可能であり，また，これまでの言葉のみの会話ではなく実際の画像が装置に保存できるため的確な指摘ができることから，超音波の知識・技術の向上につながると考えられた．また，毎週1症例発表させることにより，やりっぱなしのこれまでの超音波検査を止め，客観性を高めた超音波画像の重要さとプレゼンテーション能力を高めることが可能となり，研修医教育にとってきわめて有効であると考えられた．
　図2に実際の研修医が作成したスライドを呈示する．単なる胆石胆嚢腺炎の入院患者の画像であるが，発表のために超音波診断の復習もさることながら，日々の診療において複数回施行可能であるため，診断に必要な的確な画像を呈示できるようになっているのに注目をしていただきたい．

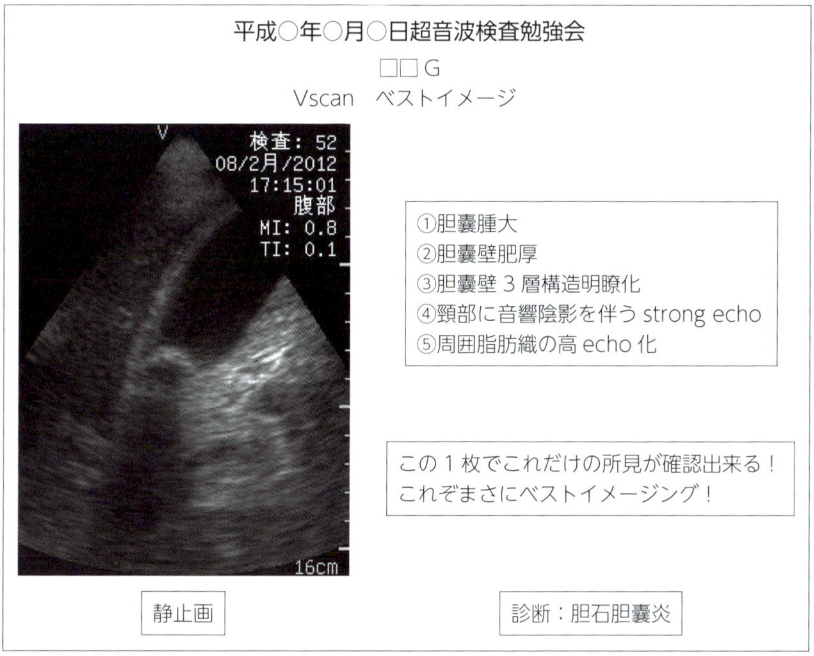

13. ポケットエコーと教育

図2 研修医の作成したスライド①

2 患者さんとのコミュニケーション能力の向上

　腹水の有無，胆石の有無など診察時に画面を呈示し，患者さんにインフォームドコンセントが可能になる点である．特に若い医師にとっては強力な武器となり，回診時にエコー画面を参照することにより経験を補うまさに"触診を凌駕する"確実な情報が得られ，リアルタイムに証拠を患者さんに供覧することでコミュニケーション能力も向上した．

3 治療補助，治療効果・経過観察への積極的な使用

　超音波検査をベッドサイドで簡便に行うことにより，不必要な CT を含むレントゲン検査の減少が確認された．つまり胆道ドレナージの位置の確認や胸腹水の確認・治療効果判定をベッドサイドで簡便に施行可能になったということである．これは患者さんへ対する負担軽減にもなり有用なことであると考えられた．図3 に突発性の胆嚢穿孔の症例を呈示する．当初通常の胆嚢炎と診断されたが胆嚢周囲の膿瘍により本来の胆嚢内腔が圧迫されている症例である．本スライドを参照するとわかるが，当初1枚の診断のみの画像呈示と異なり治療効果判定に日々の回診で使用していることが把握できる．

　図4 に肝細胞癌における肝動脈塞栓療法に使用した症例を呈示する．従来，血管造影時に炭酸ガスを用いた造影超音波検査は施行していたが，常時装置がないために施行する際の搬入が難点になり施行機会が減っていた．ポケットエコーは簡便に施行可能であり供覧するように標的臓器に薬剤が注入されているのかの判定に有用であり，過剰投与の防止にもつながることから立派な治療補助として検査法として役立っていることが確認できる．さらに驚いたことには，動画も含め徐々に凝ったスライドを呈示するようになっており，

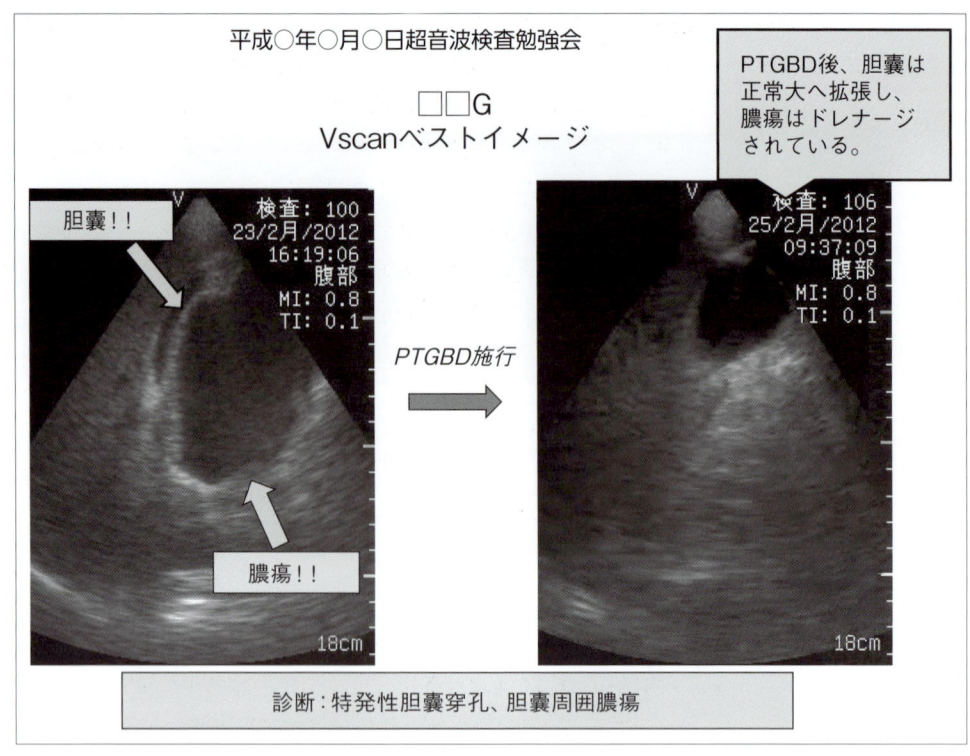

図3 研修医の作成したスライド②

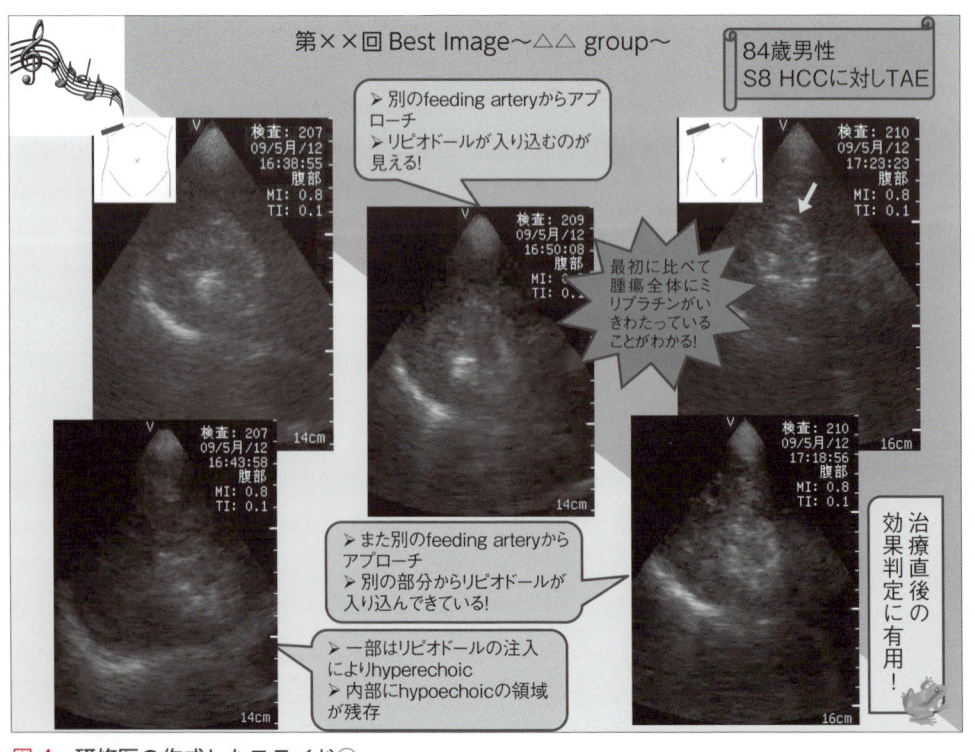

図4 研修医の作成したスライド③

意外にも研修医たちはそれなりに楽しみながら学習していることがわかり医師間のコミュニケーションツールとしても成り立つことが確認された．

ここに呈示した症例はほんの一部に過ぎず，実際に導入して新たにいろいろなことが判明した．まず，超音波検査を繰り返すことによって，画像への慣れと検査に対する手技の向上がこれまでとは比較にならないほど短期間に得られることが判明した．さらに装置に慣れることにより消化器領域にとどまらず，心臓領域，泌尿器科領域，産婦人科領域，さらにカテーテル挿入後の確認，空いた時間に正常ボランティアを対象とした練習など，確実に超音波検査のプローブをあてる機会が広がっているのが確認できた．

まとめ

以上，当院での実際の導入事例を参考に超音波検査の教育面を中心に述べた．ポケットエコーは，超音波検査の施行をいつでも・どこでも可能にし，真の意味での"簡便な超音波検査"を実践した画期的な装置であると考えられる．本装置はセクタ型のプローブのみのため本文でも述べたがスクリーニング検査には消化器領域においては向かない装置である．しかし，触診の補助としてファーストタッチで積極的に使用することにより，閉塞性黄疸や胸・腹水貯留などの"重要な所見の除外診断"が可能となるため検査計画などが立てやすくなり臨床的にきわめて有効であると考えられる．

さらに，本装置を教育に用いることで，これまでの受け身の超音波診断の教育から参加型の能動的な教育に変換可能であり，新たな有効性を生み出しているといえる．今後，超音波解剖の理解とともに本装置の"癖"を理解し使用することでさらなる有用性が出現してくることが予想される．本装置により超音波検査の可能性がさらに広がったことは明白であり，本装置の普及・定着によりポケットエコーの教育面での私の今後の期待は，「各医師，率先してポケットエコーを使用しその後に精密の超音波診断の画像が見たくなる」⇒「精密の超音波検査を施行し，ポケットエコーの有用性・限界を知り今後の医療に活かす」という相互関係が生まれることである．そして安易にCT検査を選ぶのではなく，超音波検査が診断学として各医師の選択肢に入ることを期待している．

14 病院検査体制の変化

広島大学大学院医歯薬保健学研究科 循環器内科学　日髙貴之，木原康樹

Point

- Vscanは安価・軽量・小型であるが，臨床的判断を行うにあたって十分な性能を有する．
- Vscanの機能は限定されているため，検査項目を簡素化し使用目的を明瞭化することで有効に活用できる．
- 安価・検査項目の簡素化・使用目的の明瞭化により，より多くの医療従事者による使用が可能となると考えられる．
- Vscanは小型軽量であるため，院内あるいは院外のあらゆる場所において，超音波検査が施行可能である．

　Vscan（GEヘルスケア社）は，本体重量390 g，大きさは13×7×3 cm大であり3.5インチのカラーディスプレイを搭載している．これまでも，数種の携帯型超音波診断装置が利用可能であったが，現在"ポケットエコー"として利用可能なものはVscanのみである．心臓，腹部，産婦人科領域に対応するプリセットが内蔵されており，Bモードイメージによる観察，距離計測，カラードプラーイメージによる評価が可能である．ディスプレイの画角は75度に設定されている．通常の超音波診断装置の初期設定より小さいが，心臓超音波検査において大きな支障を感じることはない．診断に用いられる周波数帯域は1.7～3.8 MHzで，自動的調整される．動画は，2秒間，マイクロSDカードへ保存され，これを介して専用のソフトウェアを用いて，他のコンピューターへ画像を転送することができる．本体が片手で保持可能な大きさ・重量であり，画像を近距離で確認することができるため，小さなディスプレイであっても画像の確認は可能である．また，本体を保持しながら片手で動画の停止，停止の解除，カラードプラーイメージへの切り替え，動画・静止画の保存が行えるため本体の操作中もプローベが安定して保持されるため，検査をスムーズに継続することができる．さらに本体に音声情報が保存可能であり必要な情報をキーボード操作なしで簡便に保存することができる．

　Vscanの最大の特徴の一つは，白衣のポケット内に携行した状態で日常の診療を行うことが可能である点である．重量390 gの本体と超音波検査用ゼリーを同時に持ち歩くことに煩わしさを覚えることもあるが，常に超音波検査装置が携帯されている状況は，日常臨床のなかのさまざまな局面において超音波検査の施行を容易にする．また，Vscanはこれまでの超音波診断装置と比較して安価であるため同一施設内での超音波診断装置数の拡充も期待される．

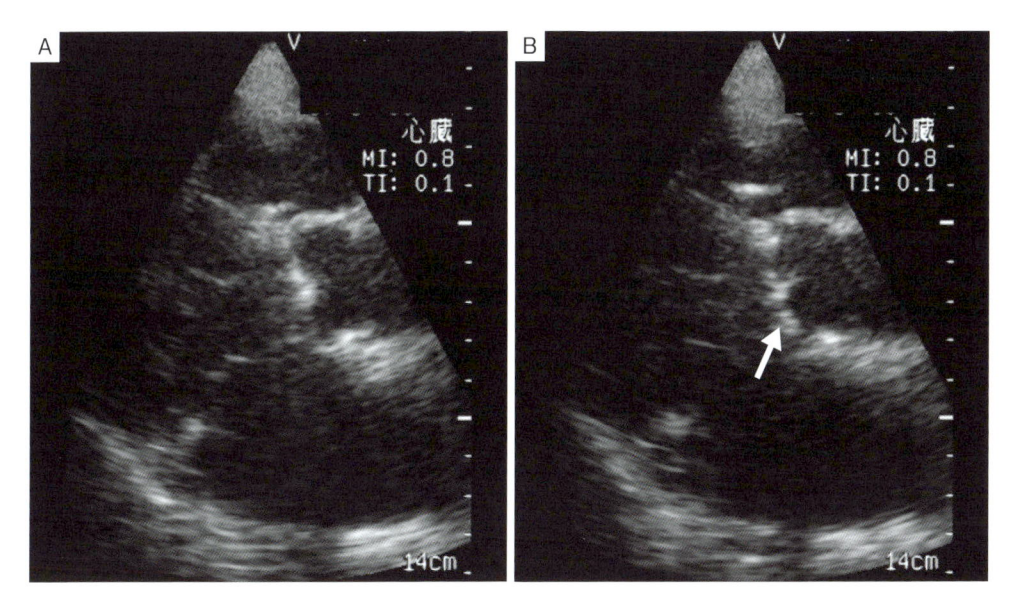

図1 重症大動脈弁狭窄症の一例
A：左傍胸骨長軸像拡張期像，B：左傍胸骨長軸収縮期像．大動脈弁の石灰化，開放制限を認める（矢印）．

　Vscan の超音波診断装置としての性能を評価するため，我々は自施設集中治療病棟へ入院となった患者30名を対象として，Vscanによる心臓超音波検査の実行可能性と弁膜症診断における感度・特異度・正診率の検討を行った．30名中，広範囲熱傷患者1例，皮下気腫患者1例を除く28例（93.3％）において診断に有用な画像の取得が可能であった．うち26例（86.7％）で画像良，2例（6.7％）で画質不良であった．中等度以上の重症度を有する弁膜症診断に対する感度・特異度・正診率はそれぞれ，63.6％・98.0％・94.6％であった．感度が低値となった原因は，狭窄性弁膜症診断が，検査環境が明るい室内において高ゲインに設定されたBモードイメージによる弁性状評価のみによって行われたため，重症度の過大評価を避けたい心理が検者に存在し，結果的に重症度の過小評価へつながったと考えられた．重症大動脈弁狭窄症の一例を図1に提示する．Bモードイメージ・カラードプラーイメージによる弁膜症評価が可能であるが，ドプラー法による評価が不可能であるため，狭窄性弁膜症の診断において特に注意を要すると考えられた．また，Vscanによる心臓超音波検査の実行可能性は高く，多くの症例で良好なBモードイメージが得られ，目視による左室壁運動・左室駆出率の評価が可能であった．しかし，ドプラー法による評価は不可能であるため拡張機能評価においては，困難を伴うことも念頭へ置く必要がある．

　Vscan は，小型軽量でポケット内に携行可能であり，安価，超音波診断装置として臨床上十分な性能を有し，検査情報を保存することができる．これらの特徴を考慮すると，臨床現場においてVscanのより広範囲での使用が進み，超音波診断に対する概念，診療の流れのなかでの位置づけが変化し，これまでの診療体制へ変化を与えると考えられる．現在我々の施設におけるVscanの使用法を踏まえて，生じうる診療体制への影響について考察したい．

Vscan の使用法

Vscan は比較的安価であり，費用の点からは導入は比較的容易であると考えられるが，「安物買いの銭失い」といった誤解につながる無駄な投資を避けるために，使用法について明確に認識したうえでの導入が必要であろう．何をみるために・だれが・いつ・どこで使用するのか？　これらの観点から考察したい．

1　何をみるために使用するのか？

Vscan の限定された機能を考えると，focused assessment with sonography for trauma (FAST) と focus-assessed transthoracic echocardiography (FATE) が使用法の指針となり得る．FAST は，外傷患者を対象とし，初期診療において腹腔内・胸腔・心嚢内出血の評価を主たる目的とする．心窩部より心嚢内，右側腹部からモリソン窩，左側腹部から脾周囲，恥骨結合上縁から骨盤腔内を観察する．肺コメットサインの消失を利用して気胸の診断も可能と報告されている．The guidelines of Advanced Trauma Life Support (ATLS) のなかで，secondary survey の間に施行することが推奨されていが，初期評価において腹腔内出血が確認されなくても，経時的に評価を繰り返すことにより感度・特異度・正診率が向上すると報告されている[1]．Vscan に代表される携帯型超音波診断装置は，FAST の複数回施行を容易とし，外傷患者のみならず，内因性疾患に対する評価においても有用であり，救急外来における患者管理に影響を及ぼすであろう．

近年，我々の施設でも，心疾患の増加に応じて心臓超音波検査の需要が増加しているが，人員・機器・時間の制約によりこれを満たせていない．限られた資源のなかでより多くの症例に心臓超音波検査を施行することを目的に，FATE とよばれる簡素な評価方法が提唱されている[2]．FATE は，B モードイメージによる心尖部・心窩部四腔像，傍胸骨長軸・短軸像での評価，右側胸部肺コメットサインの評価から構成される（図2）．FATE についての簡単なトレーニングを受けた検者によって施行された検査から臨床上十分な情報が得られるとも報告されている[3]．Vscan では FATE に加えカラードプラーイメージによる評価も可能である．FATE に基づいた簡易・迅速評価の導入により検査時間の短縮，超音波診断装置・検者数の拡充は，心臓超音波検査の需要を満たすことが期待される．Vscan と FATE の組み合わせは両者の特徴を最大限に利用できる使用法であろう．

2　だれが使用するのか？

現在，我々の施設では Vscan の使用は，救急科・循環器内科医師の使用に限定されている．これは機器の配置と三次救急施設，比較的人的資源が豊富な病院であるといった特徴が影響していると考えられる．今後も救急診療において専門領域をさまざまとする医師による超音波検査の施行が期待されるが，FAST・FATE の導入は，検査項目が限定されることにより検査技術の習得が容易であるため，多くの対象者から検者を育成とすることが可能で，検者数の拡大に寄与すると考えられる．医師のみならず，他のコメディカルス

14. 病院検査体制の変化

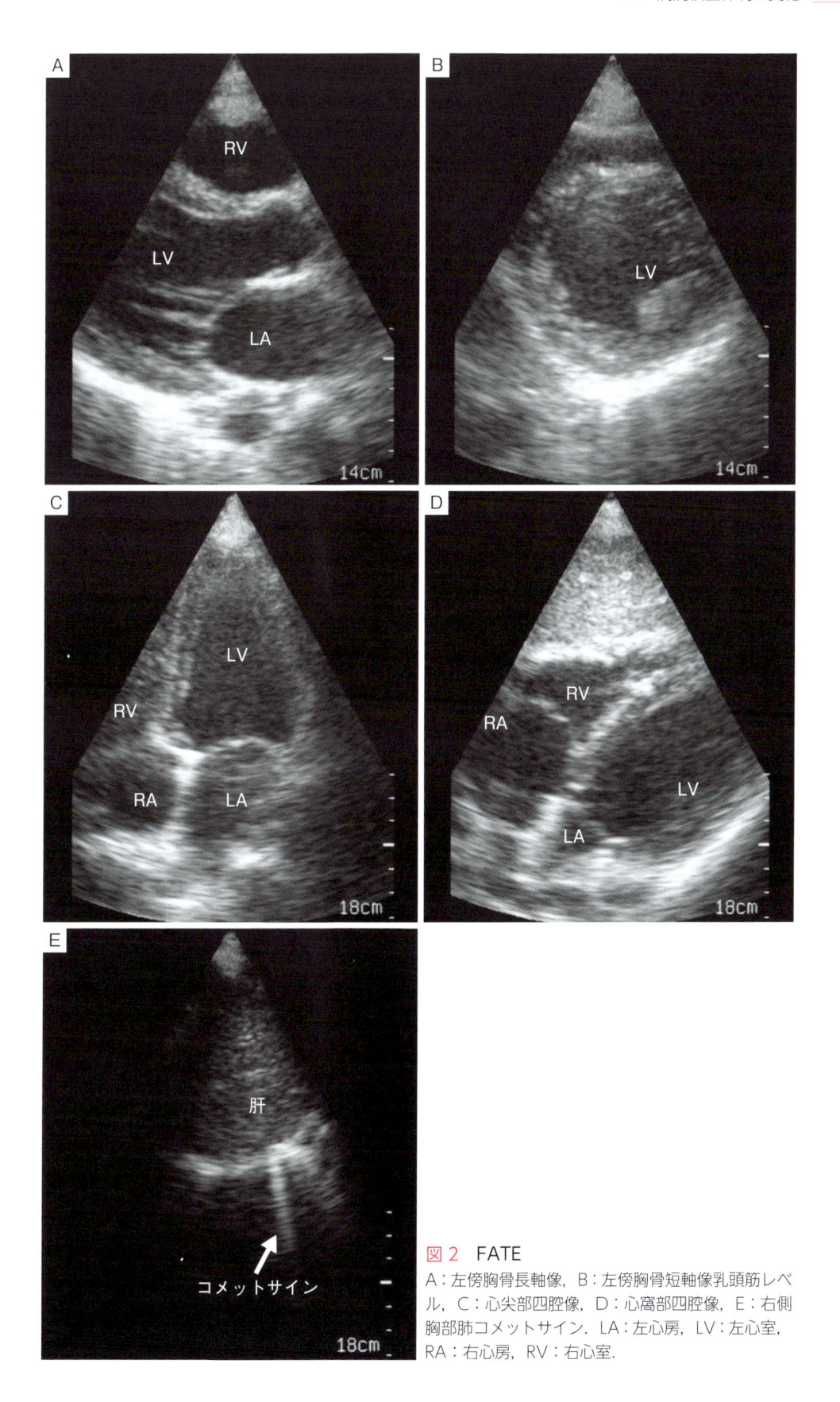

図2 FATE
A：左傍胸骨長軸像，B：左傍胸骨短軸像乳頭筋レベル，C：心尖部四腔像，D：心窩部四腔像，E：右側胸部肺コメットサイン．LA：左心房，LV：左心室，RA：右心房，RV：右心室．

タッフも対象となり得るであろう．実際に当院においても，Vscan を目にしたコメディカルスタッフから，検査技術を習得したいとの声が聞こえるようになった．しかしながら，促成栽培された検者による FATE の有用性について報告はなされているものの，いまだ検討の余地は残されている．たとえば，左室壁運動異常の評価は，熟練したソノグラファーにとっても難題であるし，先に自験例でも示したごとく弁膜症診断も今後の検討を要する問題がある．Bモードイメージとカラードプラーイメージから得られる情報は少なくはないが，これらに基づいて評価を行うためには疾患に対する理解と心臓超音波検査に対する習熟が必要である．また，Vscan による評価は，目視による主観的評価に依存しているため，施設内外間で評価を統一するための試みが必要であるが，多くの検者が対象となるため，その方法についても今後の検討が必要であろう．

3 いつ・どこで使用するのか？

①救急外来・集中治療病棟

　救急外来・集中治療病棟は，Vscan がその特徴を発揮する状況の一つであろう．しかしながら，これらの部署では小型の超音波診断装置が常備されている場合が多い．あえて Vscan が必要とされるのであろうか？　心肺停止症例を例に考えてみると，初期評価において外傷であれば FAST が必要であり，内因性疾患が疑われる場合にも超音波検査による評価が必要である．このような症例にいったん治療が開始されると，患者の周囲に医療スタッフ，医療器具が集中し，種々の処置が並行して行われるため，超音波検査を行うための時間的・空間的・人的資源が制限される．このような状況のなかで Vscan は有用である．ポケット内に携帯していれば，検査機器を移動する必要がないため現場から離れる必要がない．検査施行に要する空間は小さいため，他の医療者へ空間を配分することができ，必要な処置を並行してすすめることが可能となる．Vscan による評価を FAST，FATE で行うことにより，救急患者の初期診療において有用な情報を短時間に収集することが可能である．時間的・空間的・人的資源に余裕が生じることにより救急患者に対応するための人員配置や，検査・処置施行の流れに良い影響を与え得ると考えられる．筆者自身の使用経験でも，救急患者の初期評価目的に使用することが多く，治療方針決定に必要な情報を短時間で得ることが可能であった．また，Vscan 本体が片手で保持可能であるため，同一視野内に Vsacn のディスプレイ，患者の表情・頸部・胸部，呼吸パターン，心電図モニターをとらえることが可能となり，患者の状態を同時に観察可能であり，短時間に多くの情報を確認することができることから患者の変化に迅速に対応可能である．

　また，集中治療病棟では，治療機器や周囲の騒音，患者自身の呼吸音のため，心音・心雑音の聴診が困難な場合がある．Vscan は，その取り扱いの容易さ，カラードプラーイメージによる観察が可能であることから，弁膜症診断において聴診器と同等の役割を担うことが可能と考えられる．我々は，先に示した自験例のなかで集中治療病棟へ入院した患者 30 例を対象とし，聴診による心雑音の評価と Vscan よる弁膜症評価の関係について検討を行った．患者ごとの弁膜症の有無について聴診，Vscan の感度・特異度・正診率はそれぞれ，77.8・80.0・78.6％，72.7・100・89.3％であった．感度低下の原因として，聴診においては拡張期雑音が聴取されなかったこと，機能性収縮期雑音を聴取したことが

原因であり，Vscan においては狭窄性弁膜症の過小評価が原因であった．Vscan による弁膜症の存在診断における特異度・正診率は聴診より良好であり，Vscan は集中治療病棟において聴診器の代替として使用可能であると考えられた．

②循環器病棟

　基幹病院であれば，超音波診断装置のうち高機能小型心臓専用機や携帯型超音波診断装置が配置されている場合がある．これまでも種々の携帯超音波診断装置が利用可能でありベッドサイドでの心臓超音波検査が日常的に施行されてきたが，患者によってはベッドの周辺に点滴棒が林立したり私物が散在したりしていることがあり，携帯型超音波診断装置を用いても，ベッドサイドでの超音波検査施行の支障となることがあった．Vscan は既存の機種に比し，さらに小型・軽量化されているためこのような環境でも検査施行が容易となった．ドプラー法による評価が不可能，距離計測は可能であるが煩雑であり，循環器疾患に対する治療目的で入院している患者を詳細に評価するためには機能不足である点は否めないが，ベッドサイドでの Vscan による評価は，聴診と同等の感覚で施行できるため，循環器系疾患患者評価のために，循環器内科医が Vscan の特性を理解し，目的を明瞭としたうえで使用すれば，きわめて有用な診療器具と成り得る．検査項目を心臓の構造評価・壁運動評価に限定・明瞭化し，経験のある検者が Vscan を用いて評価を行った場合，十分な診断精度が保たれると報告されている[4]．Vscan による簡易評価を行うことで，患者の負担軽減・病院資源の有効利用につながるより適切なタイミングでのより目的指向型の検査・診療をうながす可能性があり，その有用性が期待される．また，安価であるためより多数の研修医への機器の配分も可能であり，聴診器と同等の感覚で気軽に使用できることから，医学生・研修医のトレーニングには最適である．若い医師の超音波検査離れが危惧されているが，この問題に対する解決の糸口になるかもしれない．看護師や心臓リハビリテーションにかかわるコメディカルスタッフによる使用も期待され，回診・リハビリに合わせて心臓超音波検査による状態の評価が可能となるかもしれない．

③循環器以外の病棟

　当院では，主に他科入院中患者について他科より相談を受けた場合，ベッドサイドへの往診に携帯型超音波装置が使用されている．しかしながら，診察前は，超音波診断装置の必要性が不明であるため，超音波診断装置を持参するか否か判断に迷う．超音波診断装置を所定の位置へ取りに行き，診察後返却する必要があり動線が長くなるためである．Vscan を常時携行することにより動線は短くなる．ベッドサイドで Vscan を用い FATE による評価が可能であれば，検査室での追加の超音波検査が不要となったり，精査が必要となったりする場合でも目的志向型検査を指示することができる．医師・検査技師・患者にとって時間・労力の節約となることが期待される．

Vscan 使用における pitfall

　Vscan の機能から，左室収縮能は，目視による左室壁運動・左室駆出率（left ventricular

ejection fraction：LVEF）により評価されるため，主観的となり検者間誤差を生じる可能性がある．Vscan では，ドプラー法による評価が不可能である．肺コメットサインにより肺うっ血が検出され心不全と診断される症例も存在し得るが，肺動脈圧・左房圧の推定は困難である．弁膜症診断は，B モードでの弁尖・弁周囲構造の性状評価，カラードプラーイメージでの半定量評価によるが，評価法自身が持つ pitfall について習熟する必要があるであろう．Vscan による超音波診断の精度維持のために，少なくとも同一施設内での較正・標準化が必要であるが，使用者の拡大によりこれが困難となる可能性がある．不特定多数の検者に対する教育・指導のための新たな方策が必要となるかもしれない．循環器診療において，聴診器の代替としての使用が期待される向きもあるが，高機能機種による超音波診断においても同様であるように，聴診器と Vscan は情報を得るための相補的手段としてとらえられるべきであろう．

まとめ

　Vscan の使用拡大は，時間的・空間的・人的・機器資源の増加・配分へ変化を及ぼし病院診療体制に変化を与えうる．この変化を有効なものとするために，Vscan による超音波診断の可能性と限界，「いつ」「どこで」「だれが」「何をみるために」使用するのかを考慮しながら，Vscan を日常臨床のなかへ組み込んでいくべきであろう．

文 献

1) Blackbourne LH, Soffer D, McKenney M, et al.：Secondary ultrasound examination increases the sensitivity of the FAST exam in blunt trauma. J Trauma 57（5）：934-938, 2004
2) Jensen MB, Sloth E, Larsen KM, et al.：Transthoracic echocardiography for cardiopulmonary monitoring in intensive care. Eur J Anaesthesiol 21（9）：700-707, 2004
3) Frederiksen CA, Juhl-Olsen P, Larsen UT, et al.：New pocket echocardiography device is interchangeable with high-end portable system when performed by experienced examiners. Acta Anaesthesiol Scand 54（10）：1217-1223, 2010
4) Andersen GN, Haugen BO, Graven T, et al.：Feasibility and reliability of point-of-care pocket-sized echocardiography. Eur J Echocardiogr 12（9）：665-670, 2011

索 引

数字・欧文

Ⅲ音 ································ 73

A
aliasing ························· 43

C
crown rump length（CRL）··· 112

E
ejection fraction（EF）··········· 75
　―保持型心不全　76
　visual―　75

F
focus-assessed transthoracic echocardiography（FATE）
　···························· 146
free air ························· 93

K
key-board sign ················ 95

M
McConnell 徴候 ················ 69

N
non-occlusive mesenteric ischemia（NOMI）············ 96

V
visual EF ······················· 75

和文

い
息切れ ·························· 72
胃瘻 ···························· 124

う
右心室 ·························· 69
右房圧 ·························· 60

え
壊疽性虫垂炎 ················ 101

お
折り返し現象 ·················· 43

か
解離性大動脈瘤 ················ 70
拡張型心筋症 ············ 22, 83
角度依存性 ···················· 50
下肢深部静脈血栓症 ·········· 70
仮性動脈瘤 ··················· 101
仮性囊胞 ······················ 101
下大静脈 ············· 52, 76, 88
　―径　60
下腿浮腫 ······················· 73
カタル性虫垂炎 ·············· 100
カラードプラ ·················· 43
簡易ベルヌーイ式 ······· 46, 48
肝血管腫 ······················ 108
感染性心内膜炎 ················ 28
肝転移 ························ 108
冠動脈 ·························· 66
　―支配　63, 66

き
機能性囊胞 ···················· 99
急性冠症候群 ············ 62, 63
急性心筋炎 ···················· 84
急性心筋梗塞 ·················· 86
急性胆囊炎 ··················· 110
急性腹症 ······················· 91

け
教育 ··························· 135
胸骨左縁左室短軸断面 ········ 18
胸骨左縁左室長軸断面 ········ 15
胸水 ···························· 83
　左―　27
胸部X線写真 ············· 72, 73
虚血性腸炎 ···················· 96
緊急往診 ····················· 126

け
頸静脈 ·························· 73
血行不全 ······················· 95
腱索断裂 ······················· 30
原発性肝細胞癌 ·············· 108

こ
高血圧 ···················· 23, 76
広範囲梗塞 ···················· 65
絞扼性腸閉塞 ·················· 95
呼吸困難 ······················· 72
　心臓性―　72
コメットエコー ················ 88

さ
最大羊水深度 ················ 115
左胸水 ·························· 27
左室駆出率 ···················· 75
左室収縮機能 ·················· 72
左室自由壁破裂 ··········· 65, 86
左室充満圧 ···················· 76
左室肥大 ······················· 23
左室流出路狭窄 ················ 86
左主幹部梗塞 ·················· 65
左心不全 ······················· 54
左房圧 ················ 54, 56, 60
左房粘液腫 ···················· 32
三尖弁閉鎖不全（症）······ 69, 83

し
子宮内反 ····················· 117
シャント血流 ·················· 67
収縮期前方運動 ················ 87

充満圧··················75	そ	肺血栓塞栓症······62, 69, 85, 128
左室— 76	総胆管結石··············110	肺高血圧·········33, 57, 60, 85
漿膜下浮腫···············101	僧帽弁逸脱（症）·········29, 84	熱発···················120
触診の補助···············135	僧帽弁逆流···············49	
食道裂孔ヘルニア············25	僧帽弁閉鎖不全症············83	ひ
ショック················65, 80		肥大型心筋症············35, 86
—ツリー 82	た	病院会計準則··············9
心原性— 81	大血管転位···············39	皮様嚢腫················99
心アミロイドーシス···········23	胎児心拍················114	
心エコーの正常値··········18, 20	胎児の回旋···············115	ふ
心窩部アプローチ············19	大動脈弁逆流············22, 46	腹水···················92
心筋梗塞···········15, 36, 38	大動脈弁狭窄（症）········22, 46	腹部大動脈···············54
急性— 86	78, 86	腹膜刺激症状···············92
陳旧性— 83	大動脈弁閉鎖不全············71	フラップ···············70, 71
心原性ショック·············81	大動脈瘤···············24, 62	
心雑音·················73	解離性— 70	へ
心室中隔欠損··············44	胎盤遺残···············117	壁運動異常···············63, 64
心室中隔穿孔··········44, 67, 86	胆汁性腹膜炎··············94	ヘルニア嵌頓··············95
心尖部左室長軸断面········50, 51	胆嚢周囲膿瘍··············94	
心尖部四腔断面··············18		ほ
心臓性呼吸困難··············72	ち	蜂窩織炎性虫垂炎············101
心タンポナーデ·············82	超音波 Murphy sign······94, 101	
心電図·················72	腸重積·················95	ま
心嚢水·················27	腸捻転·················95	マルファン症候群············54
深部静脈血栓症·············128	陳旧性心筋梗塞··············83	慢性心不全············60, 83
下肢— 70		
心不全················72, 75	と	ゆ
EF 保持型— 76	頭殿長················112	疣贅···················28
左— 54	特発性肺動脈性肺高血圧症······85	
慢性— 60, 83	トレーサビリティ（履歴管理）	よ
心房細動···············76	···················10	羊水インデックス············115
心房中隔欠損··············44		羊水ポケット···············115
心膜液·················82	に	
	乳頭筋断裂············65, 86	ら
す	妊娠··················98	卵管破裂················98
スラッジエコー·············101		
	の	り
せ	脳性利尿ペプチド············72	リース·················9
静電容量式タッチセンサー·······4	嚢胞腺腫················99	—会計基準 9
責任病変···············64		
	は	れ
	肺うっ血················83	レンタル···············8, 9

【編者略歴】

竹中　克（たけなか　かつ）

1976 年 3 月	東京大学医学部医学科卒業
1976 年 6 月	東京大学医学部附属病院に研修医として勤務
1978 年 6 月	東京都立養育院附属病院内科に勤務
1979 年 6 月	東京大学医学部第二内科に勤務，坂本二哉講師のもとで，心音図，心エコー図の研究に従事
1983 年 8 月	アメリカ合衆国 University of California, Irvine において Walter L. Henry 教授のもとで心エコー法の研究に従事
1986 年 4 月	東京大学医学部附属病院第二内科に勤務（助手）
1992 年 12 月	東京大学医学部附属病院検査部に勤務（講師）
2012 年 3 月	東京大学医学部附属病院を定年退職
2012 年 4 月	東京大学医学部附属病院検査部客員研究員に登録
2012 年 4 月	日本大学医学部板橋病院客員教授就任
2012 年 5 月	日本超音波医学会理事長就任
2013 年 2 月	日本心エコー図学会理事長就任

©2013　　　　　　　　　　　　第1版発行　2013年2月1日

小さいけれど強い味方のポケットエコー

（定価はカバーに表示してあります）

検印省略

編者　　竹　中　　克
発行者　　林　　峰　子
発行所　　株式会社 新興医学出版社
〒113-0033　東京都文京区本郷6丁目26番8号
電話　03(3816)2853　　FAX　03(3816)2895

印刷　三報社印刷株式会社　　ISBN 978-4-88002-739-5　　郵便振替　00120-8-191625

・本書の複製権・翻訳権・上映権・譲渡権・公衆送信権（送信可能化権を含む）は株式会社新興医学出版社が保有します。
・本書を無断で複製する行為，(コピー，スキャン，デジタルデータ化など)は，著作権法上での限られた例外（「私的使用のための複製」など）を除き禁じられています。研究活動，診療を含み業務上使用する目的で上記の行為を行うことは大学，病院，企業などにおける内部的な利用であっても，私的使用には該当せず，違法です。また，私的使用のためであっても，代行業者等の第三者に依頼して上記の行為を行うことは違法となります。
・JCOPY 〈(社) 出版者著作権管理機構 委託出版物〉
本書の無断複写は著作権法上での例外を除き禁じられています。複写される場合は，そのつど事前に，(社) 出版者著作権管理機構（電話 03-3513-6969，FAX03-3513-6979, e-mail：info@jcopy.or.jp）の許諾を得てください。